全国卫生职业院校规划教材

供口腔医学、口腔医学技术、口腔修复工艺专业使用

可摘义齿修复工艺技术

（第2版）

主　编　姚树宾

副主编　唐艳萍　邓小华

编　者　（按姓氏汉语拼音排序）

车福健（开封大学医学部）

邓小华（江西省人民医院）

谢文忠（开封大学医学部）

薛　晶（郑州大学口腔医学院）

唐艳萍（长沙卫生职业学院）

王　蓓（开封大学医学部）

王天雪（开封大学医学部）

武竞业（辽宁卫生职业技术学院）

姚树宾（开封大学医学部）

张　弦（江西护理职业技术学院）

张彦聪（德州学院）

科 学 出 版 社

北 京

内 容 简 介

　　《可摘义齿修复工艺技术》是全国卫生职业院校规划教材之一。全书共5章,主要介绍可摘义齿修复工艺技术、制作可摘义齿的工艺技术、义齿的初戴与维护及可摘义齿修复的其他工艺技术。每章设有学习要点、教学内容、目标检测,同时附有必要的插图,其目的是使学生在学习过程中更具有针对性和系统性。本书配套电子课件方便教学使用。

　　本书可供卫生职业学校口腔医学技术、口腔修复工艺专业的学生使用。

图书在版编目(CIP)数据

可摘义齿修复工艺技术 / 姚树宾主编 .—2 版 .—北京:科学出版社,2014. 3

全国卫生职业院校规划教材

ISBN 978-7-03-039868-0

Ⅰ. 可… Ⅱ. 姚… Ⅲ. 义齿学-修复术-中等专业学校-教材 Ⅳ. R783.6

中国版本图书馆 CIP 数据核字(2014)第 036346 号

责任编辑:秦致中　张　艳／责任校对:邹慧卿
责任印制:赵　博／封面设计:范璧合

科 学 出 版 社 出版
北京东黄城根北街 16 号
邮政编码:100717
http://www.sciencep.com

天津文林印务有限公司 印刷
科学出版社发行　各地新华书店经销
*
2005 年 8 月第　一　版　开本:787×1092　1/16
2014 年 3 月第　二　版　印张:13
2021 年 1 月第十二次印刷　字数:304 000
定价:39.00 元
(如有印装质量问题,我社负责调换)

前　　言

　　《可摘义齿修复工艺技术》是为了适应我国城乡卫生事业发展对卫生专业人才的需求，并根据教育部职业学校医药卫生类专业教学计划和教学大纲的要求，同时结合课程模式改革的精神编写而成。本教材旨在培养与我国社会主义现代化建设要求相适应，德智体美劳全面发展，具有综合职业能力、良好职业道德、创新精神和实践能力的医务工作者，希望对初、中级医药卫生专业人才的一线工作有所帮助。

　　本教材可供口腔医学技术、口腔修复工艺专业的学生使用。根据学生的特点，教材在内容编排上尽可能地做到深入浅出，系统性地介绍可摘义齿修复工艺的基础知识和基本技能，突出专业特色，培养实际操作技能。

　　本教材分五章。删除了第1版教材中的"全口义齿修复工艺"内容，将"制作可摘义齿的工艺技术"和"义齿的初戴、调整和维护"分别单列为一章，并将新技术汇总为一章内容。每章包括学习要点、教学内容、目标检测，并附有图片、表格，其中"目标检测"部分调整了习题设置角度，贴近修复工资格考试习题设置。新版教材努力做到科学性、实用性、创新性和可读性相结合，增加学生的学习兴趣。

　　本教材的编写是在中、高职口腔专业课程建设委员会的指导下进行的，编者均为教学、临床一线的"双师型教师"，有丰富的教学和临床工作经验。本书在编写过程中得到了各编写单位的大力支持，在此，谨致以诚挚谢意！

　　由于编者水平有限，难免有错误、疏漏之处，恳请广大师生批评指正。

编　者

2013 年 10 月

目　　录

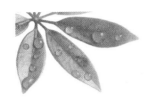

第1章
绪 论

1. 口腔修复学的起源。
2. 近代口腔修复学的发展简史。
3. 可摘局部义齿修复工艺技术的定义、学科特点、工艺流程。

可摘局部义齿修复学是研究和采用符合人体生理的方法,修复口腔牙列缺损及颌面部各种缺损的一门学科,是口腔修复学的一个重要组成部分,是口腔医学与现代科学技术相结合而产生的一门学科。

牙列缺损是指在上下颌牙列内有不同部位、不同数目的牙齿缺失,同时牙列内尚有不同数目的天然牙存在,牙列缺损是口腔临床常见的多发的缺损畸形。牙列缺损的常规修复方法有可摘局部义齿修复和固定局部义齿修复,可摘局部义齿是牙列缺损修复最常用的方法。

第1节 口腔修复工艺技术的起源和发展

一、口腔修复学的起源及早期的义齿修复

我国在口腔修复方面最早的记载始于宋代,从宋代诗人陆游(公元1125～1210年)所写的"一年老一年"与"岁晚幽兴"为题的两首诗中,谈到了"载堕齿"、"补堕齿",并自注:"近闻有医,以补堕齿为业者"的情况。宋代楼钥(公元1137～1213年)著"玫瑰集"中的"赠牙陈安上"一文有:"陈生术妙天下,凡齿之有疾者,易之一新,才一举手,使人保编贝之美"的记载。结合起来可理解,我国宋代已有专门从事补堕齿、镶牙的从业人员了,这是我国口腔医学史上值得记载的辉煌的一页。根据 Kerr 与 Rogers(1877年)的报告,中国人用象牙、兽骨雕刻成牙,用铜丝或肠线结扎在真牙上修复缺牙,这种方法比欧洲早了几个世纪。

考古学家们在世界各地的古代墓穴中挖掘出来的颌骨上发现有用金属丝结扎在真牙上的义齿,这些义齿是用竹签、木签、兽骨或象牙雕刻而成,有的是用金丝结扎在缺牙区的邻牙上,甚至有经焊接套在真牙上的带环冠,这些都证明人类祖先很早就开始对缺失的牙进行修复了。

二、近代口腔修复学的发展简史

自1952年我国高校成立口腔科院系学科体系以来,我国的口腔修复工作者进行了卓有成效的工作,口腔修复得到迅速发展,在基础学科、临床应用和其他相关学科的带动下,

作为口腔医学重要部分的口腔修复和工艺技术逐步走向成熟化、科学化。

1. 基础性研究阶段 20世纪70年代以前,我国口腔修复领域的研究多集中在新理论、新材料、新工艺、临床基础性研究和调查性研究方面。如中国人牙体测量,焊接、铸造技术,牙列缺损的分类,牙周膜面积测量等。从20世纪80年代起,我国开始采用显微电镜、机械力学、光学、电学等手段进行可摘局部义齿基牙应力分布的研究;利用光弹应力分析法对可摘局部义齿各部位及支持组织的受力、种植体界面应力场及固定种植义齿结构应力分布的研究。

2. 临床研究与应用阶段 进入20世纪90年代后,随着新的工艺技术和新材料在临床的应用,可摘义齿修复逐步引入了可摘戴型技术、新型的印模材料、模型材料、真空压铸技术、激光焊接及电解抛光等新工艺、新设备,在临床方面大大提高了修复的工艺水平和制作质量。20世纪90年代中后期,由于研磨仪在模型设计、蜡型制作中的应用,对基牙合理的设计、附着体式可摘局部义齿就位道的确定等均起到不可或缺的作用,为"精品修复"创造了必要条件。

20世纪80年代以前,可摘义齿的制作主要是以手工弯制支架为主,随着高熔非贵金属的普及,才使铸造支架得以推广应用,以铸造𬌗支托、舌腭杆代替弯制𬌗支托、舌腭杆。20世纪80年代后期,随着高频铸造机设备的推广应用,铸造 Co-Cr 合金的加强网、舌腭杆才得以逐步普及。在20世纪90年代国人研制了铸钛机,国外同类产品也进入中国,开始在可摘义齿修复领域应用铸钛支架。20世纪90年代之前,有采用锤造冠或中熔铜基合金制作套筒冠结构可摘局部义齿的报告,20世纪90年代后,临床上开始常规采用精密铸造技术,应用该修复形式,并做了系列实验研究工作。这为残冠、残根的保留与应用,改善基牙的负荷条件,增进可摘局部义齿的美观及固位等起到良好作用。20世纪80年代末至90年代初进行附着体的研究,国人研制了种植体的杆式附着体、按扣式附着体、螺钉式附着体、磁性附着体等9种种植体的上部结构。

在塑料基托和人工牙材料方面,20世纪50年代初,我国完成了义齿基托材料由硬化橡胶向丙烯酸树脂的转化。20世纪80年代末,出现带红色细毛线纤维的仿生基托材料,20世纪90年代我国开始推广应用。树脂材料的固化也由单一热固化发展到注塑热压或激光固化等方式。20世纪50年代的人工树脂牙多用于个别缺失牙的修复,60年代为单层色成品丙烯酸树脂牙,而到了80年代出现了复色牙、多层色树脂牙或高强度复合树脂牙,其耐磨性、颜色、形态均有很大的改进。

第2节　可摘局部义齿修复工艺技术概论

一、可摘局部义齿修复工艺技术的定义

可摘局部义齿修复工艺技术是利用义齿修复学的理论和原理,采用符合人体生理的各种修复工艺技术,制作出患者可自行摘戴的修复体的一门学科。

二、可摘局部义齿修复工艺技术与其他学科的关系

可摘局部义齿修复工艺技术是以医学基础、口腔医学基础、口腔临床医学、口腔医学美学、应用材料学、材料力学、工艺学、生物力学及现代工程技术学等学科知识为基础,利用人

工材料制作各种可摘修复体以恢复、重建患者的牙列缺损及颌面部缺损畸形,从而尽可能恢复其形态和功能的一门学科。口腔技术人员只有扎实地掌握基本知识和相关学科的知识,才能够合理地、正确地设计并制作出符合人体生理的各种修复体,为患者提供良好的修复治疗。

三、可摘局部义齿修复工艺技术的学科特点及工艺流程

可摘局部义齿修复工艺技术具有工艺流程和环节复杂、工序要求严谨、技术含量较高、涉及多学科和多工种、专业性强等工艺技术特点。其基本工艺技术有:填塞倒凹技术、支架弯制技术、铸造技术、排牙技术、焊接技术、调𬌗技术、磨光和抛光技术、平行研磨技术等。

可摘局部义齿修复的基本工艺过程是:原始模型的处理,复制模型,模型的观测,设计,审阅义齿设计单,制定工艺流程,制作修复体,完成修复体,质检、监测,送交临床医师试戴。

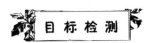

A₁ 型题

1. 可摘局部义齿修复基本工艺技术有
   A. 填塞倒凹技术
   B. 支架弯制技术、铸造技术
   C. 排牙技术、调𬌗技术
   D. 磨光和抛光技术、平行研磨技术
   E. 以上都包括

2. 我国高校成立口腔科院系学科体系从哪一年开始
   A. 1942 年　　B. 1952 年
   C. 1962 年　　D. 1972 年
   E. 1982 年

3. 下列关于牙列缺损的描述错误的是
   A. 牙列缺损是指在上、下颌牙列内的不同部位有不同数目的牙齿缺失,牙列内同时有不同数目的天然牙存在
   B. 牙列缺损是口腔临床常见的多发的缺损畸形
   C. 牙列缺损的常规修复方法有可摘局部义齿修复和固定局部义齿修复,可摘局部义齿是牙列缺损修复最常用的方法
   D. 牙列缺损是指各种原因引起的牙体硬组织不同程度的损坏或畸形
   E. 根据牙列缺损的部位和缺牙数目不同,可有成千上万个缺牙形式

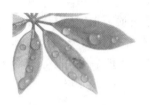

第 **2** 章
可摘义齿修复工艺技术

1. 可摘局部义齿的组成、作用、类型。
2. 可摘局部义齿的支架制作工艺。
3. 可摘局部义齿的装盒技术工艺。

现在我们都知道牙齿在人的一生中有着重要的作用,既要发挥重要的咀嚼功能,又承担着美观、辅助发音、维持口颌系统平衡的作用。一旦口腔中不同部位出现不同数目的牙齿缺失,在医学上就可以用修复治疗的方法进行牙列缺损的修复。

第 1 节　可摘局部义齿概述

一、可摘局部义齿的定义

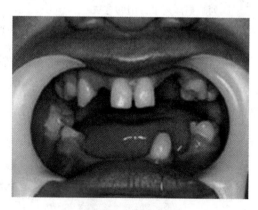

图 2-1　牙列缺损

可摘局部义齿是患者能够自行摘戴的义齿,是牙列缺损(图 2-1)后的一种主要修复方式。可摘局部义齿是利用天然牙和基托覆盖的黏膜、骨组织作支持,依靠义齿的固位体和基托将义齿固定于口腔内,是患者能自行摘戴的一种修复体,所以也称活动义齿。

二、可摘局部义齿的优点和缺点

承担可摘局部义齿殆力的支持组织除天然牙之外,还有黏膜、颌骨,所以其适用范围广泛。同时设计灵活多样,能修复牙列和牙槽嵴任何部位的损失,可以恢复丧失的口腔生理功能,纠正因缺损而造成的咬合紊乱,保护余留牙和牙槽骨的健康,以及预防和治疗因牙列缺损而引起的一系列疾患,如颞下颌关节疾病和颜面部畸形等。

可摘局部义齿的优点:磨除牙体组织少,便于洗刷,能够较好地保持口腔清洁;易于修理和加补,如基托折断的修理,基托不密贴的垫底以及增添人工牙等。由于制作义齿所需设备简单,制作方法较简便(除整体铸造支架式义齿外),费用较低,故被广泛采用。但同时可摘局部义齿也有一些缺点:体积较大,部件多,初戴时患者常有异物感,唾液增多,有的影响发音,甚至引起恶心等不适感,且咀嚼效能不如固定义齿好,所以在使用上受到一定的限制(图 2-2)。

三、可摘局部义齿的适应证及禁忌证

1. 适应证

（1）各种牙列缺损，尤其是游离端缺失者。

（2）拔牙后创口未愈合期间的过渡性修复。拔牙伤口未完全愈合，但因工作需要急于修复者，可用可摘局部义齿作为过渡性的修复，或因职业需要不能缺失前牙，在拔牙前先取模，预先做好义齿（即刻义齿），拔牙后立即戴上。

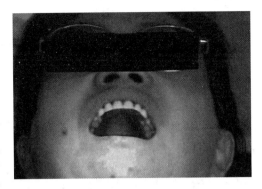

图 2-2 可摘局部义齿修复后

（3）不能耐受固定义齿修复中牙体预备过程的患者。患者年龄一般在 60 岁以上，若不能接受长时间的牙体预备，或患者不愿多磨牙，而缺牙区的邻牙明显倾斜，或缺牙区的邻近牙齿健康状况差，有较明显的松动和牙槽骨的吸收，以上情况均不宜作固定义齿，可用可摘局部义齿修复。

（4）缺牙伴牙槽骨、颌骨和软组织缺损者。由于外伤或肿瘤手术后的患者在缺牙的同时，常常伴有较大的牙槽骨缺损，造成唇部塌陷。此类患者适合于用可摘局部义齿修复，在恢复缺牙的同时也利用义齿的基托恢复了塌陷的外形。

（5）腭裂患者缺牙时的裂隙封闭。

（6）处于生长发育期的缺牙儿童。年龄在 18 岁以下的患者，若作固定义齿，需要较多的磨改牙齿，但因年轻恒牙的牙髓腔过大，容易损伤牙髓，适宜进行可摘局部义齿修复。

2. 禁忌证

（1）基牙牙冠过短、过小，形态过于呈锥形，固位形态差，造成义齿难以在口腔内固位的患者。

（2）缺牙间隙过小，义齿强度不够。缺牙后因长期未修复，两侧邻牙移位致使缺牙间隙变得过小，影响以后人工牙的强度，易折裂、折断者。

（3）精神病患者或失去自理能力的患者也不适宜做可摘局部义齿，以免患者将义齿误吞。

（4）对发音要求较高的患者，如播音员、主持人、教师等。

第 2 节 可摘局部义齿的组成及类型

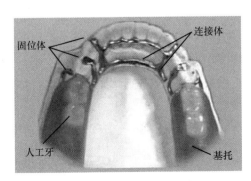

图 2-3 可摘局部义齿的组成

可摘局部义齿一般是由人工牙、基托、固位体和连接体四部分组成（图 2-3）。按照各部件所起的作用，可以划分为修复缺损部分、固位稳定部分以及连接传力部分。

一、人 工 牙

人工牙，即代替缺失的天然牙部分，用以恢复牙冠外形、重建咬合关系及行使咀嚼功能。

（一）按照制作材料的不同分类

可分为瓷牙、塑料牙和金属殆（舌）面牙三种。

1. 塑料牙　多为成品牙，也可特制。有韧性，不易折断，较轻，可以磨改；但硬度差，易磨耗，易污染变色，咀嚼效能稍差（图2-4）。

2. 瓷牙　色泽好，不易污染变色，硬度大，不易磨损，咀嚼效率高；但脆性大，易折裂，不易磨改（图2-5）。

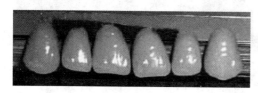

图2-4　塑料牙

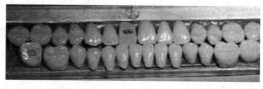

图2-5　瓷牙

3. 金属殆（舌）面牙　金属殆（舌）面牙指的是人工后牙的殆面或前牙的舌面部分用不同的金属铸造（或锤造）制作，利用金属固位装置与塑料牙相连接。由于金属硬度大，能承担较大的殆力，不易磨损和折裂；但难以磨改调殆，且影响美观。

（二）按殆面形态不同分类

可分为解剖式牙、非解剖式牙和半解剖式牙三种。

1. 解剖式牙　又称有尖牙，其殆面有清晰的牙尖和斜面，牙尖斜度为33°或30°。牙尖越高，牙尖的斜度也越大。正中殆时，上、下颌牙齿的尖窝锁结关系好，此类牙咀嚼效能较好，但侧向殆力大，不利于义齿的固位。

2. 非解剖式牙　又称无尖牙，牙尖斜度为0°，即殆面呈平面。该牙咀嚼效能较差，但侧向力小，对牙槽骨的损害小。

3. 半解剖式牙　半解剖式牙的殆面有牙尖和斜面，但牙尖斜度约20°。上、下颌牙间有一定的锁结关系，咀嚼效率一般（图2-6）。

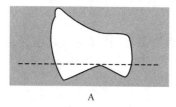
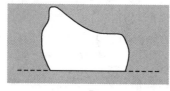
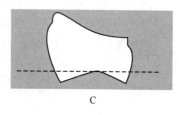

A　　　　　　　　　　B　　　　　　　　　　C

图2-6　人工牙三种殆面形态
A. 解剖式牙；B. 非解剖式牙；C. 半解剖式牙

二、基　　托

基托是可摘局部义齿主要组成部分之一，其覆盖在口腔黏膜和牙槽嵴上，是义齿与黏膜直接接触的部分（图2-7）。位于缺隙部分的基托称为鞍基。人工牙、固位体和连接体都依靠基托连成一个整体。

（一）基托的功能

1. 连接义齿各部件成一整体。

2. 在基托上排列人工牙，是排列人工牙的基础。

3. 承担、传递和分散𬌗力。

4. 修复缺损的牙槽骨、颌骨和软组织。

5. 增强义齿的固位和稳定。基托与黏膜之间存在唾液,三者间形成吸附力;基托与天然牙接触可以形成抵抗义齿移位的力量,也有防止义齿翘动的间接固位体作用。

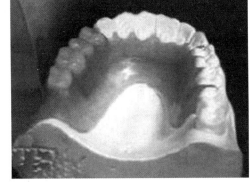

图 2-7　基托(粉色部分)

（二）基托的种类

基托按材料不同可分为以下三种。

1. 塑料基托　基托由塑料制成,其色泽美观,制作方便,价格经济,质量轻,便于修补;但坚韧度差,受力大时易折裂,制作时要求有一定的厚度,温度传导作用差,体积较大,异物感也较强,且不易自洁(图 2-7)。

2. 金属基托　多由金属铸造而成,其强度较高,不易损坏,体积小且薄,温度传导作用好,患者戴用较舒适;但操作较复杂,需要相应的设备,修理和修补比较困难(图 2-8)。

3. 金属塑料基托　由金属和塑料联合制作而成,兼有金属、塑料基托的优点,在基托应力集中区放置金属网状物,增加塑料基托的坚固性(图 2-9)。

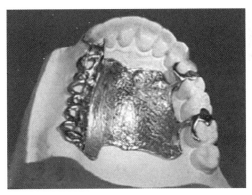

图 2-8　金属基托

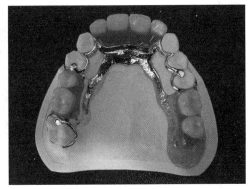

图 2-9　金属塑料基托

三、固　位　体

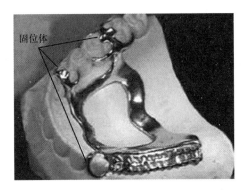

图 2-10　固位体

固位体是可摘局部义齿安放在基牙上的起固位、支持和稳定作用的部分,一般用金属制成,是可摘局部义齿的重要组成部件之一(图 2-10)。

（一）固位体的功能

有固位、支持和稳定三种作用。利用这三种作用,使可摘局部义齿固定于口腔内。

（二）固位体必须具备的条件

1. 有固位作用,保证义齿不脱落。

2. 对基牙不产生矫治性移位。

3. 不能损伤口腔的软硬组织。

4. 取戴义齿时,不产生侧向压力,不损伤基牙。

5. 显露金属要少,不影响美观。

6. 固位体的颊、舌臂和各固位体间要有交互对抗作用。

7. 不易存积食物,以免造成余留牙龋坏和牙周炎症。

8. 尽量使用同种金属,避免微电流的产生。

（三）固位体的种类

固位体按其作用不同可分为直接固位体和间接固位体两种。按固位形式又可分为冠外固位体和冠内固位体。

1. 直接固位体 是起主要固位作用的部分,常用的是卡环型固位体。按其制作工艺的不同有铸造和弯制两种。以三臂卡环为例,卡环由卡环臂、卡环体和𬌗支托三部分组成(图2-11)。直接固位体按固位形式不同可以分为冠外固位体和冠内固位体。而卡环型固位体是常用的冠外固位体,是将卡环置于基牙的倒凹区,利用卡环的弹性起固位作用,是目前广泛应用的固位体。另外冠外固位体还包括套筒冠固位体和冠外附着体。冠内固位体主要是指冠内附着体,常用栓体栓道形式。

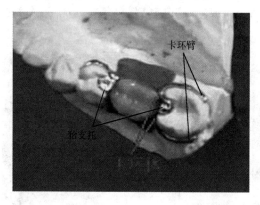
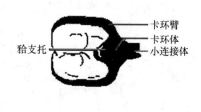

图 2-11 卡环的组成

（1）卡环臂:为卡环的游离部分,富有弹性,卡抱基牙牙冠起固位作用。卡臂尖是指卡环臂的弹性部分,位于倒凹区,是卡环产生固位作用的部分,可防止义齿的𬌗向脱位。卡环臂的非弹性部分则进入非倒凹区,起稳定和支持作用,防止义齿侧向移位。

（2）卡环体:为连接卡环臂、𬌗支托及连接体的坚硬部分,位于基牙的非倒凹区,有稳定和支持义齿的作用,防止义齿龈向和侧向移位。

（3）𬌗支托:是卡环体伸向基牙𬌗面产生支持作用的金属部分,具有较高的强度。能将人工牙承受的部分𬌗力传导至基牙,防止义齿的下沉。如果基牙间有间隙,𬌗支托安放其间可以防止食物嵌塞。如果基牙倾斜移位,与对𬌗牙接触不良或无接触,还可利用𬌗支托恢复咬合关系。

2. 间接固位体 是防止义齿翘动、摆动、旋转、下沉的固位体,起辅助直接固位体固位的作用。常用于游离端义齿。常用的有舌支托、连续卡环、金属舌面板等。间接固位体的作用主要有防止游离端义齿𬌗向脱位;对抗侧向力,防止义齿旋转和摆动;分散𬌗力,减轻基牙及支持组织承受的𬌗力。

四、连　接　体

连接体是可摘局部义齿的组成部分之一(图2-12)。可将义齿的各部分连接在一起,埋于基托内的连接体有增强义齿基托强度的作用。连接体不能进入基牙或软组织倒凹区,以免影响义齿的就位。埋入基托内的连接体分布要合理,不能妨碍人工牙的排列。

连接体一般可分为大连接体和小连接体。

(一) 大连接体

大连接体也叫连接杆,主要有腭杆、舌杆、腭板、舌板等。大连接体的作用如下。

1. 连接义齿各组成部分为一整体,分散和传递殆力。

2. 使用大连接体可以减小基托的面积,增加义齿的强度。

3. 有辅助义齿稳定和支持作用。

(二) 小连接体

小连接体的作用是把金属支架上的各部件,如卡环、殆支托等与大连接体相连接,且与大连接体应呈垂直相连,并离开牙龈少许。小连接体也应放在非倒凹区,一般放在牙齿的外展隙,表面光滑,有足够的强度和硬度(图2-13)。

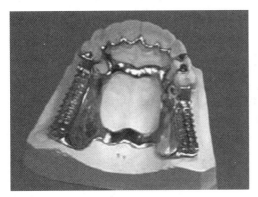

图 2-12　连接体

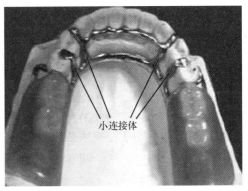

图 2-13　小连接体

五、可摘局部义齿的分类

可摘局部义齿通常按义齿结构或支持形式的不同进行分类。

(一) 按结构分类

1. 基托式可摘局部义齿　此类义齿主要依靠基托将义齿各部件连成整体,因其基托面积较大,能分散咀嚼压力,故常用于缺牙较多、余留牙健康情况较差的患者(图2-7)。

2. 支架式可摘局部义齿　此类义齿主要依靠金属的连接杆将义齿各部件连成整体(图2-14)。这类义齿多用于基牙健康情况较好的患者。

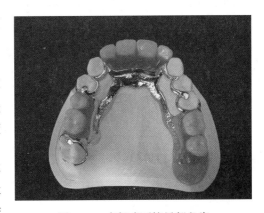

图 2-14　支架式可摘局部义齿

（二）按支持形式分类

1. 牙支持式可摘局部义齿 该类义齿的两端基牙上均放置殆支托和卡环,义齿的殆力主要由天然牙承担。适用于缺牙少,或缺牙间隙小,缺隙两端均有基牙,且基牙稳固的患者。

2. 黏膜支持式可摘局部义齿 义齿主要由基托和人工牙及无支持作用的卡环组成,或仅由基托和人工牙组成。这类义齿的固位主要依靠基托与口腔黏膜紧密接触产生的吸附力,及基托边缘与软组织的封闭作用。殆力通过基托直接传递到黏膜和牙槽骨上。适用于多数牙缺失、余留牙松动而不能作为义齿的基牙者;或因咬合过紧而无法获得殆支托位置者。

3. 混合支持式可摘局部义齿 这类义齿基牙上有殆支托和卡环,基托有足够的伸展,由天然牙和黏膜共同承担殆力。其固位作用主要依靠卡环,其次是基托、黏膜和唾液间产生的吸附力以及基托边缘与软组织间的封闭作用。适用于各类牙列缺损,尤其是游离端缺失者。

第3节 牙列缺损的分类

由于牙列缺损的部位和缺牙数目不同,可有成千上万个缺牙形式,那么可摘局部义齿的设计也就随之不同。因而,有必要按一定的规律进行科学分类,使之条理化、简单化,便于记录和修复设计。目前,牙列缺损的分类方法较多,现简单介绍几种常用的分类法。

一、牙列缺损的 Kennedy 分类

Kennedy(肯氏,1925年)根据缺牙所在部位即缺隙的位置,结合可摘局部义齿鞍基与基牙之间的关系,将牙列缺损分为四类(图2-15)。

第一类:义齿的鞍基在两侧基牙的远中,远中为游离端,即双侧游离端缺牙(图2-16)。

第二类:义齿的鞍基在一侧基牙的远中,远中为游离端,即单侧游离端缺牙(图2-17)。

第三类:义齿的鞍基在一侧或两侧,鞍基前后都有基牙(图2-18)。

第四类:义齿鞍基位于基牙的前面,即前部缺牙(图2-19)。

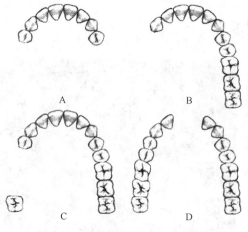

图2-15 牙列缺损的 Kennedy 分类

注:A. Kennedy Class Ⅰ;B. Kennedy Class Ⅱ;C. Kennedy Class Ⅲ;D. Kennedy Class Ⅳ

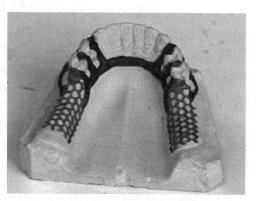

图2-16 Kennedy Ⅰ 类

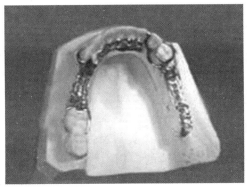
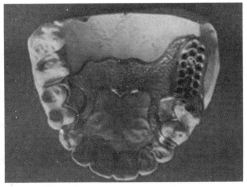

图 2-17　Kennedy Ⅱ类

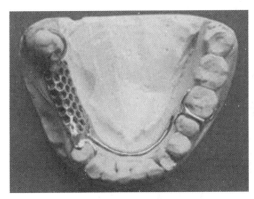
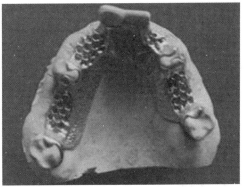

图 2-18　Kennedy Ⅲ类

Applegate 等学者还提出了应用 Kennedy 分类的一些具体法则。如第四类为单缺隙、无亚类,其余三类均按照除主要缺隙外另存的缺隙数分有亚类。即除主要缺隙外,还有一个缺隙则为第一亚类,有两个缺隙则为第二亚类,依次类推。若前后都有缺牙,则以最后的缺隙为基准。若牙弓两侧后牙都有缺失,且一侧为远中游离端缺牙,另一侧为非游离端缺牙者,则以游离端缺牙为基准,纳入第二类,另外缺隙数以亚类区别。若牙弓的最远端牙齿(如第三磨牙)缺失但不修复,则不在分类之列。

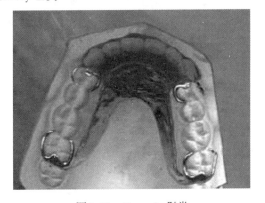

图 2-19　Kennedy Ⅳ类

Kennedy 分类法的优点:简单通俗,易掌握,能指导义齿设计,为国际通用。缺点:无法指明缺损的确切部位、缺失牙齿数目;不能确定缺损的性质对功能的影响;不能表达义齿的固位和支持形式;主要以后牙为主的分类形式。

二、牙列缺损的 Cummer 分类

Cummer(1942)根据可摘局部义齿直接固位体的连线与牙弓的位置关系,分为四类(图 2-20)。直接固位体的连线称为支点线。

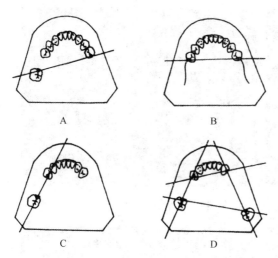

图 2-20 Cummer 分类
A. 第一类斜线式；B. 第二类横线式；C. 第三类纵线式；
D. 第四类平面式

第一类:支点线斜割牙弓,即斜线式。

第二类:支点线横割牙弓,即横线式。

第三类:支点线位于牙弓的一侧而成前后方向者,即纵线式。

第四类:支点线构成多边形,即平面式。

Cummer 分类对义齿的设计特别是对间接固位体的应用有指导意义。Cummer 前三类一般需要设计间接固位体,而第四类不需要间接固位体。

三、王征寿分类法

王征寿(1959 年)根据义齿形式的不同分为六类,并依据缺隙和卡环数目,以号码命名。

第一类:一侧缺牙,前后都有基牙,与对侧不相连者。

第二类:一侧后牙缺失,基牙在缺隙的前端或后端,不与对侧相连者。

第三类:一侧后牙缺失,不论义齿末端是否是游离端,但需连接到对侧者。

第四类:缺牙在两侧基牙的前面。

第五类:两侧后牙都缺失,不论义齿末端是否是游离端,都需两侧相连成一整体者。

第六类:缺牙超过牙弓的一侧,基牙全部在另一侧,该侧可缺牙也可不缺牙。

制成的义齿按上述分类,再加上卡环数和缺隙的代表号码构成的三位数表示义齿的分类。即百位数代表类别,十位数代表卡环数,个位数代表主要缺牙区以外的缺隙数。若前后均有缺牙,分类发生矛盾时,以后缺隙为主。连续的前后牙缺失,基牙均在缺牙的远中,仍属第四类。

在临床实践中,该分类的优点是:根据义齿设计由简到繁、由少到多、由单侧到双侧的顺序,以三位数码命名可摘局部义齿,便于临床应用,在记录、归档、教学、计价等方面都有实用价值。此分类法亦存在一定局限性,如只反映缺牙多少与义齿的设计关系,不能完全反映是否是游离端缺牙等问题。

第 4 节 可摘局部义齿的设计

理想的可摘局部义齿,既要能恢复患者缺牙的解剖外形,达到美观的效果,又要具备良好的生理功能。要达到这些要求,义齿的设计是关键。由于患者口腔情况各不相同,缺牙的部位与数目、余留牙的情况、牙槽骨的吸收情况以及修复材料的不同,使义齿的设计十分复杂。

一、可摘局部义齿的设计原则

(一) 对可摘局部义齿的基本要求

1. 义齿应能保护口腔软硬组织的健康 可摘局部义齿的支持组织包括基牙、缺牙部位的黏膜和牙槽骨、颌骨等。为了避免义齿对软硬组织的损害,修复前除必要的牙体预备外,应尽可能利用天然间隙放置支托、间隙卡环等;同时不妨碍口腔的自洁作用,并正确恢复咬合关系和义齿的外形。设计或制作不当的义齿,由于卡环、基托等对口腔组织的不良影响,会引起黏膜的压痛和溃疡、牙龈炎症、基牙松动、牙体病变,甚至创伤及颞颌关节病变。义齿基托、卡环等的设置,应尽量减少对天然牙的覆盖,各部件须与口腔组织密合,减少食物嵌塞、滞留,以防龋坏和牙龈炎的发生。义齿的形态、范围不应妨碍周围组织、器官的正常功能活动。义齿的制作材料应对人体无毒、无害、无致敏和致癌作用。义齿各部件(如卡环等)应防止使基牙受力过大,避免扭力、侧向力等损伤性外力对其牙周组织的损害。

2. 良好的固位和稳定　义齿良好的固位和稳定是义齿行使功能的先决条件。如果固位和稳定不好,义齿非但不能恢复咀嚼、协助发音等功能,反而易导致食物嵌塞甚至造成误咽修复体的发生。所以卡环的选择和分布、间接固位体的设计、基托吸附力的产生和基托边缘封闭情况这些关系着义齿的固位和稳定的因素就显得尤为重要。

3. 恢复功能和面部外形　恢复功能是义齿修复的主要目的。前牙主要恢复发音、美观和切割食物的功能;后牙主要恢复咀嚼食物的功能,并恢复面部下 1/3 的高度。

4. 美观舒适　一副合格的义齿,不仅要恢复功能,同时还要兼顾美观。在修复牙列前部缺损时,美观要求显得更为重要。人工牙的大小、形态、颜色及排列应与相邻天然牙、上下唇的空间关系相谐调,表现自然;基托颜色应尽量与牙龈、黏膜的色泽一致,长短合适,厚薄均匀,必要时利用基托恢复邻近缺损软硬组织的自然形态。卡环等金属部件应尽量不显露或少显露。当发生功能恢复和美观相矛盾的情况,应首先考虑功能,后兼顾美观。一般在前牙区偏重于美观和发音,后牙区偏重于咀嚼功能的恢复。

可摘局部义齿修复范围广,组成部件多,尤其在缺牙多、缺隙多时,基托面积大,常引起初戴义齿者的异物感,不舒适,发音不清,甚至恶心,对敏感者更为明显。在可能的情况下,义齿材料除应具有较高的强度、合理的结构设计之外,还应做到小而不弱,薄而不断,尽可能做得小巧。义齿的部件与周围组织应尽量平滑衔接、和谐自然。人工牙排列要尽量避免出现过大的覆𬌗、覆盖或过于向舌侧排列,影响口腔本部正常的大小,妨碍舌体活动等,尽量做到患者最易适应的程度。

5. 坚固耐用　义齿每天要承受百次以上的大于 10kg 的咀嚼压力,因此在设计时要力求结构合理,选用合适的材料,使之不因受力而变形折断,达到坚固耐用的目的。塑料可摘局部义齿的折断主要发生在小间隙孤立人工牙的舌腭侧基板相连处、缺牙区与非缺牙区交界处、前牙区应力集中处、因气泡等制作缺陷致基板薄弱处等。因此,塑料胶连式可摘局部义齿除选择强度优良的基托材料外,还必须做到结构合理,对应力集中区或几何形态薄弱区予以加强设计,如通过基牙预备开辟足够间隙,采用金属加强网等设计,以防止义齿折断。而整铸支架式可摘局部义齿的设计既可使义齿比较舒适,又可达到坚固、耐用的效果。

6. 容易取戴　患者要能自行取戴义齿,便于保持口腔卫生。如果摘戴需要很大的力量,往往会损伤到余留牙牙周膜。又因义齿需长期戴用,如果口腔卫生不好,易造成基牙和余留牙的龋坏。所以在设计上,既要有足够的固位力,又要方便取戴。

(二) 基牙的选择

基牙是在牙弓内放置固位体的天然牙(图 2-21)。一般要求基牙健康,形态、位置正常;但常根据口腔情况和义齿的设计,从多方面选择基牙。

1. 选择健康牙做基牙。牙体、牙周健康,牙冠高大,无倾斜,牙周膜面积大的牙齿为首

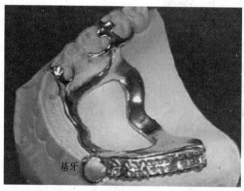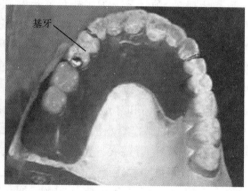

图 2-21　选择基牙

选的基牙。

2. 虽有牙体疾病但已经治疗或修复者。

3. 虽有牙周疾病，但已经治疗并得到控制者。但如牙槽嵴吸收超过根长的1/2，或松动达Ⅱ°的天然牙不宜选作基牙。

4. 尽量选择靠近缺隙的牙做基牙，有利于义齿的固位。

5. 选用多个基牙时，彼此越分散越好，有利于义齿的固位稳定。

二、义齿各组成部分的设计

（一）人工牙的设计

人工牙的选择一般根据缺牙间隙的大小，邻牙的外形、色泽，咬殆力的大小，牙槽嵴的吸收程度，患者的面型、年龄、肤色等方面来设计和选择。

1. 人工前牙的选择原则

（1）前牙美观要求高，人工前牙宜选择形态、大小、颜色与口腔中余留牙相似，并要求与患者的肤色、面型等相协调。

（2）脸部侧面外形弧度有凸形、凹形和直线形三种，人工牙唇面应与之相称。

（3）颜色应与患者的肤色、年龄相称，选色时要考虑颜色的色调、彩度、光亮度和透明度。

2. 人工后牙的选择原则

（1）人工后牙的颊舌径大小应比天然牙的颊舌径要小，以减小支持组织的负荷。

（2）人工后牙的牙尖斜度不宜过大，以免产生过大的侧向力妨碍义齿固位，但也不应过小而降低咀嚼效率。

（3）人工后牙殆面应具有沟、嵴、牙尖形态，并与对颌牙有一定的覆殆、覆盖关系。人工牙殆面形态的恢复应符合固位、稳定的需要。

（4）尽量选用硬度大、耐磨损的成品牙。

（二）固位体的设计

固位体是可摘局部义齿重要的组成部件，发挥着重要的作用。固位体的设计也是义齿设计当中的核心环节。

1. 卡环型固位体　卡环是直接卡抱在主要基牙上的金属部件。在组成上包括卡环臂、卡环体、𬌗支托三部分。在设计上应注意以下几点。

（1）卡环臂的游离端——卡环臂尖，弹性比较大，应置于基牙的倒凹区；而卡环臂的其他部分比较坚硬，应置于基牙的非倒凹区。卡环臂的截面形态因制作方法而异，常用的有圆形、半圆形和扁圆形。卡环臂进入倒凹区的深度依所用的材料、制作方法及牙冠的形态而不同。如弯制卡环进入倒凹区一般在 0.5~0.75mm，而铸造卡环一般安放在倒凹区 0.25~0.5mm 的深度。

（2）卡环体应位于基牙的非倒凹区，起稳定和支持作用。非倒凹区越大，卡环体越粗，与牙体接触面越大，环抱作用也越大。

（3）𬌗支托的设计要求（图2-22）

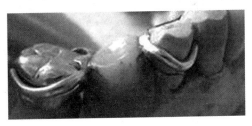

图 2-22　𬌗支托

1）位置：𬌗支托应该设置在基牙邻接缺隙侧的边缘嵴上，即缺隙两旁基牙𬌗面的近远中边缘嵴上。近中𬌗支托则设计在基牙的非缺隙侧，如果咬合过紧则不易获得𬌗支托位置，可以设置在下颌磨牙的舌沟处。此外，尖牙的舌隆突，切牙的唇外展隙，甚至上颌磨牙的颊沟，均可设计𬌗支托。一般应根据患者牙体、牙列的具体情况进行设计。

2）支托和基牙的关系：基牙上的𬌗支托凹底应与基牙长轴呈约正20°的斜面夹角，以便𬌗支托所承受的咬合力能顺基牙长轴方向传递，不致使基牙倾斜移位。

3）𬌗支托的大小、形态：根据制作𬌗支托的材料决定。铸造𬌗支托应薄而宽，呈圆三角形，近𬌗缘较宽，向𬌗面中心变窄；底面与𬌗支托窝呈球凹接触关系；𬌗支托的厚度在边缘嵴处最厚，向𬌗面中心渐薄。颊舌宽度约为磨牙颊舌径的1/3，前磨牙颊舌径的1/2；长度约为磨牙近远中径的1/4，前磨牙近远中径的1/3。厚度为 1.0~1.5mm。也可用扁的 18 号不锈钢丝做𬌗支托，长 2.0mm、宽 1.5mm、厚 1.0mm。

4）𬌗支托不应影响就位和咬合：应预备足够的𬌗支托凹间隙以容纳𬌗支托。𬌗支托连接体不能进入基牙倒凹区，以免影响义齿就位，而且与黏膜间要有一定的距离，以便有足够的塑料包绕连接体。

2. 卡环与观测线的关系

（1）模型观测仪：是一种用来确定义齿就位道的仪器，由分析杆、支架和观测台组成（图2-23）。分析杆通过水平臂与支柱相连，能垂直升降，并能作水平方向的转动，用来测量模型上基牙和牙槽嵴组织的倒凹。观测台则用以承放和固定模型，并能作不同方向的倾斜。

（2）观测线：将模型固定在观测台上，倾斜模型，确定就位道方向。用带有直边铅芯的分析杆沿牙冠轴面最凸点所画出的连线，称为观测线，又称导线（图2-24）。当基牙牙冠有不同程度的倾斜时，观测线的位置也会随之改变。观测线以上的𬌗方部分为基牙的非倒凹区，观测线以下的龈方部分为基牙的倒凹区。这样所得的观测线，并非基牙的解剖外形最高点的连线，而是随观测方向改变而改变的连线。只有当牙冠的长轴

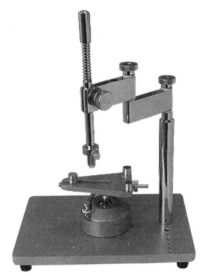

图 2-23　模型观测仪

与水平面成直角时,观测线才与牙冠的解剖外形高点线一致。模型观测仪的分析杆代表义齿的就位方向。

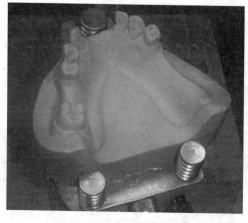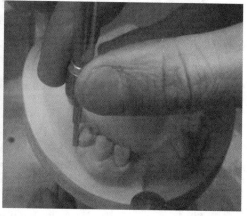

图 2-24 模型固定在观测台、画导线

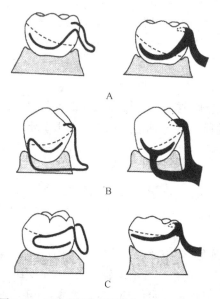

图 2-25 三种类型的观测线与相应的卡环类型

A. Ⅰ型观测线;B. Ⅱ型观测线;C. Ⅲ型观测线

(3)观测线的类型:由于各个基牙倾斜的方向和程度不同,画出的观测线也不同。观测线可分为三种基本类型(图2-25)。

一型观测线:为基牙向缺隙相反方向倾斜时所画出的观测线。此线在基牙的近缺隙侧距𬌗面远,倒凹区小;远缺隙侧距𬌗面近,倒凹区大。

二型观测线:为基牙向缺隙方向倾斜时所画出的观测线。此线在基牙的近缺隙侧距𬌗面近,倒凹区大;远缺隙侧距𬌗面远,倒凹区小。

三型观测线:为基牙向颊侧或舌侧方向倾斜时所画出的观测线。此线在近缺隙侧和远缺隙侧距𬌗面近,倒凹区都较大,非倒凹区小。

除上述基本类型外,有学者提出四型及五型观测线。

四型观测线为基牙向颊侧或舌侧倾斜时所画出的观测线。但基牙的近、远缺隙侧均没有明显的倒凹。五型观测线是基牙向缺隙方向或反缺隙方向极度倾斜时所画出的观测线。观测线的一端接近基牙冠方,另一端接近基牙颈部。

(4)观测线类型与卡环的选择:根据不同类型观测线选择相应的卡环,能充分发挥卡环的固位作用(图2-25)。

一型观测线适用Ⅰ型卡环,即用铸造或不锈钢丝弯制而成的卡环。该卡环固位、稳定和支持作用好。

二型观测线适用Ⅱ型卡环,即分臂卡环。分臂卡环的近缺牙区卡臂尖端在倒凹区,另一端在非倒凹区,起对抗平衡作用。如铸造的"U"型或"T"型分臂卡环。该卡环固位和支持作用好,但稳定作用差。

三型观测线适用Ⅲ型卡环,是用弹性大的不锈钢丝或合金丝弯制而成的卡环,也可铸造,铸造卡环臂较细。一般要求卡环臂能通过基牙较高的突点进入倒凹区,但不能进入倒凹区过深,否则容易在取戴义齿时,超过金属丝的弹性限度而造成卡环臂的永久性变形。三型卡环固位和支持作用较好,但稳定作用较差。

3. 卡环材料的要求

(1)要有足够的强度,不易变形、折断。

(2)有一定的弹性,义齿戴入时能利用弹性顺利进入倒凹区与牙面贴合,而基牙不会因受力而损伤和移位。

(3)耐腐蚀、不变色,易于焊接,能保持光洁度。

4. 卡环的类型　卡环的种类繁多,分类方法不一。根据卡环制作方法可以分为铸造卡环和锻丝卡环;按卡环与观测线的关系可分为Ⅰ型、Ⅱ型、Ⅲ型卡环。按照卡环臂的数目的不同可分为单臂卡环、双臂卡环和三臂卡环。

(1)单臂卡环:只有一个弹性卡环臂,多用钢丝弯制而成。用作间隙卡环,亦称隙卡。卡环臂末端部分位于基牙的唇面或颊面的倒凹区,伸向𬌗方,紧贴两邻牙的颊外展隙,再经𬌗、舌外展隙下降,末端形成连接体,与舌侧基托或连接杆相连。在𬌗外展隙处应先预备隙卡沟,以避免隙卡妨碍咬合。隙卡在𬌗外展隙部分具有支持作用。在应用时,基牙的舌侧或腭侧必须用基托对抗,防止基牙向舌腭侧移位。

(2)双臂卡环:由颊、舌两个卡环臂组成,颊侧为固位臂,舌侧为对抗臂。多用于松动牙、牙周支持力差的基牙,或咬合太紧不能制备出𬌗支托凹的基牙,其仅有固位作用。

(3)三臂卡环:由颊、舌两个卡环臂及𬌗支托组成。该卡环具有固位、稳定和支持作用,为临床上常用的卡环。颊舌卡环臂根据观测线不同,有Ⅰ型、Ⅱ型、Ⅲ型卡环臂;根据制作方法不同,有弯制的,也有铸造的。弯制卡环弹性好,可获得较好的固位力;而铸造卡环与基牙较密合,稳定和支持作用较弯制卡环为好,它们都可组合应用,也称混合型卡环。混合型卡环,是指Ⅰ型和Ⅱ型,Ⅰ型和Ⅲ型,Ⅱ型和Ⅲ型混合型卡环。临床上基牙的颊面和舌面的观测线不一定是同一类型的,如颊面是一型观测线,舌面是三型观测线,可用Ⅰ型和Ⅲ型混合卡环。

(4)其他常用卡环

1)圈型卡环:多用于远中孤立的磨牙上,如上颌向近中颊侧倾斜的磨牙和下颌向近中舌侧倾斜的磨牙(图2-26)。即一侧有倒凹,一侧无倒凹。游离的卡环臂应进入基牙的倒凹区起固位作用。

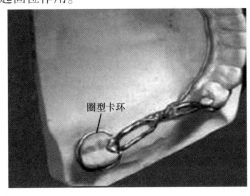 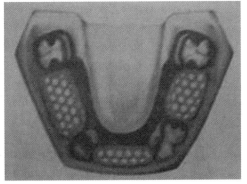

圈型卡环

图2-26　圈型卡环

2）回力卡环:常用于后牙游离端缺失,基牙为双尖牙或尖牙图(图 2-27)。回力卡环的
𬴂支托不与基托相连,卡环臂绕过基牙的远中面到舌侧近中,通过连接体与腭(舌)杆相连。

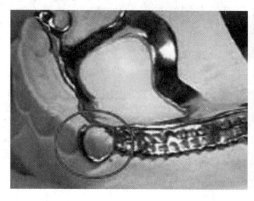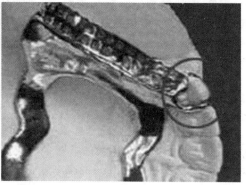

图 2-27　回力卡环

3）对半卡环:由颊、舌侧两个相对的卡环臂和近远中𬴂支托组成,用于前后有缺隙、孤
立的双尖牙或磨牙上(图 2-28)。其支持和固位作用较好。在临床上,常用舌侧基托代替舌
侧卡环臂,起对抗臂作用。

4）联合卡环:由两个卡环通过共同的卡环体连接而成(图 2-29)。卡环体位于相邻两
基牙的𬴂外展隙,并与𬴂面的𬴂支托相连接。可起到防止食物嵌塞的作用。

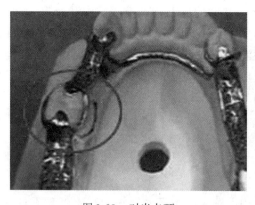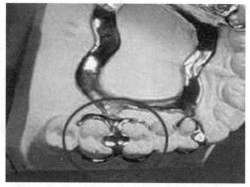

图 2-28　对半卡环　　　　　　　　　　　　　图 2-29　联合卡环

5）杆形卡环:其卡环臂自基托开始沿龈缘向上至基牙的倒凹区内。当牙冠上不论有何
种形式的倒凹,而基牙又不宜用一般三臂卡环时,用杆形卡环就可以获得良好的固位。但
也必须与𬴂支托和对抗臂联合设计,才能保证基牙稳定和防止卡环臂滑动。根据形状不
同,有"U"型、"T"型、"I"型、"Y"型、"C"型等各种类型卡环。

临床上常用一种 RPI 卡环组,也属于杆形卡环的一种(图 2-30)。此卡环是由
Kratochvil(1963 年)根据远中游离端义齿修复中存在的问题提出 RPI 卡环组的设计。此卡
环组由近中𬴂支托、远中邻面板及颊面"I"杆组成,主要是用于下颌远中游离端缺失的基
牙,可起防止基牙倾斜及义齿翘动的作用。

A. 近中𬴂支托:通常基牙会向安放𬴂支托的一方移动。远中𬴂支托使基牙向远中倾
斜,近中𬴂支托则使基牙向近中倾斜。这样利用近中𬴂支托可以得到近中邻牙的支持而保
持不动,消除或减少基牙所受的扭力。

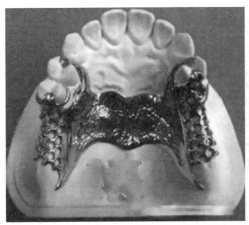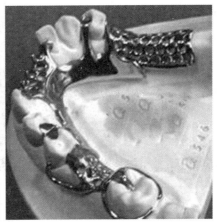

图 2-30　RPI 卡环

B. 远中邻面板：在基牙的远中面，预备导平面，使之与义齿的就位道平行。制作的邻面板和导平面接触。当义齿下沉时，邻面板也随之下沉，但仍与基牙接触。邻面板的作用是防止义齿脱位，增强义齿的固位力。一般常用于下颌牙的邻面和舌面。

C. 颊面"Ⅰ"杆：Ⅰ型杆与基牙接触面积小，对基牙的损伤小，固位作用好，美观。

5. 套筒冠（见第 5 章）。

6. 附着体（见第 5 章）。

7. 间接固位体　间接固位体具有辅助直接固位体固位和增强义齿稳定的作用。间接固位体的主要作用有：①防止游离端义齿鞍基垂直向移动；②防止义齿摆动，对抗侧向力；③防止义齿的旋转，起平衡作用；④减轻基牙及支持组织的负荷，分散𬌗力。

（1）间接固位体的设计原则

1）间接固位体应安放在支点线对侧的天然牙上。一般要求间接固位体至支点线的垂直距离大于或等于支点线至基托游离端的距离。间接固位体至支点线的垂直距离愈远，产生的力矩越大，所起的平衡作用也越好。

2）间接固位体应位于支点线的中垂线上或附近。

3）间接固位体与直接固位体的连线应呈三角形或四边形，才能取得较好的稳定效果。

4）各固位体（包括直接固位体和间接固位体）连接所成的三角形、四边形的中心应和整个义齿的中心一致或接近（图 2-31）。

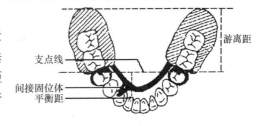
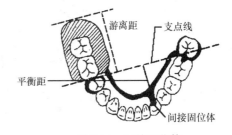

图 2-31　间接固位体

（2）间接固位体常用的形式

1）尖牙𬌗支托：是义齿安放在尖牙舌隆突上的𬌗支托。常用于后牙缺失者。

2）连续卡环：具有较长的金属带状卡环臂，是由一侧尖牙远中延伸到另一侧尖牙的远中，安放于前牙的舌隆突上（图 2-32）。常用于后牙缺失较多者。

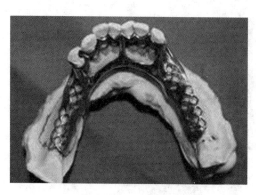

图 2-32　连续卡环

3）附加卡环：是指在远离缺牙区的基牙上放置的卡环。例如 $\underline{321|123}$ 缺失，仅仅在 $\underline{4|4}$ 上设计直接固位体义齿容易前后翘动，此时应在 $\underline{7|7}$ 上增加一个单臂卡环，有防止义齿翘动的作用。

另外，还尚有金属舌、腭面板、间隙卡环等种类。

（三）基托的设计

基托是可摘局部义齿的重要组成部分，它覆盖于无牙区牙槽嵴及黏膜上，是人工牙排列的基础。同时传递和分散𬌗力，并将义齿的各部分连成一个整体。基托的设计原则有以下几点。

1. 基托的伸展范围　根据缺牙的数目和部位，基牙的健康状况，牙槽嵴吸收的程度，𬌗力的大小，义齿的支持形式，美观的要求等因素综合考虑。原则上是在保证义齿固位和稳定的前提下尽量减小基托的面积，使患者感觉舒适（图 2-33）。

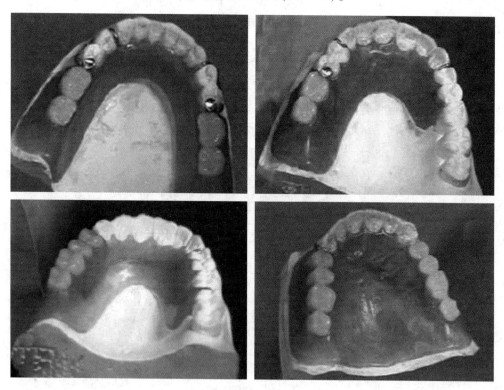

图 2-33　基托

（1）牙支持式义齿：因𬌗力主要由基牙承担，基托仅起辅助固位作用，因此基托范围可以尽量减小些，与牙槽嵴保持接触即可。

（2）黏膜支持式义齿：因𬌗力主要通过基托传递和分散，因此应在不妨碍唇、颊、舌系带及软组织功能活动的前提下尽量伸展基托的范围。如上颌游离端缺失的黏膜支持式义齿,其基托的后缘应达到软硬腭交界的软腭上,颊侧覆盖上颌结节(倒凹区除外),两侧应伸展到翼上颌切迹;下颌游离端缺失的黏膜支持式义齿,其基托后缘应盖过磨牙后垫的 1/3 ~ 1/2,颊舌侧应到黏膜反折线区。对于少数前牙缺失,牙槽嵴丰满者可不要唇侧基托。

(3) 混合支持式义齿:如缺牙少,基牙的情况良好,牙槽嵴丰满者,基托可适当缩小。上颌基托可做成马蹄形。若是上颌双侧多个牙游离缺失,可用大连接体连接两侧,以减小基托范围。

2. 基托的厚度　基托应有一定的厚度以保持其抗挠强度,避免受力时折断。塑料基托一般厚 1.5 ~ 2.0mm,金属基托厚 0.3 ~ 0.5mm。基托边缘厚约 2mm,并呈圆钝状。

3. 基托与天然牙的关系　缺牙区基托不应进入天然牙邻面倒凹区,腭(舌)侧基托边缘应与天然牙轴面的非倒凹区接触。前牙区基托边缘应在舌隆突上,并与之密合,但对牙齿应无压力。近龈缘区基托要做缓冲,以免压迫龈组织,并利于摘戴。

4. 基托与黏膜的关系　应密合而无压痛,对于上颌结节、腭隆突、下颌隆突、内斜嵴及骨尖等部位的相应的基托组织面应做适当的缓冲处理,避免基托压迫组织产生压痛。

5. 基托的磨光面外形　上、下颌前部基托相当于牙根的部位,形成隐约可见的牙根长度和突度(图 2-34)。后部的颊、腭和舌侧由牙至基托边缘应形成一凹面,以利于义齿的固位。

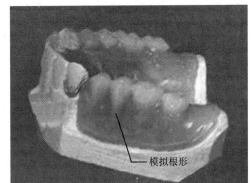

模拟根形

图 2-34　基托的磨光面外形

(四) 连接体的设计

连接体是可摘局部义齿的组成部分之一,可将义齿的各部分连接在一起,同时还有传递和分散杂力的作用。常分为大连接体和小连接体两种。

1. 对大连接体的要求

(1) 有足够的强度、质地坚韧、不变形、不断裂。

(2) 不妨碍唇、颊、舌的运动。

(3) 根据不同位置、受力和组织情况,连接体可呈不同的大小、外形和厚度。一般为扁平形或板条形。杆的边缘应圆钝。如连接体长度大,则应相应增加杆的厚度,或改变其形态,以增加杆的刚性。

(4) 不能进入软组织倒凹,以免影响义齿就位和压迫软组织。不能压迫上颌腭隆突、下颌舌隆突及其他骨性突起。

2. 大连接体的种类

(1) 腭杆:有前腭杆、后腭杆和侧腭杆(图 2-35)。

1) 前腭杆:位于上颌硬区之前,腭皱襞之后,宽约 8mm,厚约 1mm,与黏膜组织密合但无压迫感,杆的上缘距牙龈缘不少于 6mm。为了不妨碍舌的功能和发音,应该尽量避免覆盖腭前区组织,前部边缘设计于腭皱襞后半部。常用铸造法制成。

2) 后腭杆:位于上颌硬区之后,颤动线之前,两侧微弯向前至第一、二磨牙之间(图 2-

36）。也可根据患者的敏感程度,适当调整其位置。因舌体不接触后腭杆,可适当做厚些,厚度 1.5～2.0mm,中间较两端稍厚。宽度 3.5mm。一般根据牙列缺损的类型不同,杆与黏膜的接触可不相同。如为远中游离缺失者,杆与黏膜可留有一定间隙,以免义齿下沉时压迫黏膜造成疼痛和创伤;如前后均有基牙存在,杆与黏膜以轻轻接触为宜。

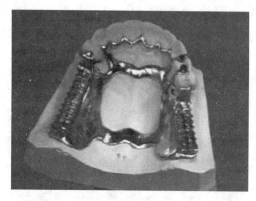

图 2-35　腭杆

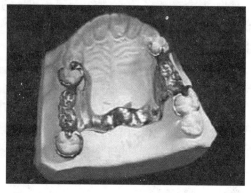

图 2-36　后腭杆

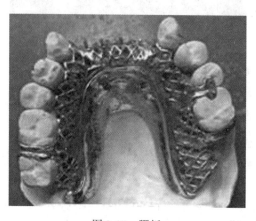

图 2-37　腭板

3）侧腭杆:位于上颌硬区的一侧或两侧,距离龈缘 4～6mm,并且与牙弓平行。用于连接前后缺牙区鞍基或前后腭杆,呈圆形。宽 3.0～3.5mm,厚 1.0～1.5mm。

（2）腭板:前腭杆向前延伸至前牙舌隆突上形成腭板(图 2-37)。再向左右两侧延伸形成马蹄状腭板。如再与后腭杆连接,则成关闭型马蹄状腭板,若覆盖全腭区,则成全腭板。一般腭板前缘离开前牙龈缘 4～6mm。腭板应厚薄均匀一致,厚度为 0.3～0.5mm。

（3）舌杆:位于下颌舌侧龈缘与舌系带或口底黏膜皱襞之间(图 2-38)。舌杆的纵剖面应呈半梨形,宽约 5mm,厚约 2mm,边缘光而圆滑,杆的上缘距离龈缘至少 3～4mm。一般舌杆应用范围比较广,但若患者口底浅(口底至龈缘距离少于 7mm),或有明显的舌隆突而手术不能去除者,或牙列明显向舌侧倾斜者则不宜使用舌杆。在不妨碍舌与口底功能运动的原则下,舌杆越近口底越好。舌杆与口底黏膜的接触关系,应视下颌牙槽嵴舌侧形态而定。牙槽嵴舌侧形态一般有垂直形、倒凹形和斜坡形三种。垂直形者舌杆与黏膜平行接触;倒凹形者舌杆应在倒凹区之上;斜坡形者舌杆离开黏膜 0.3～0.4mm,并与牙槽嵴平行(图 2-39)。舌杆可铸造而成,也可由成品舌杆弯制而成。

3. 小连接体的要求

（1）要有足够的强度和硬度。

（2）应置于非倒凹区,否则影响义齿的就位。

（3）经过牙齿表面时,应较细,无间隙,以免干扰舌的功能活动。

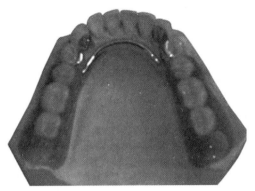

图 2-38　舌杆

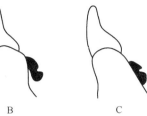

图 2-39　牙槽嵴舌侧形态与舌杆的关系
A. 垂直型；B. 倒凹形；C. 斜坡型

三、就位道的设计

义齿的就位道是指可摘局部义齿在口内戴入的方向和角度。义齿摘取时的方向称为摘出道，其方向与就位道相反，但角度相同。由于可摘局部义齿一般都有 2 个以上的基牙，义齿上的固位体必须在同一方向戴入，且不受任何阻挡才能顺利就位。由于缺牙的部位和数目不同，各个基牙的位置、形态、倾斜度、倒凹及健康状况都不同，缺牙间隙情况各异，因此每副义齿的就位道也不同。其就位方式一般有平行式就位和旋转式就位两种。

（一）平行式就位道

指义齿上所有固位体的戴入方向彼此平行，共同就位，也叫共同就位道。此就位道是可摘义齿最常用的就位方式。确定平行式就位道的方法有：平均倒凹法、调节倒凹法。

1. 平均倒凹法（均凹法）　将模型固定在观测仪的观测台上，根据缺牙部位、牙齿的倾斜度、牙槽嵴的丰满度和唇（颊）侧倒凹的大小，调节模型倾斜度，使缺隙两端的基牙长轴与分析杆的交角一样大，此时分析杆的位置就代表共同就位道（图 2-40）。这样将位于缺隙侧两端基牙的倒凹作平均分配，使缺隙两端基牙都有一定倒凹。义齿的共同就位道就是缺隙的两端基

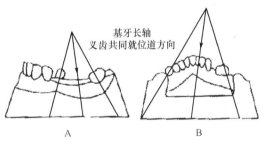

图 2-40　均凹法
A. 前后就位道的确定；B. 左右就位道的确定

牙长轴交角的平分线。如果基牙长轴彼此平行，则义齿就位道与基牙长轴一致称为垂直就位。转动分析杆，使之围绕基牙牙冠转动一周，绘出基牙观测线，然后根据观测线的情况，确定卡环的位置。此法适用于缺牙间隙多，或基牙倒凹大的情况。

2. 调节倒凹（调凹法）　调凹法就是使缺隙两侧基牙的倒凹适当地集中于一端的基牙上，使义齿斜向就位和摘出（图 2-41）。根据缺牙部位、牙齿的倾斜度、牙槽嵴的丰满度和唇（颊）侧倒凹的大小等不同情况，将观测台向不同方向倾斜，充分利用卡环固位时有利于倒凹，避开口腔软硬组织不利倒凹，设计合适的卡环。

此法适用于基牙牙冠短小，牙体长轴彼此平行者。义齿斜向就位与义齿的𬌗方脱位道形成一定的制锁状态，可以防止吃黏性食物时义齿从𬌗方脱位。

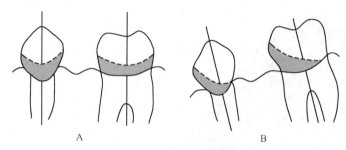

图 2-41　调凹法

A. 基牙长轴彼此平行；B. 模型向近中倾斜

（二）旋转式就位道

旋转式就位道是指义齿的各固位体就位方向不一致，就位时先使一侧就位，然后再以旋转方式使另一侧就位。此法较为复杂，临床上较少使用。

（三）选择就位道的要求

第一，要利于义齿的摘戴；第二，要利于义齿的固位和稳定；第三，要能获得较好的美观效果。

（四）义齿的就位方向与模型的倾斜关系

1. 前牙缺失

（1）若唇侧牙槽嵴丰满，倒凹较大，可将模型向后倾斜，以减少唇侧牙槽嵴的倒凹，使义齿由前向后就位。

（2）若唇侧倒凹小，不影响义齿的就位，则将模型向前倾斜，使倒凹集中在基牙的近中，使义齿由后向前斜向就位。

2. 后牙缺失　若缺隙前后都有基牙时，应根据基牙的健康情况确定模型的倾斜方向。

（1）若基牙的牙体和牙周情况均好，则可将模型向后倾斜，使义齿由前向后就位。

（2）若缺隙后端基牙的健康情况较差，而前端基牙较好时，则将模型向前倾斜，使义齿由后向前就位。

（3）若缺隙前后基牙倒凹都不大，两基牙长轴较平行，且与义齿脱位方向一致，则应采用调凹法，形成制锁角，增加义齿固位作用。

3. 后牙游离端缺失　无论是单侧还是双侧游离端缺失，模型均向后倾斜以增加基牙的远中倒凹，用Ⅱ型卡环固位，义齿由前向后就位。

4. 前后牙均有缺失　将模型向后倾斜，减小前牙区组织倒凹，义齿由前向后就位。若前牙区倒凹较小，可将模型平放，义齿的就位方向就与𬌗力方向一致。

5. 一侧牙缺失，另一侧天然牙舌侧倒凹明显　将模型向有牙侧倾斜以减小舌侧倒凹，使义齿从无牙侧向有牙侧就位。

第 5 节　可摘局部义齿的分类设计

案例　患者，男，62 岁。主诉：下后牙缺失 3 年，要求镶牙。现病史：患者于 3 年前于院外拔除下颌左右 4 颗后牙，一直未修复，现来医院要求镶牙。

既往史：无特殊。现病史：无高血压、糖尿病等。

检查:双侧下颌 67 缺失,牙槽嵴较丰满。双侧下颌 45 稳固。无 8,余牙无特殊。

讨论分析:该患者用可摘局部义齿修复如何设计?

牙列缺损按 Kennedy 方法分类进行讨论。

（一）Kennedy 第一类牙列缺损的设计

1. 特点　此类牙列缺损为双侧远中游离端缺失,鞍基位于基牙的远中。由于远中鞍基游离而且无支持,义齿在受力时,基牙和牙槽嵴黏膜的可移动性相对较大;同时基牙上的直接固位体易成为支点或转动轴,使义齿产生翘动、旋转、下沉等不稳定现象。结果对基牙产生扭力,牙槽嵴不均匀受压,引起基牙倾斜、牙槽嵴的吸收。

2. 方案　根据余留牙的牙周情况及缺牙的数目,可设计为黏膜支持式义齿或混合支持式义齿。

（1）当缺牙较多或余留牙牙周情况较差时,可设计为黏膜支持式义齿(图 2-42)。要注意到:后牙区是承受𬌗力最大的区域,咀嚼时义齿基托下沉压迫黏膜,会导致牙槽嵴的吸收,并易引起溃疡和疼痛。因此,这类义齿要注意减少牙槽嵴所受的𬌗力,固位体可选用回力卡环或套筒冠。要降低义齿承受的𬌗力,如减少人工牙数目和人工牙颊舌径;降低人工牙牙尖的高度;增加外展隙和溢出沟等。制取功能性压力印模,适当扩大基托面积。

（2）基牙和牙槽嵴情况尚好者,可设计为混合支持式义齿(图 2-43)。选择固位、稳定性好的卡环,使义齿所受𬌗力能沿轴向传到基牙,如 Ⅱ 型卡环、RPI 卡环等。连接体可设计为舌杆、腭杆。

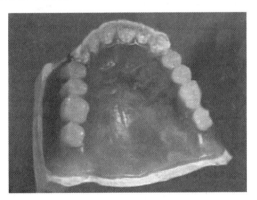

图 2-42　Kennedy Ⅰ 类黏膜支持式义齿

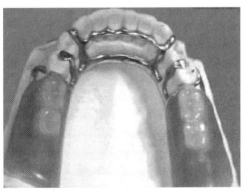

图 2-43　Kennedy Ⅰ 类混合支持式义齿

3. 设计举例

（1）$\overline{87|78}$ 缺失,为减小义齿所受𬌗力,一般第三磨牙可不进行修复(图 2-44)。义齿左右摆动力量不大,可分开设计,以减小基托的面积。可在 $\overline{6|6}$ 上放置三臂卡环,在 $\overline{4|4}$ 或 $\overline{5|5}$ 上放置隙卡,此种设计称为单端活动桥。若 $\overline{6|6}$ 牙周情况差,则需做连接双侧的整体设计,以增加稳定性。

（2）$\overline{876|678}$ 缺失,义齿摆动性较大,双侧必须联合设计(图 2-45)。在 $\overline{5|5}$ 上放置三

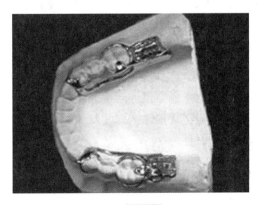

图 2-44　$\overline{87|78}$ 缺失

臂卡环,同时还要在 $\overline{4|4}$ 上增设隙卡或邻间沟,并用舌隆突杆连接。游离端的鞍基要尽量伸展。

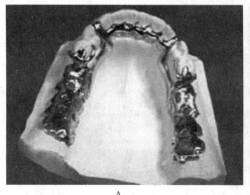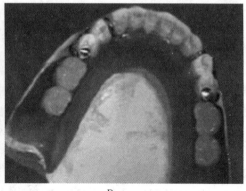

图 2-45　$\overline{876|678}$ 缺失

A. $\overline{876|678}$ 缺失,以舌隆突杆连接;B. $\overline{876|678}$ 缺失,以基托连接

（3）$\overline{8765|5678}$ 缺失或 $\overline{8765|5678}$ 缺失,双侧必须联合设计。除在第一前磨牙上放置卡环外,应在前牙舌隆突上设舌隆突杆或是将基托前缘置于舌隆突上,并在尖牙与侧切牙上安放支托,以增加固位。若第一前磨牙牙周情况较差,可设计为回力卡环,以缓冲应力。

4. $\overline{8764|5678}$ 缺失,$\overline{876321|123678}$ 缺失设计如图 2-46 所示。

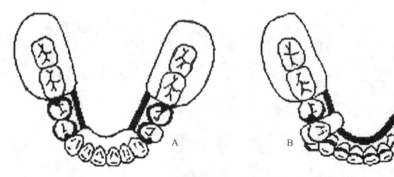

图 2-46　$\overline{8764|5678}$ 缺失和 $\overline{876321|123678}$ 缺失

A. $\overline{8764|5678}$ 缺失;B. $\overline{876321|123678}$ 缺失

5. 上颌 Kennedy 第一类牙列缺损的设计如图 2-47 所示。

（二）Kennedy 第二类牙列缺损的设计

1. 特点　此类牙列缺损为单侧后牙游离缺失,鞍基位于基牙的远中。

2. 方案　多采用的是混合支持式义齿设计,需用大连接体或基托来分散𬌗力,并获得平衡和固位。还需设计间接固位体,防止义齿翘动。

（1）此类缺损除个别牙缺失采用双基牙单侧设计外,缺失两个牙或以上者,均应采用双侧联合设计。

（2）在游离端基牙上设置直接固位体,在此基牙的近中和对侧设置直接固位体和间接固位体,将义齿所受𬌗力通过大连接体传递,并分散到对侧基牙上,以达到减小游离端基牙受力的目的。

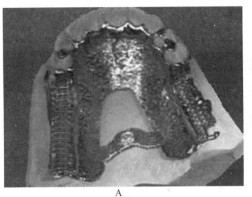
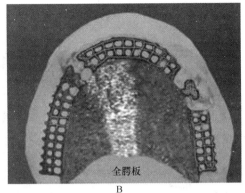

A　　　　　　　　　　　　　　　　　B

图 2-47　Kennedy Ⅰ 类牙列缺损的设计
A. 8765|678 缺失,以腭板连接;B. 8765321|123678 缺失,以腭板连接

（3）若对侧也有缺牙,则可在缺隙两侧的基牙上放置直接固位体,形成平面式支持,以避免游离端的摆动、旋转和翘动。

3. 设计举例

（1）87654|缺失,在3|上放置单臂卡环,在对侧4|或5|上放置隙卡（图 2-48）;也可以腭杆设计连接（图 2-49）。

（2）8761|1568 缺失,在45|上放置联合卡环,在|47 上放置三臂卡环,并用腭板连接（图 2-50）。

（3）654|5678 缺失（图 2-51）。

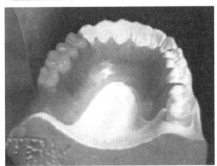
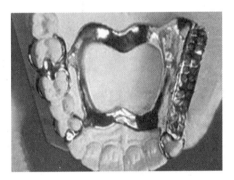

图 2-48　87654|缺失　　　　　　　　图 2-49　87654|缺失

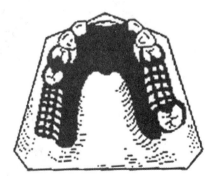
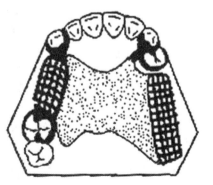

图 2-50　8761|1568 缺失　　　　　　图 2-51　654|5678 缺失

（4）876｜缺失（图2-52）。

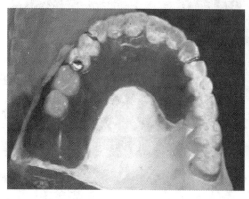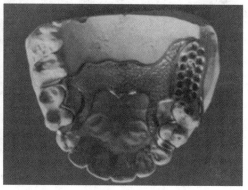

图2-52　876｜缺失

（三）Kennedy第三类牙列缺损的设计

1. 特点　此类牙列缺损的缺失牙在牙弓的一侧或两侧，缺牙间隙两侧均有天然牙。义齿的𬌗力主要由基牙承担，行使功能时，鞍基无下沉和摆动。在各类牙列缺损中修复效果最好。

2. 方案　主要采用牙支持式义齿设计，或以牙支持式为主的混合支持式义齿。由于𬌗力主要由基牙承担，故缺牙间隙两侧的基牙上均要放置卡环和𬌗支托。此类义齿鞍基仅有辅助作用，所以可尽量减小基托的面积。

（1）单个牙缺失，两端基牙健康的，固位体放置在缺隙前后的基牙上即可。

（2）单侧缺牙较多时，需要恢复的人工牙承受的𬌗力较大，基牙负担过重，义齿易出现左右摆动的现象。这时可采用双侧联合设计，在对侧设置间接固位体，增加义齿的稳定性。

（3）牙弓两侧均有缺牙，且一侧缺牙数在两个以上者，应采用双侧联合设计，用大连接体连接。卡环数目不宜过多，一般不超过4个。

3. 设计举例

（1）6｜缺失，在75｜上分别放置三臂卡环（图2-53）。

（2）76｜56缺失，可设计成一整体，既分散𬌗力，又可增加义齿的稳定性（图2-54）。

（3）7632｜245缺失，在5｜、8｜上放置三臂卡环，在｜67上可放置联合卡环，并在｜3上放置舌支托，以增强稳定性（图2-55）。

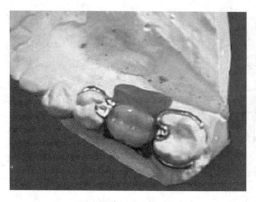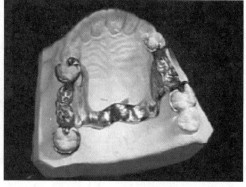

图2-53　6｜缺失　　　　图2-54　76｜56缺失

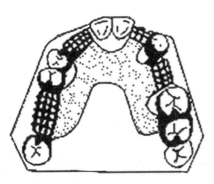

图 2-55　7632 | 245 缺失

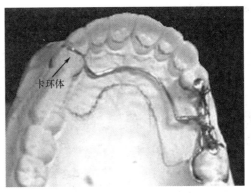

卡环体

图 2-56　|56 缺失

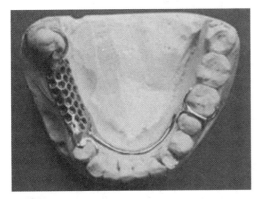

图 2-57　765 | 缺失

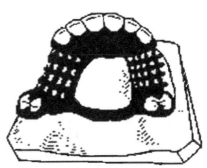

图 2-58　654 | 456 缺失

（4）|56 缺失，以基托连接（图 2-56）。

（5）765 | 缺失，以舌杆连接（图 2-57）；654 | 456 缺失，以腭板和后腭杆连接（图 2-58）。

（四）Kennedy 第四类牙列缺损的设计

1. 特点　此类牙列缺损为前牙缺失，基牙在缺隙的远中。修复的目的是恢复美观、发音和切割功能。

2. 方案　常采用混合支持式义齿设计，也可设计为黏膜支持式义齿。直接固位体放在第一双尖牙以后的牙齿上，以免影响美观。

（1）个别或少数前牙缺失时，在两侧前磨牙上放置隙卡，舌、腭侧基托要延伸到第二双尖牙的远中，唇侧基托可不设计。

（2）若前牙全部缺失，在两侧第一双尖牙上设置直接固位体，同时需在支点线之后的两侧磨牙上设置卡环，并适当扩展唇、腭侧基托，防止义齿前后移动。人工牙要尽量排列在牙槽嵴顶上或靠近牙槽嵴的唇侧。若要减小基托面积，上颌义齿可用后腭杆和侧腭杆连接。

（3）若前牙有深覆𬌗，上下颌之间颌间距离短，用塑料基托制作易于折断，一般可采用金属基托。

3. 设计举例

（1）12 | 21 缺失，基牙一般选择 4 | 4 或 5 | 5，用铸造卡环，卡环臂应从 43 | 34 之间伸出并朝向远中（图 2-59）。

（2）321 | 123 缺失，在 4 | 4 上放置直接固位体，并在 7 | 7 上设置间接固位体，以腭杆和

腭板连接(图2-60)。

(3) <u>12</u>|缺失,<u>2</u>|<u>21</u>缺失,设计如图2-61所示。

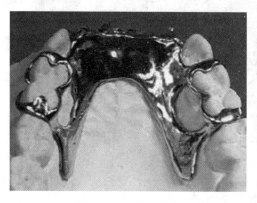

图2-59　<u>21</u>|<u>12</u>缺失

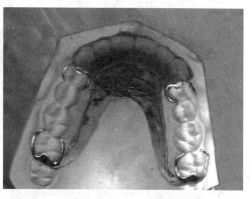

图2-60　<u>321</u>|<u>123</u>缺失

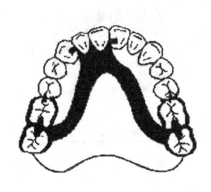
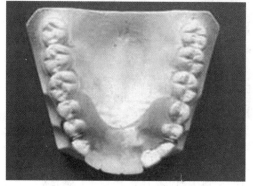

图2-61　Kennedy Ⅳ类牙列缺损的修复设计

第6节　可摘局部义齿修复前的准备

一、口　腔　检　查

制作可摘局部义齿前,首先应了解患者的全身健康情况,其次对口腔局部情况作详细了解。包括口腔内的检查、颌面部的检查、研究模型和X线检查。

1. 口内检查　包括缺牙区、牙槽嵴、余留牙情况以及咬合关系等(图2-62)。

2. 颌面部的检查　包括面部的对称性、口唇的形态和位置,重点检查颞下颌关节和咀嚼肌的状态。

3. 研究模型　可了解咬合关系,余留牙的情况,上、下牙槽嵴的关系,颌间距离,设计义齿及制作个别托盘。

二、口　腔　准　备

(一) 修复前的准备

经过临床检查,了解口腔情况后,根据检查结果做出诊断和治疗计划,必要时要进行修

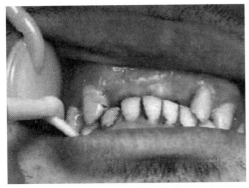
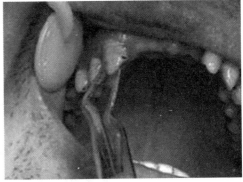
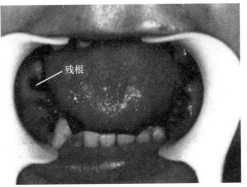

残根

图 2-62　口腔检查

复前的口腔准备。

1. 对义齿修复不利者如乳牙、畸形牙、错位牙、牙冠严重破坏的余留牙、残根可以拔除；松动牙则要分析松动的原因、牙周破坏程度、咬合情况，从而确定有无保留价值；牙体、牙周组织、牙位正常的孤立牙原则上予以保留；关键位置上的孤立牙应尽量保留，以避免形成游离端缺损；基牙有牙体病、牙髓病、牙周病者应先治疗，待牙体、牙髓病治愈后，再进行局部义齿修复。

2. 缺牙间隙的残根、骨尖应予以去除，对颌牙伸长者应磨短，必要时先进行牙髓处理，再大量调磨；近缺隙两端牙齿倾斜、邻面倒凹过大者应按共同就位道磨改形态，以利于就位；软组织如系带附着近牙槽嵴顶，不利于基托伸展和排牙的，应予以矫正；有炎症、溃疡或其他黏膜病，应先进行相应治疗。

三、牙 体 预 备

（一）基牙和余留牙的调磨

1. 磨改过高的牙尖、较陡的斜面和锐利的边缘嵴，以消除早接触和𬌗干扰。

2. 调改基牙倒凹的深度、坡度和牙轴面过大的倒凹。

3. 适当调改基牙的邻颊或邻舌线角，以免卡环肩部的位置过高。

（二）𬌗支托凹的预备

目的是安放𬌗支托，在基牙相应的部位做必要的牙体磨除，使𬌗支托就位后不妨碍咬合，并与边缘嵴的外形相协调。

1. 预备原则

（1）𬌗支托凹一般预备在缺隙两侧的𬌗面近、远中边缘嵴处。

（2）若上下颌牙的咬合过紧或𬌗面牙本质过敏时，不要勉强磨出𬌗支托凹，可适当调磨对颌牙。若对颌牙伸长，可适当磨除对颌牙，少磨基牙。

（3）𬌗支托凹的位置尽量利用上下颌牙咬合状态的天然间隙，也可设在不妨碍咬合接触处。

（4）在保证铸造𬌗支托强度的前提下，尽量少磨牙体组织。

（5）铸造𬌗支托呈三角形或匙形，有一定的长度、宽度、深度，𬌗支托凹底与基牙的长轴垂线呈20°斜面或垂直。

2. 预备方法 使用刃状或轮状砂石在基牙的釉质上按要求磨出𬌗支托凹的形状和深度。制备后达到正中𬌗关系下，用探针检测或咬蜡片法检测是否达到要求。所磨部位用橡皮轮抛光，以防龋齿。

（三）隙卡沟的预备

隙卡沟位于两个相邻牙面间的外展隙区，呈"U"型，沟底稍平，在颊舌外展隙处应圆钝。

1. 制备原则

（1）隙卡沟位于基牙与相邻两牙的𬌗外展隙区，能容纳隙卡，尽量利用天然间隙或少磨牙体组织，沟的深度不破坏接触点。深度和宽度可依据牙的大小与所选卡环丝的粗细而定，一般以0.9～1.0mm为宜，注意侧向𬌗时隙卡沟有足够的深度，必须时可磨除对𬌗牙牙尖，以获得足够的间隙。

（2）沟底应稍平，不应制备成楔形，以防相邻两牙遭受挤压而移位，在颊舌外展隙的转角处，应圆钝，以延长卡环寿命。

2. 制备方法 用刃状砂石在基牙与邻牙的两牙之间的𬌗外展隙处，按要求磨去少量牙釉质，注意勿破坏两相邻牙的接触点，防止形成楔形使基牙和邻牙移位。如利用天然间隙也必须修整沟底，使之与卡环丝一致。最后抛光防龋。

第7节 弯制法可摘局部义齿的制作工艺

可摘局部义齿需要在模型上完成，首先制取一个准确的印模，才能灌制出准确的模型，取印模是非常重要的步骤之一。

一、制取印模和灌注模型

（一）印模的种类

印模可分为两种：解剖式印模和功能性印模。

1. 解剖式印模 是在承托义齿的软硬组织处于静止状态时取得的印模，是一种无压力印模。选用适当的托盘和印模材料，按正确的方法取模，可准确地将牙齿、牙槽嵴等解剖形态印下来。根据此种印模制作义齿对牙齿和其他支持组织均不产生压力，可用于牙支持式义齿的设计。在义齿发挥功能时，大部分𬌗力由基牙承担，所以基托的伸展可略少些，但外形一定要好。如用于黏膜支持式义齿基托则应尽量伸展，咀嚼时𬌗力主要分散在黏膜下组织，为了增强支持，不妨碍承托区组织的生理功能，基托可尽量伸展，减少单位面积内黏膜的负荷。在取印模时,可以模仿周围组织的正常生理活动,进行肌功能整塑使印模材料充满皱襞区。让患者大张口、吞咽、舌伸向口外并左右摆动等进行肌功能修整,称主动肌功能修整。也可由医生进行修整,即被动肌功能修整,医生轻拉患者唇、颊部,上颌向前、向下,下颌向前、向上拉动,医生与患者密切配合,方可取得良好的印模。

2. 功能性印模　是在压力下取得的印模,适用于混合支持式义齿,如单侧或双侧游离端缺失。此种义齿在发挥功能时,鞍基远端下沉比基牙近端多,结果使基牙受到向远中牵拉的扭力。但目前还没有一种材料能在取印模时同时取得牙列的解剖形态和缺牙区黏膜在功能下的外形。因此取压力印模可部分弥补鞍基远端下沉过多的问题。

（二）取印模的方法

1. 体位　取印模时应先调整患者的体位,让患者处于舒适而自然的体位。取上颌印模:患者张口时,上牙弓的粉平面与水平面接近平行。取下颌印模:患者张口时,下牙弓的粉平面与水平面接近平行。

2. 选择托盘　托盘是承载印模材料,放入患者口内取印模的一种工具。取印模前应按照患者牙弓大小、形状和印模材料的不同选用适当的托盘(图2-63)。如无合适的成品托盘,可为患者制作个别托盘。

（1）选择托盘的类别

1）依据印模材料的不同选择:使用弹性印模材料,选用有孔或卷边的托盘,以防止印模材料与托盘分离。使用无弹性印模材料时,选用光滑、无孔、无倒凹的托盘。

2）依据缺牙情况的不同选择:如个别牙齿缺失,可选用部分托盘;牙齿缺失较多时,选用整体托盘。

（2）托盘的大小、形状选择:托盘的大小、形状应与牙弓的大小和形状协调。托盘与牙弓内外侧之间有3~4mm的间隙,以容纳印模材料(图2-64)。托盘翼缘不能超过黏膜转折处,不妨碍唇、颊、舌的活动,在唇、颊、舌系带部位有相应的切迹。上颌托盘后缘盖过上颌结节和颤动线,下颌托盘后缘盖过磨牙后垫。若成品托盘不符合患者的口腔情况,可用技工钳修改,或用蜡、印模膏加添托盘边缘高度和长度,必要时为患者制作个别托盘。

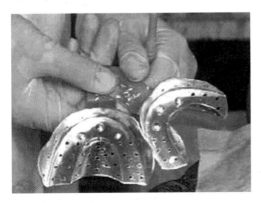

图2-63　托盘

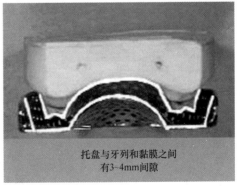

托盘与牙列和黏膜之间
有3~4mm间隙

图2-64　托盘的大小

（3）个别托盘的制作方法:如成品托盘不合适,可为患者制作个别托盘。临床常用自凝塑料、光固化树脂板做个别托盘。

其操作步骤:先取初EP模灌出模型,在初模上画出托盘边缘线;然后在承托区铺一层薄蜡片,再用自凝塑料或光固化树脂板制作个别托盘;最后去除薄蜡片,打磨修改个别托

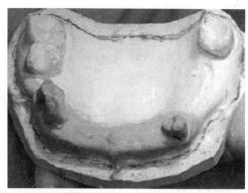

先取初印模灌出初模型，在初模上画出托盘边缘线

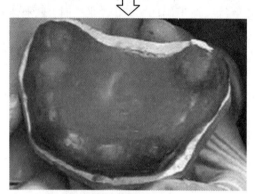

再在承托区铺一层蜡片

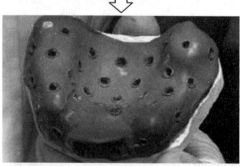

用自凝塑料或印模膏制作一个带柄的个别托盘

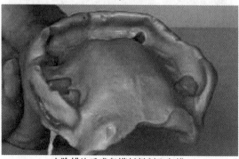

去除蜡片后盛印模材料制取印模

图2-65　制作个别托盘

边缘至合适，即可用来制取印模(图2-65)。

3. 取印模方法

（1）取解剖式印模的方法：取适当的印模材料，调拌好放在所选托盘内，上颌印模托盘旋转入口，托盘柄对准中线，调好位置，使托盘后部先就位，前部后就位，这样可使多余的印模材料由前部排出。就位后保持托盘稳定，并行肌功能修整，待印模材料凝固后，顺牙长轴方向取下印模。必须掌握好各种印模材料的凝固时间，印模在口内停留的时间不应过长或过短。

（2）取功能式印模的方法：首先制作义齿缺牙区的个别托盘，并且在鞍基区作蜡堤，用印模材料或氧化锌丁香油糊剂制取缺牙区咬合时的印模，此时取得印模下面的黏膜组织已有一些下沉移位。修去多余的印模材料留在原位不动。再选一适当成品托盘，用印模材料制取全牙弓及相关组织印模，即完成了游离鞍基在咬合压力下的功能性压力印模(图2-66)，余留牙区为解剖式印模。在此基础上完成的义齿，鞍基不再下沉或下沉较少，基牙受到的压力减少，故符合生理要求。

4. 取印模的要求　印模应完整、清晰、无气泡；基牙、缺牙区、软硬组织形态清晰；游离缺失的患者，印模应尽量伸展，覆盖上颌的腭小凹、上颌结节、翼上颌切迹、下颌的磨牙后垫等，并且印迹完全、完整、清晰；印模材料与托盘密合无分离。

（三）灌注模型

取得准确印模后，应及时用石膏或人造石等模型材料灌注模型。

1. 准备　在灌注模型前，应仔细检查印模。印模应完整、印迹清晰，与托盘无分离现象。如有气泡或缺损，用印模材料填补。使用流水冲唾液、碎屑，然后甩干或用棉花吸干印模内的水分。

2. 灌注模型　根据需要调拌石膏或人造石，采用适当的水粉比例，以保证模型有足够的强度。调匀后取少量石膏放在印模的最高处，手持托盘柄，轻轻振动或放在振荡器上，

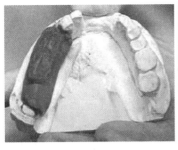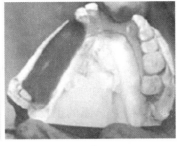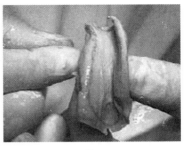

A　　　　　　　　　　　B　　　　　　　　　　　C

图 2-66　取功能式印模

A. 鞍基区做蜡堤；B. 鞍基区垫一层红蜡片；C. 功能性印模的获得

使石膏缓慢地流至印模的牙冠部分，而后逐渐加添材料，灌满整个印模，达到所需厚度。把剩余石膏堆放在玻璃上，将已盛石膏的印模倒置其上，使托盘底部与玻璃板平行，修去印模边缘过多的石膏，使模型的大小和厚度适中，操作中不应加压，以防止印模变形。模型最薄处不小于 10mm，下颌不要形成马蹄形，以防模型折断和变形。待石膏凝固初步变硬，约半小时，可取下托盘及印模、分离模型、修整模型、对好咬合关系，划出标记线。

二、确定颌位关系

颌位关系，即下颌对上颌的位置关系。确定正确的颌位关系，是制作可摘局部义齿十分重要的步骤之一。要在模型上制作出符合上、下颌咬合关系的义齿，则必须在模型上准确反映出上、下颌牙间的𬌗关系。若义齿𬌗关系不正确，则不能行使咀嚼功能，可直接影响修复效果。因缺牙的数目、部位不同，确定颌位关系的方法也不同。

确定正中𬌗关系的方法有以下几种。

（1）利用模型上的余留牙确定𬌗关系：此法一般用于缺牙较少，余留牙齿的𬌗关系正常者（图 2-67）。能够借助余留牙使上下颌模型准确地对𬌗，即可寻求出上下颌的位置关系。在模型上划出咬合关系标志线，作为义齿制作的依据。

（2）利用蜡𬌗记录确定上下颌关系：此法用于余留牙在口内可以保持上下颌关系，但是在模型上却不能准确固定𬌗关系者（图 2-68）。将两层大约 10mm 宽的蜡片烤软后放置在下颌余留牙的𬌗面，嘱患者作正中咬合，反复咬合数次，待蜡条变硬后取出，将此蜡𬌗记录放在模型上，根据咬合印迹，将上、下颌模型对合，即可取得正确的𬌗关系。

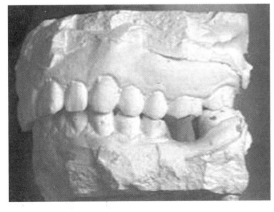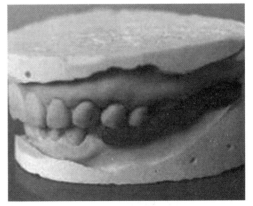

图 2-67　余留牙确定𬌗关系　　　　　图 2-68　利用蜡𬌗记录𬌗关系

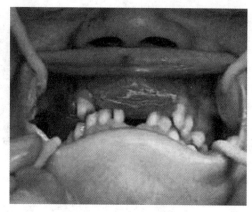

图 2-69　利用殆堤记录关系

（3）利用殆堤记录上、下颌关系:此法用于单侧或双侧后牙游离缺失或上、下颌后牙交错缺牙而无接触者(图 2-69)。在模型上制作蜡基托和殆堤后,蜡堤烤软后放入患者口内,嘱患者做正中咬合,并反复咬合校正殆关系的正常性。待蜡堤变硬取出,放回模型上,依蜡堤的咬合印迹,将上下模型对准咬合,即得正确的殆关系。

三、上　殆　架

殆架是一种具有与人体颞下颌关节相当的运动形式的机械装置,可以再现人体上颌对颞下颌关节的固有位置关系,模拟人体的下颌运动。将模型放置到殆架上,可模拟人的开、闭口运动及前伸、侧方运动,对义齿制作的准确性起着重要的作用。是修复体制作过程中一个必不可少的步骤。

所谓上殆架就是将上下颌模型及颌位记录一起转移到殆架上,以方便准确地制作义齿。当患者缺牙较多不能维持殆关系时,需要使用殆架,殆架的类型很多,一般分为简单殆架和可调节式殆架(图 2-70)。简单殆架又有全口殆架和部分殆架。可摘局部义齿制作过程中多使用简单殆架。简单殆架是由上颌体、下颌体、升降螺丝等部分组成。

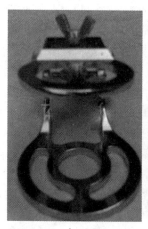

A　　　　　　　　　　B

图 2-70　殆架
A. 简单殆架;B. 可调节式殆架

上简单殆架的步骤如下。

（1）修整模型,将模型浸湿。

（2）调整殆架各螺丝,使上下颌体自由地作开闭口运动。根据模型的咬合高度调节升降螺丝,调整好上下颌体的间距。

（3）打开上颌体,将调好的石膏堆放在下颌体上,根据颌位记录使上下模型准确对位,中线对齐,将下颌模型固定于殆架的下颌体上(注意殆平面与地面平行)。

（4）在上颌模型上放好石膏,关上上颌体,再用石膏将上颌模型固定于上颌体,注意保持殆关系不能改变。

四、模 型 设 计

（一）模型设计的目的

模型设计的目的就是确定义齿的共同就位道，画出基牙的观测线，以便做出最终的义齿设计方案。如卡环的类型、基托的伸展范围、义齿的就位道等。如未经观测，则义齿难以就位。

（二）确定义齿的就位道

义齿的就位道是指可摘局部义齿在口内就位的方向和角度，它与义齿的摘出道角度相同，方向相反。一般可摘局部义齿有两个或两个以上的基牙，各个基牙的固位体必须沿同一方向戴入，义齿才能够顺利就位。但是因基牙的形态、位置、倾斜度、倒凹的大小，以及缺牙间隙的部位和组织倒凹的大小都各不相同，所以必须使用观测仪或目测法去观测基牙和组织倒凹的大小，绘出基牙上的观测线，确定义齿的就位道使义齿顺利戴入口内。

1. 确定就位的方法　将模型放在观测仪上，依据确定共同就位道的原则将模型放平或倾斜，绘出基牙上的观测线。

2. 就位道与模型倾斜的关系　在临床上，共同就位道与模型倾斜方向的关系是：当模型向后倾斜时，共同就位道由前向后；模型向前倾斜，共同就位道由后向前；模型向右倾斜，共同就位道由左向右；模型向左倾斜，共同就位道由右向左；模型平放时，共同就位道由𬌗方向龈方（图 2-71）。

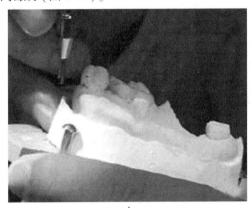
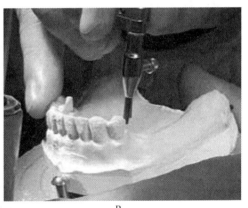

图 2-71　就位道与模型倾斜的关系

A. 模型向后倾斜；B. 模型向前倾斜；C. 模型平放

3. 对就位道的要求

（1）可摘局部义齿容易摘戴。

（2）利于义齿的固位，如果义齿垂直向就位，应加强卡环的固位力，以防止义齿脱位。

（3）美观，效果好。

（三）最后设计的确定

根据确定的就位道，绘出观测线，设计出固位体的类型、位置、连接体、支架的位置以及组织倒凹的位置和基托伸展范围等（图2-72）。至此模型设计完成。

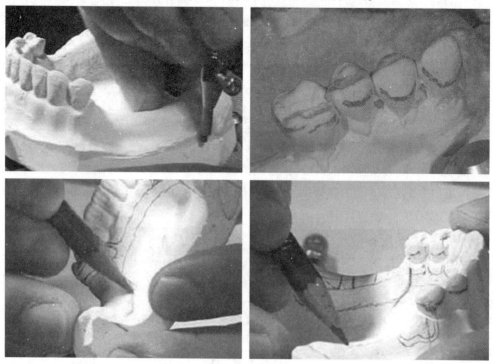

图 2-72　模型设计

五、制　作　支　架

制作支架的方法有弯制法和铸造法。弯制法是目前临床上制作支架的方法之一，是利用一些手工机械对不锈钢丝和杆进行弯制，形成所需的卡环和连接杆。弯制的卡环臂具有弹性好、易调改、物美价廉等优点。所以临床上既应用弯制也应用铸造，或两者联合应用。

（一）不锈钢丝卡环的弯制

此种卡环弹性好，应用广泛。所用钢丝的型号、直径因基牙形态及牙冠大小不同而有所不同。

1. 常用的不锈钢丝的型号、用途（表2-1）

表 2-1　常用不锈钢丝的型号、用途

型号	直径（mm）	用途
22 号	0.7	一般用于制作前牙卡环
21 号	0.8	一般用于制作前磨牙卡环

型号	直径(mm)	用途
20 号	0.9	一般用于制作前磨牙、磨牙卡环
19 号	1.0	一般用于制作磨牙卡环
18 号	1.2	一般用于压扁后弯制殆支托

2. 弯制常用的器械　有小尖头钳、三头钳、切断钳、三德钳、日月钳、弯杆钳等各类技工钳(图 2-73)。

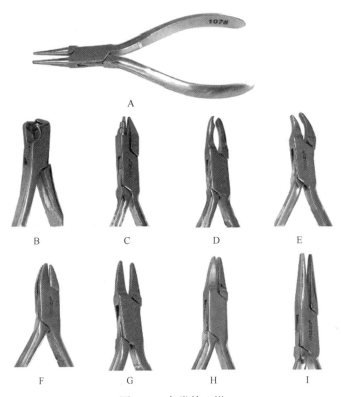

图 2-73　各类技工钳

A. K12010　107#; B. K12020　111#; C. K12030　113#; D. K12040　114#; E. K12050　115#; F. K12060　116#;

G. K12070　118#; H. K12080　120#; I. K12090　121#

(1) 尖头钳:喙长、头尖,是弯制卡环的主要用钳。用于弯制卡环的转角,固定已弯制成形的卡环部分,以免弯制其他部分时使已完成部分的卡环变形。

(2) 三头钳:又称三喙钳、三叉钳。有三个喙,一侧一个喙,另一侧分成两个喙。

(3) 切断钳:有刃、喙短,用于切断卡环丝。

(4) 三德钳:又名三用钳,钳喙的背部较宽,向头部逐渐变细而圆,并有齿纹用以稳固地夹住钢丝,用途较广,可以用来弯制各种卡环。喙的腹部有刃,能够切断钢丝具有弯卡环和切断钢丝的联合作用,但是对钢丝损坏较大。

(5) 日月钳:钳喙的横断面一侧为圆形,一侧为新月形,似日月交汇而得名,主要用于弯制卡环的弧度。

(6) 弯杆钳:弯制成品金属杆。弯制常用钢丝及杆。

（7）梯形钳：头部一侧较平，另一侧圆而呈梯形。用来弯制各种弧度和圆圈。

3. 弯制卡环的基本要求

（1）各类卡环的卡环臂应位于基牙的倒凹区，起固位作用。可根据基牙的大小、高度不同而设计不同的位置，但不能压迫龈组织。卡环的坚硬部分不能进入倒凹区，以免影响义齿就位。

（2）卡环臂及𬌗支托与模型一定要轻轻接触，在弯制卡环的过程中，模型不能受到损伤，否则制作后的义齿准确性将下降。

（3）钢丝避免反复弯曲，以免卡环折断。

（4）卡环臂的尖端应磨圆钝，以免义齿摘戴过程中损伤软组织。尖端不能顶靠邻牙，以免影响义齿就位。

（5）小连接体的升降部分不能进入倒凹区，其水平部分与模型的距离控制在 0.5～1.0mm，以方便塑料包埋。

（6）完成后的卡环，其各组成部分均不能影响咬合。

（7）按顺序弯制，一般从卡环臂开始，后弯连接体，并使用对钢丝损伤小的工具。

4. 各类卡环的弯制方法

（1）𬌗支托的弯制：一般选用 18 号（1.2mm）不锈钢丝，将其锤扁（压扁）成宽 1.5～2.0mm、厚约 1.0mm 的条状，可以选用先弯𬌗支托的连接体，后弯𬌗支托部分。其操作步骤为：①先用目测法或测量法标记缺牙间隙的近远中距离，在两个标记点处向上弯曲约60°，与模型间距 0.5～1.0mm。②放在模型上比试，当钢丝与两端支托凹边缘处轻接触时，作记号，将钢丝末端弯向支托凹，至贴合。去除多余部分，磨圆钝末端，至此𬌗支托完成。

（2）单臂卡环的弯制：选取 20 号或 21 号不锈钢丝，先将钢丝的尖端磨圆钝。左手持不锈钢丝，右手握持尖头钳，夹住钢丝的末端，左手拇指放在钢丝下面，两手同时缓慢地反方向转动，形成钢丝末端的弧形。在模型上比试并进行适当的调整，使其最终与基牙的唇轴面轮廓吻合。然后在需要转弯的地方用红色铅笔标记。将钳子夹住记号的稍后处，左手拇指压钢丝向下弯曲，再用钳子夹住卡环连接体转弯处，顺连接体走向弯曲。在模型上比试看转弯是否合适。必要时可用日月钳进行调改，但切忌反复调改。一般来说，卡环的连接体与基牙的邻面应有大约 0.5mm 的间隙，与模型的其他部分应相距 0.5～1.0mm。完成后，用蜡将卡环固定在模型上。

（3）双臂卡环的弯制：用尖头钳或日月钳弯制。将卡环位于缺隙部位的连接体弯成"U"形，再将 U 形钢丝向上弯曲，斜行至基牙邻面导线上。在钢丝的转弯处标记，用尖头钳夹住标记处的稍后处，用左手指加压钢丝，使颊侧丝弯向基牙的颊侧，按设计的卡环线弯制颊侧固位臂。同样的方法弯制舌侧的对抗臂（图2-74）。

（4）三臂卡环的弯制：三臂卡环是最常用的卡环种类。因此本类卡环的弯制方法叙述最详细。

1）卡环臂：选取合适直径的不锈钢丝，将钢丝末端打圆钝。首先目测出基牙牙冠轴面弧度的大小，右手握钳，左手持钢丝，由卡臂尖开始弯，钳的钝缘在下面夹住钢丝的末端，向外下旋转用力，并用左手拇指向下按压钢丝，将钢丝弯曲成所需的弧度，放在模型上比试，使弧形和基牙的卡环线一致。

2）卡环体和连接体的下降部：卡环臂弯制完成后，在转弯处用红色铅笔标记，转弯形成卡环体和连接体，卡环体不能进入邻面的倒凹区，也不能影响咬合，颊舌两臂转弯形成卡环

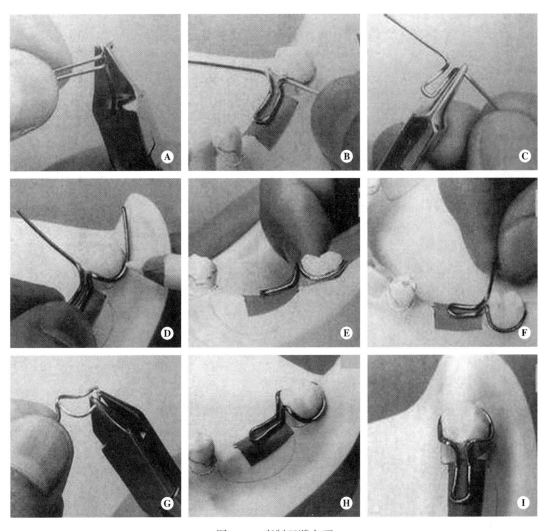

图 2-74　弯制双臂卡环

体和连接体的下降部分是卡环弯制的难点,有正反手转弯两种方式之分。转弯的要点概括起来就是"三定一控制":定位确定卡环在基牙上的位置;定点确定在何处转弯,用红蓝铅笔准确地做上记号,钳夹位置略在记号以下,使转弯恰在记号处;定向牢记卡环各部位在基牙上的位置,走行方向,做到心中有数,转弯时固定卡环,勿使转动;控制好转弯时用力的大小。转弯方法有正手转弯法和反手转变法两种。

正手转弯法:右手握弯丝钳,圆形喙放在卡环弧形的外侧,钳喙与弧形约呈30°,夹紧卡环靠近转弯的标记处;也可以在靠近转弯的标记处用弯丝钳夹紧弧面,这样容易控制钢丝,适用于弯制卡环臂弧度较小的卡环,用右手的大拇指固定卡环臂,用中指和环指夹住钢丝,以示指和中指用力将钢丝向龈方压,使作用120°的转弯,然后将钳子反转,夹住转弯处,使钢丝向内(操作者方向)、向上弯曲。

反手转弯法:又可分为两种,第一种方法在转弯处标记后将卡环倒转,弯制钳的圆形喙放在弧形转弯侧,夹紧靠近转弯的标记处,也可以夹紧弧面,用左手的示指固定卡环臂,用大拇指和中指夹住钢丝,主要以大拇指施力,将钢丝向下外推,使钢丝约转120°弯,然后夹住转弯处,将钢丝向上弯曲,形成卡环体及连接体的下降部分。第二种方法在转弯处标记后不改变方向,右手握弯丝钳,用钳喙的前部夹紧标记处,用左手的示指和拇指捏住卡环臂,中指和环指夹住钢丝,中指用力向外下压,使钢丝产生约120°的转弯,然后再将钳子反转夹住转弯处,用中指继续压钢丝向内、上弯曲,形成卡环体和连接体的下降部分。这种方法不改变卡环的方向,容易判断卡环的位置和走行,其操作关键是夹紧钢丝,不能转动。

3)连续体的水平和上升段:首先目测𬌗龈距离,在适当的位置将钢丝微向上弯曲,使之与𬌗支托的水平段平行,形成连接体的水平段,然后将其放在模型上比试,在适当的位置标记,再用弯制钳将钢丝向上做约90°的弯曲,形成连接体的上升段,并搭在𬌗支托的连接体上。

(5)隙卡的弯制:又称间隙卡或牙间卡环,是临床上常用的单臂卡环。将钢丝弯成合适的弧度,放在模型上比试,卡环臂距龈缘0.5~1.0mm,在钢丝位于颊𬌗边缘嵴处(相当于隙卡沟底的颊侧)作标记,将钢丝向下弯,使之与隙卡沟完全贴合。在钢丝于舌𬌗边缘接触处作标记,钢丝顺舌外展隙向下弯,顺设计线路形成连接体,钢丝的连接体与模型组织形态应大致吻合,保持0.5mm的间隙。在整个弯制过程中,模型毫发无损是至关重要的。

(二)连接杆的弯制

1. 常用工具 弯杆钳、平头钳、日月钳等。

2. 弯制法常用的连接杆 有成品的腭杆、舌杆。腭杆宽3.5~4mm,厚约1.5mm;舌杆宽2.5~3.0mm,厚1.5~2.0mm。

3. 制作时注意事项 同一部分不能反复弯曲,以防折断;根据义齿支持形式的不同,杆与黏膜的接触关系可不同。如牙支持式,杆与黏膜可轻轻接触。混合支持式,杆与黏膜应有0.5~1.0mm的间隙;弯制过程中杆在模型上轻轻比试接触,以免磨损模型,在制作时可在模型的相应部分贴一层胶布;连接杆不应进入黏膜组织和天然牙的倒凹区,以免影响义齿摘戴;连接杆的两端应离开模型0.5~1.0mm,方便塑料包埋;连接杆弯制完成后应适当打磨光滑,将杆表面钳痕消除。

4. 弯制方法 弯制连接杆时,一般先弯中间,再到两侧,使杆的平面与口腔组织的形态相吻合。杆的两端埋入基托的部分应离开模型0.5~1.0mm,并磨薄作小沟数条,以利于与基托结合牢固。成品腭杆的弯制一般选择合适的成品腭杆、平头钳或弯杆钳弯制。后腭杆的位置应在上颌硬区之后,颤动线之前。先将腭杆在模型上比试,从中间开始弯制,然后向两侧分别弯制,使之贴合,腭杆两末端微向前弯,离开模型约1mm。成品舌杆的弯制与腭杆基本相同,舌杆不能进入舌侧倒凹区。

5. 固定支架 支架弯制完成后,应将所有支架连接成一整体,避免填塞塑料时移位致义齿变形。

(1)焊锡法:需在焊接处涂以少许焊锡,用20~30W电烙铁将锡融化,涂布于支架连接处。注意:焊点不能太大,以免影响人工牙的排列及塑料基托的强度。

(2)自凝塑料连接法:调少许自凝塑料放置于支架连接体处即可。

六、排　牙

(一)选择人工牙

一般根据人工牙的种类、颜色、形态、大小等方面来选择。

1. 人工牙的种类　目前有塑料牙、瓷牙、金属𬌗面牙三种。如前牙缺失,覆𬌗关系正常,多选用塑料牙,也可选用瓷牙,但是不宜雕刻蜡牙;后牙缺失,缺隙正常,𬌗龈距离大,可选用塑料牙,也可用瓷牙,若𬌗龈距或近远中距较小,可选用金属𬌗面牙,若缺隙排成品牙困难,可雕刻蜡牙。

2. 人工牙的颜色　人工牙的颜色与邻牙、对颌牙相协调是非常重要的,必要时借助比色板记录所选择的牙色。

3. 人工牙的形态　人工牙的形态应与同名牙、邻牙或对颌牙协调一致,尤其是上中切牙。若上下前牙全部缺失,应参照面型、颌弓形状、颌间距离等来选择。

4. 人工牙的大小　应根据缺隙的近远中宽度、缺牙的数目决定,后牙一般选用𬌗面比天然牙小的人工牙。人工牙的近远中长度需与天然牙的长度相协调。如缺牙较多,也可按全口义齿的选牙原则来选牙。

（二）排列前牙

1. 前牙排列要求

（1）前牙应特别注意美观,兼顾切割、发音功能。

（2）个别前牙缺失,可参考同名牙、邻牙的唇舌向、近远中向位置,人工牙的颜色、大小、形态必须与邻牙、同名牙、对颌牙协调对称。

（3）前牙缺失较多,或上、下前牙全部缺失时,人工牙中切牙的近中接触点应与面部中线一致,特别是上颌,更应居中,以免影响美观。

（4）前牙应尽量排在牙槽嵴顶上,不要过于偏向唇、舌侧,以免形成不利的杠杆作用。

（5）前牙的覆𬌗、覆盖关系应正常。

（6）人工牙的唇舌向、近远中向的倾斜度以及与𬌗平面的关系应参照余留牙,达到协调对称。

（7）与邻牙有良好的邻接关系,以免食物嵌塞。

2. 排牙方法（常规情况）

（1）个别前牙缺失:按要求选好人工牙,如略宽或少量不达标准,主要磨改人工牙的盖嵴面、邻面、舌侧轴面,尽量保留其唇面形态及光洁度。若缺牙区牙槽嵴丰满,可不设计唇侧基托,应在排牙前将缺隙区唇侧模型的石膏刮去一薄层,约0.5mm,这样完成的义齿,人工牙颈部与唇侧黏膜接触紧密,外观漂亮。缺牙区牙槽嵴吸收较多,应常规设计唇侧基托。

（2）多数前牙缺失:排牙时应先在模型上涂分离剂,或将模型浸水,按要求选好人工牙,在缺隙区压铺蜡片作为排牙的依托,对准中线,排列中切牙、侧切牙、尖牙,均调整到合适的位置,固定在蜡基托上,注意勿损伤模型。取下在患者口内试戴,合适后完成义齿（图2-75）。

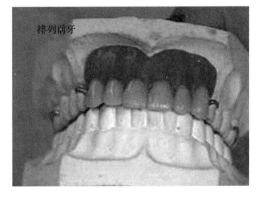

图 2-75　排列前牙

3. 几种异常情况的排牙

（1）缺隙小于天然牙:此种情况多是由于缺牙前天然牙列拥挤所致,一般有以下方法。①选择大小与天然牙一致的人工牙,作适当的扭转、倾斜与邻牙适量重叠;②采用人工牙减径、减数或选用略小于天然牙排列。

（2）缺隙大于天然牙：此种情况多由于缺牙前天然牙列存在间隙，一般有以下方法。①选大一些的人工牙。②加大人工牙的近远中倾斜度。③选与天然牙一致的人工牙，与邻牙间略有间隙。④选与天然牙一致的人工牙，余隙排小窄牙，多在远中。

（3）前牙呈反𬌗关系：①轻度反𬌗，尽可能排成正常或对刃𬌗关系。②调磨下颌切牙的切缘，达到浅覆𬌗关系。③严重反𬌗，则排成反𬌗，若上前牙缺失，但唇肌松弛者，可将上前牙排成双重牙列，这样既增进了美观，又可保持咬合。

（4）上颌前突下颌后缩：①个别牙缺失，人工牙与邻牙、对侧牙协调。②上前牙全部缺失，适当向腭侧排列，不设计唇侧基托，以减少覆盖，增进美观。也可采用加厚人工牙的舌面，或腭侧基托，以保证上下前牙的咬合。

（5）咬合异常或特殊要求者：在模型上排牙，在患者口内试戴，患者满意后，再完成后序工作。

（三）排列后牙

1. 排牙要求

（1）后牙以恢复咀嚼功能为主，同时注意牙列的整齐、对称、美观。

（2）尽可能排在牙槽嵴顶上，使𬌗力直接传至牙槽嵴顶，减少牙槽嵴吸收，增加义齿的稳定。

（3）适当减轻𬌗力，采用减少人工后牙的颊舌径、牙尖斜度等。

（4）尽可能排成正常的覆𬌗、覆盖关系。绝对不能排成对刃𬌗，以免咬颊、咬舌。

（5）上、下后牙全部缺牙，参照总义齿的排牙要求。

（6）缺隙排成品人工牙困难，可雕刻蜡牙。

2. 排牙方法（常规情况）

（1）单个后牙缺牙：按要求选好人工牙，适当磨改盖嵴面、近远中轴面，排于缺隙区，达到咬合要求。也可用雕刻蜡牙法，一般先铺好基托蜡，再取小块蜡片烤软，放于缺隙区，趁软与对颌模型作正中关系咬合，用雕刻刀按缺失牙的解剖形态，先轴面后𬌗面，先大体后细致的方法雕刻。

（2）多数后牙缺失：按要求选好人工牙，一般应在𬌗架上排列，为达到良好咬合，也可磨改人工牙的𬌗面。

3. 几种异常情况的排牙方法

（1）缺隙小于天然牙：采用减径、减数、换牙，原则同前牙。

（2）缺隙大于天然牙：采用加宽、换牙等方法。

（3）缺隙区𬌗龈高度小于天然牙：适当调磨人工牙的𬌗面，适当调磨对颌天然牙（最好在取模前调磨）。

（4）颌位关系上宽下窄或相反者：若单颌一侧或双侧多数牙缺失，且为游离缺失时，应根据对颌牙排列人工牙。若上下颌后牙同时缺失，牙槽嵴上宽下窄，或下宽上窄时，排牙法同总义齿。若上宽下窄，则上颌适当向内，下颌适当向外排一些，尽量建立正常的𬌗关系。若下宽上窄，则上颌向外，下颌内排一些，相差较大时，应排成反𬌗关系，切勿排成对刃𬌗，以免咬颊、咬舌。

（四）排牙过程中的注意事项

（1）排牙时尽量排成牙尖交错𬌗。

（2）防止支架移位。

（3）避免咬合过高、过低。

七、可摘局部义齿的完成

（一）完成基托蜡型

人工牙排列完成后，根据模型设计确定基托伸展范围，在模型上完成基托蜡型。

1. 基托蜡型要求

（1）伸展范围适当：根据缺牙的情况、余留牙的情况以及义齿的支持形式、基牙的健康情况而定。缺牙少、义齿为牙支持式，基托可尽量小些，一般基托颊侧近远中的伸展，以缺牙间隙的近远中天然牙为界；舌侧基托可包括 1～2 个天然牙。若缺牙较多，义齿为黏膜支持，基托范围应尽量伸展，唇颊侧边缘可伸至黏膜皱襞处，若为远中游离缺失，则应包括上颌结节并延伸至翼上颌切迹，下颌应伸至磨牙后垫区。基托边缘的伸展应不妨碍义齿的戴入和周围组织的活动，并形成良好的边缘封闭，避免食物的滞留和嵌塞。

（2）厚度适宜：一般为 2mm 左右。基托过薄，易暴露支架，且强度不足，易折断。基托过厚，舒适性下降，舌运动受限，发音不清，异物感增强。唇、颊侧基托过薄或过厚，可影响患者的面容。一般以能够恢复面部丰满度，并不妨碍唇、颊部肌和黏膜的活动为原则。舌侧基托的厚度，应以保证义齿的坚固和舒适为准。在上颌硬区、下颌隆突和下颌舌骨线等骨突区的基托应稍厚，以利于在该区组织有压痛时做缓冲。唇、颊、舌处基托的边缘应有一定厚度，以保证义齿的边缘封闭作用。

（3）外形要美观自然：人工牙的颈缘线应与余留牙协调对称。唇侧牙槽嵴丰满者，可不设计唇侧基托，唇、颊、舌面应设计呈凹面，以利于唇、颊、舌的功能运动，并有助于义齿的固位和稳定。

（4）舌侧基托与天然牙接触关系：舌侧基托的边缘应位于天然牙舌面的非倒凹区。这样可防止食物嵌塞，和基牙颊侧的卡环臂起对抗臂的作用。龈乳头处的基托应缓冲，以免压伤龈乳头。

2. 完成基托蜡型 当排牙完成，取大小适宜的基托蜡，烤软后压贴于模型的相应部位，用雕刻刀修去多余的蜡片，封闭基托的边缘，以免装盒时石膏流入基托和模型之间，造成基托变形、不密合。用热蜡刀将蜡型表面烫光，并加添不足处，使之均达到要求。然后，修整基托的外形、厚薄、雕刻人工牙的颈缘线使之与余留牙相协调。最后用酒精喷灯吹光蜡型表面（图 2-76）。之后将模型从𬌗架上取下，准备装盒。

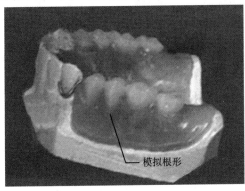
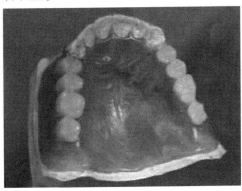

模拟根形

图 2-76 基托蜡型完成

3. 注意要点 基托边缘应用熔蜡封牢,避免装盒时石膏进入蜡基托与模型之间,影响义齿的精确性;在制作基托蜡型的全过程,不能改变金属支架和人工牙的位置,蜡型吹光的过程中,正确的使用喷灯,切勿烧坏人工牙。

(二)装盒

装盒是在型盒内用石膏将模型及义齿蜡型一起按一定的方式包埋起来。目的是在型盒内形成蜡型的阴模,以便填塞塑料,经热处理后用塑料代替蜡型。

型盒为金属制作而成,分为上型盒和下型盒及顶盖。装盒时应先装下型盒,待石膏凝固后,涂分离剂,再装上型盒。

1. 装盒的要求

(1)在修整模型及装盒的过程中,不能损坏模型、蜡型,支架和人工牙必须包埋牢固,不能移动位置。

(2)蜡型要充分暴露,方便填塞塑料。

(3)下型盒装盒后,石膏表面应光滑,不能有倒凹及气泡,使上下型盒易于分开。

(4)上、下型盒应密合,人工牙的𬌗面距上型盒顶之间应保留5mm以上距离,避免填胶加压时因顶部石膏过薄而致石膏破裂。

2. 装盒前的准备

(1)根据蜡型大小选择合适型盒,上下型盒间、顶盖间应紧密对合。

(2)用石膏模型修整机修去模型相应的部分,将模型修小、修薄,以适合型盒的大小。将模型上的石膏牙的牙尖修平,尤其是安置了卡环的基牙。若采用反装法装盒,则应将放有支托、卡环的石膏牙全部修去,使其完全暴露游离。

(3)修整好的模型应置于水中浸湿。

3. 装盒的方法

(1)正装法:又称整装法。将模型、支架及人工牙的唇颊面用石膏包埋在下型盒内,只暴露蜡基托及人工前牙的腭(舌)面(图2-77)。石膏硬固后,表面涂分离剂(肥皂水也可),再装上型盒。此方法的优点是人工牙及支架不易移位,不易改变咬合关系,填塞塑料在下型盒内进行。适用于前牙缺失而无唇侧基托的可摘局部义齿。

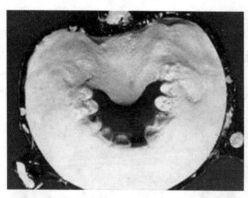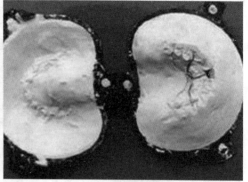

图2-77 正装法

(2)反装法:又称分装法(图2-78)。修理模型时,将石膏基牙修去,使卡环悬空,并且暴露人工牙和蜡基托,仅将模型用石膏包埋在下型盒内。涂分离剂(或肥皂水),装上型盒,开盒去蜡,人工牙和卡环支架等都被倒置于上型盒内。填塞塑料在上型盒内进行,该方法的优点是便于涂分离剂和填塞塑料,缺点是支架容易移位。适用于全口义齿或卡环包埋在下型盒内不便操作的局部义齿。

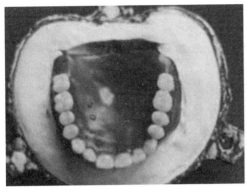
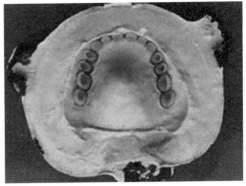

图 2-78　反装法

　　(3) 混装法:又称混合装法。将模型和支架包埋在下型盒内,而蜡基托和人工牙暴露在石膏以外(图 2-79)。去蜡开盒后,人工牙翻置于上型盒,填塞塑料分别在上、下型盒内进行。若人工牙为雕刻蜡牙,于上型盒填塞牙冠塑料,下型盒填塞基托塑料。该方法的优点是填塞塑料时支架不易移位,人工牙的颈缘线与基托分界清楚,是可摘局部义齿装盒最常用的一种方法。

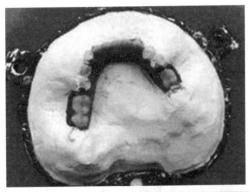
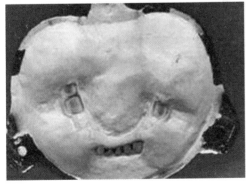
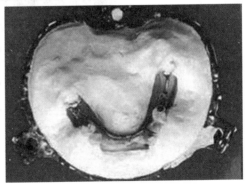

图 2-79　混装法

4. 装盒的步骤　三大步:选择型盒→装下型盒→装上型盒。

义齿蜡型制作完成后,选择大小合适的型盒。将模型浸水5分钟左右,用小刀和石膏修整机修整模型,要求模型与型盒顶及周边均有5~10mm的距离。并将修好的模型放入型盒内比试,观看是否达到要求,试好后将模型放一旁。调拌石膏置入下型盒1/2~2/3(注意振荡型盒以排除气泡),将模型迅速放入下型盒的中央,使蜡基托边缘与型盒边缘平齐或稍低。若为正装法,应将人工牙的唇面、卡环全包埋。若为反装法,只包埋模型。若为混装法,应包埋卡环臂、连接杆和蜡基托的边缘。在石膏处于半凝固状态时尽快修整外形,用水冲去多余石膏(使石膏表面形成圆缓的坡面,切勿形成倒凹),用手指或毛笔使表面光滑。洗净蜡基托表面、型盒边缘等处的石膏。待石膏凝固后,用分离剂涂在石膏表面(千万别忘这一步)。对好上型盒,再次调拌石膏注入上型盒内,在注入过程中不断振动(或放在振荡器上)以排除气泡,加满上型盒石膏,盖好型盒盖,装盒完成。

(三)去蜡

去蜡的目的是将型盒内模型上的蜡型去除干净,为填塞塑料准备好型腔。

1. 操作方法 待型盒内的石膏充分凝固后,将型盒浸泡于热水(80℃以上)中5~10分钟,蜡型受热后软化,取出型盒。用石膏调刀轻轻撬开上下型盒,尽量取出已软化的蜡,再用沸水冲净型盒中的余蜡,并用蜡刀修去石膏型腔的尖锐边缘,以免填塞时破碎而压入塑料内。

2. 去蜡的注意事项

(1)烫盒、冲蜡时间不宜过长,以免熔化的蜡渗入模型石膏内影响涂分离剂。浸泡时间也不宜太短,否则蜡型软化不足,容易在开盒时拉坏石膏使支架移位。

(2)冲蜡时,防止人工牙和支架移位,造成义齿变形。若有松动脱落的人工牙、支架及折断的石膏等,应将其单独取出,冲净,全部冲净后,放回原位并固定好。

(四)填塞塑料

填塞塑料又称填胶,是将塑料填塞入型盒去蜡后的型腔内的整个过程。

1. 填塞塑料前的准备

(1)器材准备:填胶前要备好热凝造牙粉、牙托粉、单体、调拌杯、调刀、玻璃纸、雕刻刀等。

(2)涂布分离剂:开盒去蜡之后,在上下型盒的石膏表面均匀地涂布一层海藻酸钠分离剂,以防止石膏吸收塑料单体,以及保证义齿经处理后组织面光滑容易与石膏分离。分离剂只能涂在石膏表面,不能涂布在支架和人工牙上,若被涂上可用棉签擦去,或用蘸有单体的棉签擦去,以免影响其与塑料基托的结合。

(3)调和塑料:根据义齿蜡型的大小,取适量的牙托粉置于调拌杯中,滴入单体,直到塑料粉完全湿润(粉和单体的比例,按重量比为2:1~2.5:1)。单体不宜过多,加入后立即调拌均匀,以免颜色深浅不一。调拌杯加盖,以免单体挥发。粉和单体调和后发生聚合反应,经湿砂期、稀糊期、黏丝期、面团期、橡胶期至硬固期。而面团期是充填塑料的最佳时期,也称填塞期。此期有丝而不黏,有一定的流动性和一定的可压缩性。塑料调和后的反应速度与室温关系密切,塑料调和后在室温20℃左右,15~20分钟到达面团期。所以,应掌握好填胶时间、时机。若有雕刻的人工牙冠,应先调和造牙粉,并先填塞牙冠部分,数分钟后再调和牙托粉。

2. 填塞塑料的方法 塑料到达面团期即可开始填塞,先填塞牙冠部分塑料,后填塞基托部分塑料。

（1）填塞牙冠塑料：把手洗净，取适量处于面团期的牙冠塑料，放在湿玻璃纸上，用手揉捏均匀，填塞至型盒牙冠的石膏空腔内，填塞量与牙冠颈缘线平齐，用剪刀修去多余的部分。填塞量过多，完成的义齿基托上将出现白色塑料，反之，填塞量较少，完成的义齿牙冠上将出现红色塑料，都会影响美观。

（2）填塞基托塑料：把手洗净，取适量处于面团期的基托塑料，揉捏均匀后填塞至基托部分的石膏空腔内，特别注意使塑料进入基托的边缘处和支架的下方。在上下型盒之间隔一层湿玻璃纸对准合拢，将其置于压榨器上加缓缓加压，使塑料在压力的作用下充满腔隙，同时塑料受到一定的压力，可以弥补聚合时的体积收缩。打开型盒，除去玻璃纸，检查塑料用量是否合适。如有不足，应加添塑料，并在牙冠和基托之间涂少量单体，一般填塞量应较实际用量稍多一些，最后将型盒对准合拢。切记一定要将玻璃纸取出，上紧型盒固定螺丝或用弹簧夹压紧，准备进行热处理。

3. 注意事项

（1）调拌用具、手和桌面均应清洁。

（2）调和塑料时，器皿应加盖，避免单体挥发。

（3）填胶一定要在面团期。若填塞过早，聚合完成后易出现散在的小气泡；填塞过迟，则塑料变硬，可塑性下降，容易压坏模型或造成支架和人工牙的移位。

（4）塑料的用量应合适。填塞塑料的量可稍多于实际用量，但不可过多，否则，会压坏模型，造成基托增厚、咬合升高。而塑料用量过少，则可造成基托内出现散在小气泡或缺损，基托的强度下降，质地松软。

（5）型盒加压时应缓慢用力，让多余的塑料从型盒边缘溢出（有塑料溢出是用量足的最直观的标准），又不至压坏模型和型盒。

（6）填塞塑料时，应注意美观，防止红白相杂。

（7）用螺丝或压榨器固定型盒，检查上、下型盒的边缘是否压紧，再进行热处理，否则会造成义齿咬合升高。

（8）混装法填塞塑料，关盒前一定要除去玻璃纸，否则将影响牙冠、基托的结合。

（五）热处理

热处理的目的是使塑料在一定的压力和温度下逐渐完成聚合反应，使义齿成型。

1. 热处理的方法

（1）将固定好的型盒置于盛有室温水的锅内，水面应淹没型盒，缓慢加热，1.5～2.0 小时达到沸点，再维持 15～30 分钟。自然冷却后开盒。

（2）将型盒置于 50℃左右的温水中，慢慢加热，在 65℃左右维持 0.5～1.0 小时，再加热到沸点，维持 30 分钟，待自然冷却后开盒。

2. 注意事项 塑料在热处理时，必须缓慢加热，否则基托内会形成气泡，影响义齿质量。冷却时也不能太快，否则温度收缩大，义齿容易变形。

（六）开盒

开盒是指塑料经热处理硬固并冷却后，将义齿从型盒石膏内取出的过程。

1. 开盒的方法 待型盒自然冷却后，拧松取下型盒螺丝或型盒夹，用小锤轻轻敲打型盒底周围，打开型盒，再用小锤敲打型盒边缘，使整块石膏从型盒内脱出。用石膏剪剪掉石膏，将义齿从石膏中分离取出，用小刀刮除附在义齿上的石膏，用流水冲刷。如仍有石膏不易刮除，可将义齿浸泡于30%枸橼酸钠溶液中,经数小时,义齿上附着的石膏被枸橼酸钠溶解。

2. 注意事项 开盒时应首先了解义齿在型盒的位置,细心操作,避免损坏义齿,剪除石膏时应先剪义齿周围包埋的石膏,然后再剪模型石膏。密切注意石膏剪分力的方向,防止基托折断和支架变形,可选用少量多次的方法进行,安全完整地取出义齿。

（七）磨光

磨光就是将制成的义齿表面及边缘打磨光滑。义齿经过磨光使整个磨光面平滑、光亮,并有合理的形态,边缘应圆钝(半圆形边缘为佳),组织面亦无塑料小瘤和黏附的石膏。磨光后的义齿患者戴用舒适,外形美观,容易保持清洁,有利口腔组织的健康。磨光的程序是粗磨、细磨和抛光三个步骤,按照由粗到细、先平后光的原则进行。

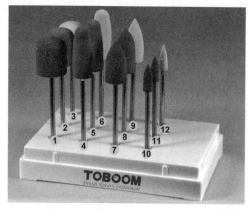

图2-80 砂轮

1. 磨光的方法

（1）粗磨:用大砂轮磨去义齿边缘多余的塑料,使基托的大小、厚薄达到要求(图2-80)。用柱形或桃形石磨去基托过长的部分,用裂钻使人工牙颈缘线清晰,卡环体与塑料的结合部用纸砂片修整。

（2）细磨:光用细的砂石,再用砂卷由粗到细磨平基托的磨光面。最后去尽一切纹路,达到表面光滑。

（3）抛光:使用齿科技工打磨抛光机,将布轮湿透蘸石英砂糊剂磨光基托的磨光面和边缘,布轮磨不到的部分可换小绒轮。用黑毛刷打磨牙冠的颊面、舌面、𬌗面、颈缘及牙间隙区。

2. 注意事项

（1）磨光过程中打磨的器械和磨光剂应由粗到细。

（2）抛光时应不断地加石英砂糊剂和水,使布轮和毛刷始终保持湿润,注意降温以免摩擦生热。

（3）打磨时不能损伤卡环及人工牙的唇、颊面、切缘。

（4）打磨时随时转换义齿的位置和部位,使表面受力均匀,从不同角度抛光义齿。

（5）打磨抛光过程中一定要拿稳义齿,注意与布轮的接触部位,以免飞出后折断。

（八）可摘局部义齿完成

可摘局部义齿的制作流程如图2-81所示。

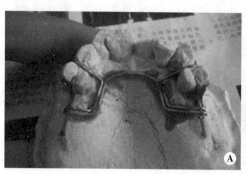
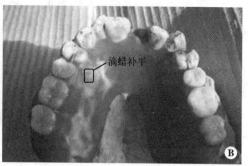

滴蜡补平

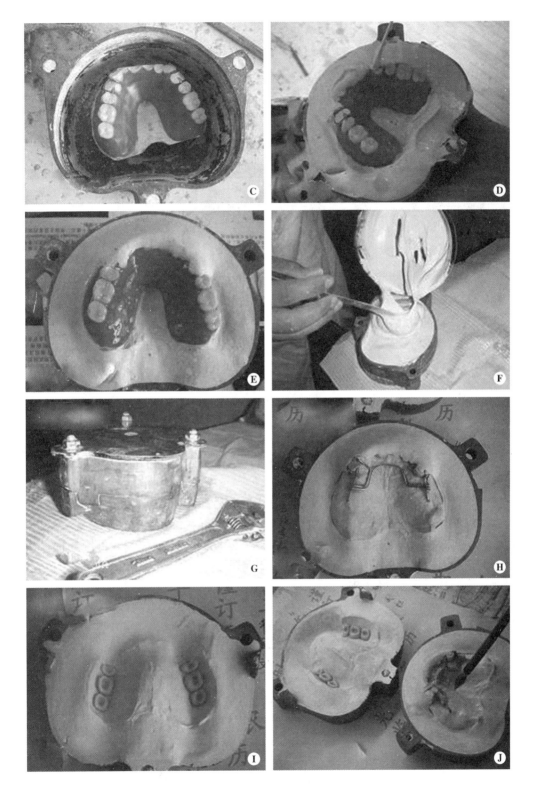

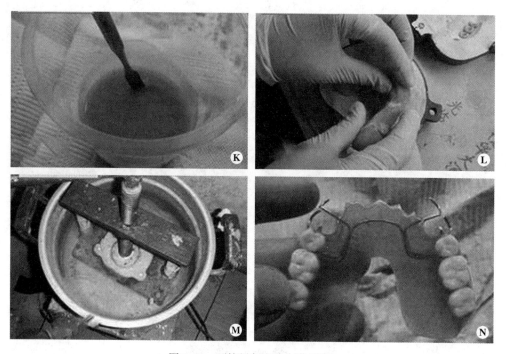

图2-81　可摘局部义齿制作流程

A. 弯制锻丝卡环；B. 排牙、蜡基托完成；C. 试型盒；D. 装下型盒；E. 下型盒包埋完成；F. 装上型盒；G. 装盒完成；H. 开盒去蜡后；I. 开盒去蜡后；J. 涂分离剂；K. 调热凝塑料；L. 填塑料；M. 压榨、热处理；N. 打磨完成

第8节　整铸支架法可摘局部义齿的制作工艺流程

整铸支架式可摘局部义齿亦称铸造法制作可摘局部义齿，是近年来临床发展较快、应用较广泛的一种较为精密的牙列缺损的修复体类型。它的优点是：坚固结实、不易变形，固位和稳定效果好，体积较小、舒适美观、异物感小，恢复的功能较弯制式可摘局部义齿强。但因其工艺性较强，技术条件高、操作较为复杂、对基牙的健康条件要求高、成本和价格较贵等因素成为其不足点（图2-82）。

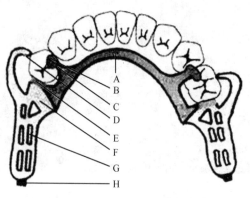

图2-82　整体铸造支架的组成

A. 大连接体；B. 支托；C. 小连接体；D. 固定体；E. 邻面板；F. 加强带；G. 网状连接体；H. 支架支点

铸造法可摘局部义齿的制作,主要是支架的制作,而支架制作有带模铸造法和脱模铸造法两种制作工艺,带模铸造法是临床最常采用的一种方法,其制作工艺流程是:石膏模型──耐高温材料模型──蜡型──包埋──铸造──铸件。

一、制取印模和灌注模型

整铸支架法可摘局部义齿制作的印模、模型的制作要求及方法,基本同弯制法可摘局部义齿。所不同的是,整铸支架法可摘局部义齿的工作模型,需要翻制成耐火材料模型,然后在耐火材料模型上制作支架蜡型、带模型整体铸造支架。

二、原始模型的处理及耐火材料模型的翻制

1. 原始模型的处理

(1) 修整模型前再次检查已完成设计的工作模型。

(2) 在模型上缺牙区牙槽嵴顶,均匀衬垫一层厚度在0.5~1.0mm的薄蜡片,预留出以后鞍基金属网支架下塑料部分的空间,便于排牙及与塑料结合。

(3) 如果设计的是托式支架,可以在基托的边缘处,用雕刻刀将工作模型轻轻刮除一浅层约0.5mm,以保证以后铸件能与黏膜紧密贴合。在需要设计支点的部位(如缺牙区牙槽嵴顶的远中游离端),切除该处的补垫蜡片,形成一个约2mm直径的圆形支架支点,以防止义齿后期制作时移位。

(4) 工作模型蜡型非覆盖区的倒凹,用蜡或油泥填平。

(5) 将模型放入水中浸透,修整模型至大小、厚度与琼脂复模盒相适应的形状。

2. 复制琼脂印模　首先溶解琼脂,可采用恒温机、微波炉或水浴锅。将熔化好的琼脂印模材料冷却到52~55℃,仍有流动性时,灌注至复制型盒内。此时,应特别注意复制材料的温度使用要点。如温度过低、流动性差,易造成灌注不全,而导致模型变形和失真。如温度过高,可使衬垫在模型上的蜡片软化变形。约1小时后,待琼脂完全凝固成型,将型盒倒置,去掉底盖,将原始模型取出,即得到一个清晰的琼脂印模。取模时间应恰当,如过早,琼脂材料未完全凝固成型,过晚,材料收缩较大、易变形。所以,取出原始模型后,应立即灌注耐火材料,以防变形。

3. 翻制耐高温材料模型　目前主要使用磷酸盐包埋材料。按粉100g、水13ml的比例调拌,调拌时间为30~60秒,调拌均匀并有良好的流动性,将琼脂复模盒放在振荡器上,由点到面仔细灌注,以利材料的流动和空气的排除。或采用真空调拌,效果更好。1小时后脱模,即得一个耐高温材料模型。最后,让磷酸盐耐高温模型自行干燥,或在温度为80~100℃的烘箱内烘烤1.0~1.5小时,使模型充分干燥。

4. 在耐高温模型上再设计　根据设计要求,在铸模上复绘出支架的框架图。用有色铅笔将卡环、连接体、连接杆、金属网、间接固位体等义齿支架的位置和形状准确画在相应的部位上。注意复绘时不要损伤铸模。

三、熔模的制作

制作熔模是根据耐高温模型上复画出的设计图案,采用铸造蜡网、蜡片、蜡条和滴蜡的方法成形设计方案的过程。制作熔模的要求及方法具体见本教材第3章。

四、铸 道 设 置

铸道是熔化的合金流入铸模腔的通道。根据熔模体积的大小,铸道的设置与铸造能否成功有着直接的关系。一般按照铸道设置的数量分为单铸道与多铸道。

铸道的设置方法有正插法与反插法,具体的铸道设置详见本教材第3章。

五、包 埋

利用耐高温包埋材料对熔模进行包埋,在经过烘烤和焙烧之后,形成可供铸造的铸型腔。包埋前要先对熔模进行脱脂及清洗,清除熔模制作过程中的污染,然后选择与熔金的熔点、收缩率相匹配的包埋材料,根据不同的包埋材料采用二次法包埋或一次法包埋。包埋的具体方法及要求详见本教材第3章。

六、烘烤及焙烧

烘烤及焙烧的目的是去尽铸型中的水分和蜡质;使包埋材料产生温度膨胀,以获得一个能补偿铸金收缩的铸型腔;提高铸型的温度,减少铸造时铸型与合金液之间的温度差。烘烤及焙烧的方法和注意事项见本教材第3章。

七、铸 造

铸造是指通过一定的加热方法,使固态合金熔化为液态合金,通过一定的力量注入铸型腔的过程。目前临床制作可摘局部义齿铸造支架常用的金属为钴铬合金。熔化钴铬合金的常用热源有以下两种:高频感应热源和中频感应热源。铸造常用的方法是离心铸造法。有关铸造的相关知识详见本教材第3章。

八、铸体清理与磨光

(一) 铸件的冷却

1. 中熔合金铸件的冷却　可在室温下冷却至300℃后,再投入冷水中急冷,以使包埋料在水中爆裂,便于铸件分离。

2. 高熔合金铸件的冷却　可在室温中自然冷却。若为贵金属,则应采取速冷方式。

(二) 铸件的清理

1. 喷砂清理　是利用压缩空气的压力使金刚砂从喷砂机的喷枪中高速喷射到铸件的表面,以清除铸件表面残留的包埋料和氧化膜。金刚砂的粒度通常为100～150目。喷砂时应不断改变铸件的位置,铸件距喷枪口的距离应在5mm以内。

2. 化学清理　在无喷砂机的情况下可采用化学清理的方法。将铸件放入20%的氢氧化钠溶液中煮沸。

(三) 铸件的打磨和抛光

铸件的打磨和抛光顺序应由粗到细,其工艺流程是:切除铸道→粗打磨→中打磨→细打磨→抛光。打磨和抛光技术详见本教材第3章。

九、常见铸件缺陷的原因分析与预防措施

义齿支架经过铸造完成后,应仔细检查铸件是否铸造完全、有无铸造缺陷等。缺陷出

现的部位若对修复效果影响不大者,可采取其他方法予以弥补;否则,应重新制作支架。

（一）铸造不全

铸造不全通常出现在铸件的远端或薄弱处。另外,采用钴铬合金进行铸造时,由于熔金的黏度大、流动性差,如操作不当可造成铸造不全。

1. 原因　①铸造时合金的投放量不足;②铸道设置的方向、直径大小和位置不当,造成熔金回流;③铸圈焙烧温度不够,熔金注入时发生凝结;④合金熔化温度偏低,致使熔金黏度大、流动性差,铸造性能下降;⑤包埋材料透气性差,铸腔内气体难以透出而有残留气体;⑥浇铸时铸造压力或离心力不够;⑦蜡型的远端部分过薄,熔金在充盈前已发生凝固。

2. 预防措施　①根据蜡型大小,足量放置铸造合金;②铸道针安插的位置和数量应合理,其直径大小应适当,有利于熔金的顺利注入;③铸圈焙烧的温度必须符合高熔合金的铸造要求;④掌握好熔金的温度和浇铸的时机;⑤选用透气性高的包埋材料进行包埋,必要时应在蜡型周边增设逸气道;⑥提高离心机的初速度,并增加离心机的转速,加大离心铸造力;⑦蜡型厚度要适当,其远端部分可根据情况适当加厚。

（二）铸件变形

铸造支架试戴时,固位力差,或不能完全就位,或支架有翘动、摆动、旋转等现象,多半系支架变形所致。查清原因后,经调磨后仍不能解决者,应考虑重新制作。

1. 原因　①印模变形致石膏模型不准确,另外,在复制耐火材料模型时操作不当,影响复模的精确度;②支架蜡型在制作、脱模及包埋等过程中,因操作不当而变形;③包埋材料的质量较差,凝固膨胀与温度膨胀性能不足;④打磨铸件方法不当,造成铸件损伤,引起机械性变形。

2. 预防措施　①制取印模或模型的复制应规范操作,确保模型的准确;②排除致使蜡型在制作过程中的变形因素;③选择合适的包埋材料,要求与铸金匹配,以补偿铸金收缩;④正确掌握铸件的打磨方法,避免操作不当引起支架变形。

（三）铸件表面缺陷

铸件表面缺陷是指铸造完成后,铸件表面出现的黏砂、表面粗糙、缩孔、砂眼等现象。

1. 黏砂　黏砂是指部分石英砂与铸件表面牢固结合在一起的现象。黏砂一般不会使支架报废,但常导致打磨困难。

（1）原因:①在高温条件下,石英砂中可能含有的氧化钙和氧化镁与合金中的碱性氧化物(氧化铁、氧化铬等)反应结合,发生化学性黏砂;②包埋材料的耐火度不够,或者包埋材料不纯、含有低熔点杂质,高温熔铸时,被烧结在铸件表面,发生热力性黏砂。

（2）预防措施:①熔铸时间应适当,切勿高温过熔,以防止合金发生氧化;②使用化学纯度和耐火度高的包埋材料;③铸件之间应适当分开,以免影响散热。

2. 表面粗糙　表面粗糙是指铸件表面有较多的微小突起、小结节、小凹、毛刺、麻点等不光洁的现象。

（1）原因:①铸件表面发生了黏砂;②铸模蜡型表面不光滑,致铸模腔壁光洁度不足;③内包埋材料未涂均匀或包埋材料过稀;④内包埋材料粒度过大,不能形成细腻的铸腔表面;⑤焙烧去蜡后,铸模腔表面脱砂;⑥铸圈焙烧时间和温度不足;⑦浇铸时熔融合金温度过高。

（2）预防措施:①防止产生化学性黏砂和热力黏砂;②在蜡型的制作过程中,应确保其表面的光洁度;③蜡型的清洁和除油(脱脂)处理要彻底;④内包埋材料颗粒应细而均匀,严格按比例调拌,调和稠度应适当;⑤正确掌握铸圈的焙烧时间、焙烧温度以及熔金温度。

3. 缩孔 缩孔是指合金冷却凝固后,由于体积收缩在支架表面或内部留下空穴的现象。缩孔通常多发生于铸件较厚部分、转角处或铸道针安插处。

(1)原因:铸件在冷却凝固时,体积收缩未得到充分的补偿,在铸件表面或内部形成的孔穴。

(2)预防措施:①制作蜡型时,尽可能地缩小各部位过大的厚薄差异;②增大铸道直径,设置体积足够的储金球,以补偿金属收缩;③提高铸造压力,避免铸造合金过熔;④铸件的位置应避开铸圈的热中心区;⑤铸造时,应投入足够量的铸金,以补偿铸件的收缩。

4. 砂眼 砂眼是指砂粒滞留在铸件表面或内部而形成的孔穴现象。

(1)原因:①熔金注入时,铸模腔内壁脱砂;②焙烧或铸造时,异物进入铸模腔。

(2)预防措施:①改进包埋材料和结合剂的性能,提高材料的机械强度和韧性;②避免铸腔内形成尖锐内角,以防熔金注入时的冲击力致砂粒脱落;③铸圈在焙烤及熔铸过程中,应防止包埋材料的砂粒或其他异物落入铸模腔内。

十、可摘局部义齿完成

整铸支架法可摘局部义齿的最后完成步骤、方法及要求,基本同弯制支架可摘局部义齿的制作。所不同的是整体铸造支架经打磨、抛光、试戴合适后,支架要回复到石膏(或硬质石膏)模型上,必要时还要求上𬌗架。然后进行排列人工牙或雕刻人工牙、按设计要求雕刻蜡基托。有关装盒、去蜡、涂分离剂、填充树脂、热处理、开盒、打磨抛光等方法及要求参见本教材第3章。

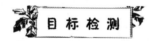

A₁ 型题

1. 下列哪一条不属于可摘局部义齿的优点
   A. 磨除牙体组织较少
   B. 适用范围较广
   C. 方便摘戴,便于清洗
   D. 咀嚼效率较高
   E. 基托可以修复部分缺损的牙槽嵴软硬组织

2. 患者下颌 8764|5678 缺失已半年,要求做义齿修复。检查:余留牙牙冠形态正常,无松动。患者适合做哪种修复
   A. 固定义齿　　　B. 可摘局部义齿
   C. 覆盖义齿　　　D. 总义齿
   E. 即刻义齿

3. 可摘局部义齿的组成中不包括
   A. 人工牙　　　　B. 基托
   C. 固位体　　　　D. 基牙

   E. 连接体

4. 可摘局部义齿固位体的数目一般为
   A. 尽可能多　　　B. 4~6个
   C. 2~4个　　　　D. 1~2个
   E. 0~1个

5. 下列哪条不属于可摘局部义齿基托的主要作用
   A. 传导、分散𬌗力
   B. 连接义齿各部分,形成功能整体
   C. 修复缺损的软硬组织
   D. 提供义齿的主要固位作用
   E. 间接固位

6. 可摘局部义齿选择前牙时不必考虑的因素是
   A. 余留牙的颜色、形状和大小
   B. 患者有无旧义齿
   C. 患者的面形
   D. 患者的肤色

E. 患者的年龄

7. 解剖式人工牙的牙尖斜度是
   A. 0°　　　　　　B. 15°
   C. 5°　　　　　　D. 30°
   E. 40°

8. 解剖式人工牙与非解剖式牙的区别是
   A. 解剖式人工牙咀嚼效率高,侧向𬌗力大
   B. 解剖式人工牙咀嚼效率低,侧向𬌗力小
   C. 解剖式人工牙咀嚼效率高,侧向𬌗力小
   D. 解剖式人工牙咀嚼效率低,侧向𬌗力大
   E. 解剖式人工牙咀嚼效率高,侧向𬌗力与非解剖式牙无差别

9. 对牙槽嵴损伤最小的人工牙是
   A. 解剖式瓷牙　　B. 半解剖式瓷牙
   C. 解剖式塑料牙　D. 半解剖式塑料牙
   E. 非解剖式塑料牙

10. 游离端缺失采用混合支持式义齿设计时,应取
    A. 解剖式印模　　B. 无压力印模
    C. 功能性印模　　D. 二次印模
    E. 终印模

11. 下颌 Kennedy 第三类缺失病例,可摘局部义齿基托要求不正确的是
    A. 颊舌侧边缘伸展至黏膜转折处
    B. 边缘圆钝
    C. 封闭良好
    D. 不妨碍唇、颊、舌的正常活动
    E. 后缘覆盖磨牙后垫的 1/3 ~ 1/2

12. 可摘局部义齿塑料基托的平均厚度正确的是
    A. 1.0 ~ 1.2mm　　B. 1.2 ~ 1.5mm
    C. 1.5 ~ 2.0mm　　D. 2.2mm
    E. 2.2 ~ 2.5mm

13. 放置𬌗支托的位置是
    A. 基牙邻近缺隙侧的边缘
    B. 基牙非缺隙侧的边缘
    C. 磨牙颊沟或舌沟
    D. 尖牙舌隆突
    E. 以上都可以

14. 铸造𬌗支托的宽度一般为
    A. 磨牙颊舌径的 1/4
    B. 磨牙颊舌径的 1/3
    C. 磨牙颊舌径的 1/2
    D. 双尖牙颊舌径的 1/4
    E. 双尖牙颊舌径的 1/3

15. 铸造𬌗支托的长度一般为
    A. 磨牙近远中径的 1/4
    B. 磨牙近远中径的 1/3
    C. 磨牙近远中径的 1/2
    D. 双尖牙近远中径的 2/3
    E. 双尖牙近远中径的 1/2

16. 卡环体是连接卡环臂、𬌗支托及小连接体的坚硬部分,下列关于卡环体的叙述,正确的是
    A. 卡环体位于基牙轴面角的倒凹区,起稳定作用,阻止义齿侧向移动
    B. 卡环体位于基牙轴面角的倒凹区,起固位作用,阻止义齿𬌗向移动
    C. 卡环体位于基牙轴面角的非倒凹区,起支持作用,阻止义齿龈向移动
    D. 卡环体位于基牙轴面角的非倒凹区,起固位和稳定作用,阻止义齿𬌗向和侧向移动
    E. 卡环体位于基牙轴面角的非倒凹区,起稳定和支持作用,阻止义齿侧向和龈向移动

17. 根据 Kennedy 分类法,上颌 87651|1278 缺失属于
    A. 第一类的第一亚类
    B. 第一类的第二亚类
    C. 第二类的第一亚类
    D. 第二类的第二亚类
    E. 第三类的第一亚类

18. 患者仅存上颌 843|348 ,该缺失属于 Kennedy 分类的
    A. 第四类的第二亚类
    B. 第二类的第一亚类
    C. 第三类的第三亚类
    D. 第三类的第二亚类
    E. 以上均不是

19. 下列哪条不属于可摘局部义齿𬌗支托的作用
    A. 支持作用　　　B. 稳定作用
    C. 固位作用　　　D. 间接固位体
    E. 防止食物嵌塞

20. 可摘局部义齿设计中,下列哪种支点线的分布对可摘局部义齿的稳定最有利
    A. 横线式　　　　B. 斜线式
    C. 直线式　　　　D. 曲线式
    E. 平面式

21. 关于铸造卡环的描述,错误的是
    A. 卡环臂呈内扁外圆的半圆形
    B. 卡环臂尖有固位、支持、稳定作用
    C. 卡环臂起始部分宽厚,越向尖端越窄薄

D. 卡环体位于基牙非倒凹区

E. 卡环尖位于基牙倒凹区

22. 大连接体的主要作用除外

    A. 恢复功能部分

    B. 连接局部义齿各部分

    C. 减小基托面积

    D. 传导和分散𬌗力

    E. 增加义齿强度

23. 制作钴铬合金整体铸造可摘义齿的大支架时，不可选用的包埋材料是

    A. 磷酸盐包埋材料

    B. 正硅酸乙酯包埋材料

    C. 硅溶胶包埋材料

    D. 石膏类包埋材料

    E. A+B+C

24. 在塑料基托中加金属网状物，可以增加基托的坚固性。金属网要放置在

    A. 基托中部　　　B. 基托应力集中处

    C. 基托最厚处　　D. 基托最薄处

    E. 基托最窄处

A₃型题

(25～28题共用题干)

一患者 8765|5678 缺失，　近中舌向倾斜，舌侧前部牙槽骨为斜坡形，口底深。

25. 根据 Kennedy 分类法，此患者属

    A. 第一类　　　　　　B. 第一类的第一亚类

    C. 第一类的第二亚类　D. 第二类

    E. 第二类的第一亚类

26. 可摘局部义齿的类型为

    A. 牙支持式　　　B. 牙槽骨支持式

    C. 黏膜支持式　　D. 混合支持式

    E. 游离端支持式

27. 为了减小所受的扭力，可设计

    A. 延伸卡环　　　B. 对半卡环

    C. 圈形卡环　　　D. RPI 卡环

    E. 联合卡环

28. 设计时可以采用以下措施，除了

    A. 取解剖式印模

    B. 扩大游离端基托伸展范围

    C. 减小人工牙的颊、舌径

    D. 减小人工牙的近、远中径或减数

    E. 设计近中支托

(29～30题共用题干)

一患者 321|12 缺失，前部牙槽嵴欠丰满，组织倒凹明显。

29. 此患者的牙列缺损分类为

    A. Kennedy 第一类的第一亚类

    B. Kennedy 第一类的第二亚类

    C. Kennedy 第四类

    D. Kennedy 第四类的第二亚类

    E. Kennedy 第四类的第三亚类

30. 确定义齿就位道时，模型应

    A. 向前倾斜　　　　B. 向后倾斜

    C. 向左倾斜　　　　D. 向右倾斜

    E. 向左、前倾斜

31. 一患者右下 6 缺失，右下 57 健康，缺隙正常。可摘局部义齿支点线可以设计成

    A. 斜线式　　　　　B. 直线式

    C. 横线式　　　　　D. 纵线式

    E. 平面式

32. 适合采用平均倒凹法确定就位道的是

    A. 后牙游离缺失

    B. 前牙缺失

    C. 一侧后牙非游离缺失

    D. 前、后牙同时缺失

    E. 缺牙间隙多，倒凹大

33. 圈形卡环适用于

    A. 前后均有缺隙的孤立后牙

    B. 下颌尖牙

    C. 游离缺失的末端基牙

    D. 孤立并向近中颊(舌)侧倾斜的最后磨牙

    E. 过长牙

34. 混合支持式义齿是由

    A. 基牙支持

    B. 基牙和支托支持

    C. 黏膜和牙槽骨支持

    D. 黏膜和支托支持

    E. 黏膜和基牙支持

35. 所谓均凹法就是使可摘局部义齿的共同就位道等于缺隙两端基牙的

    A. 牙长轴

    B. 牙长轴交角的分角线

    C. 观测线

    D. 外形高点线

    E. 支点线

36. 减小游离端义齿人工牙颊舌径的目的是

    A. 减轻牙槽嵴的负担

    B. 提高咀嚼效率

C. 增大义齿强度

D. 防止基托翘动

E. 防止基托旋转和摆动

37. 基牙的观测线是

　A. 牙冠解剖外形最突点的连线,不随观测方向改变而改变

　B. 牙冠解剖外形最突点的连线,随观测方向改变而改变

　C. 牙冠轴面最突点的连线,不随观测方向改变而改变

　D. 牙冠轴面最突点的连线,随观测方向改变而改变

　E. 组织表面最突点面出的连线,不随观测方向改变而改变

38. 下列说法哪项是错误的

　A. 卡环臂和模型要贴合

　B. 连接体一般要紧压模型,不能有间隙

　C. 卡环不能反复弯曲

　D. 弯制卡环表面尽量不要过多咬痕

　E. 以上说法都正确

39. 金属基托的厚度约为

　A. 0.2mm　　　　B. 0.5mm

　C. 1.0mm　　　　D. 1.5mm

　E. 2.0mm

40. 关于金属基托的评价中,错误的是

　A. 强度高,不易折裂

　B. 体积小且薄,戴用舒适

　C. 温度传导差

　D. 制作复杂

　E. 不易修理

41. 隙卡通过基牙与相邻牙的

　A. 𬌗外展隙

　B. 𬌗外展隙和舌外展隙

　C. 𬌗外展隙和颊外展隙

　D. 颊外展隙和舌外展隙

　E. 𬌗外展隙、颊外展隙和舌外展隙

42. 牙支持式义齿适用于

　A. 缺牙数目多、间隙大,缺隙一端有基牙,且基牙稳固者

　B. 缺牙数目多、间隙大,缺隙两端有基牙,且基牙稳固者

　C. 缺牙数目多、间隙大,缺隙一端有基牙,且基

牙不稳固者

　D. 缺牙数目少、间隙小,缺隙一端有基牙,且基牙稳固者

　E. 缺牙数目少、间隙小,缺隙两端有基牙,且基牙稳固者

43. 黏膜支持式义齿

　A. 𬌗力通过卡环传导到基牙上

　B. 𬌗力通过支托传导到基牙上

　C. 𬌗力通过𬌗支托传导到黏膜和牙槽骨上

　D. 𬌗力通过基托传导到基牙上

　E. 𬌗力通过基托传导到黏膜和牙槽骨上

44. 可摘局部义齿的不稳定表现有以下四种情况,除了

　A. 翘动　　　　　B. 颤动

　C. 摆动　　　　　D. 下沉

　E. 旋转

45. 卡环体应位于

　A. 倒凹区　　　　B. 非倒凹区

　C. 𬌗面　　　　　D. 邻面

　E. 颊面

46. 三型观测线的倒凹

　A. 都比较小　　　B. 都比较大

　C. 近缺隙较大　　D. 远缺隙较大

　E. 以上都不对

47. 解剖式牙的特点是

　A. 窝沟点隙清晰,牙尖高度合适

　B. 咀嚼效能比较好

　C. 侧向力较小

　D. A+B

　E. A+C

48. 固位体的作用有

　A. 固位作用　　　B. 连接作用

　C. 支持作用　　　D. A+B

　E. A+C

49. 卡环结构当中弹性比较大的部位是

　A. 卡环臂　　　　B. 卡环体

　C. 连接体　　　　D. 卡臂尖

　E. 以上都不对

50. 可摘局部义齿各组成部件功能最多的是

　A. 人工牙　　　　B. 基托

　C. 固位体　　　　D. 连接体

　E. 卡环

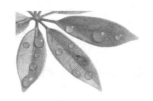

第 **3** 章
制作可摘义齿的工艺技术

1. 外形高点线、观测线、倒凹的定义。
2. 观测仪的使用方法。
3. 模型观测的步骤与方法。
4. 填塞倒凹的步骤与方法。
5. 弯制支架的步骤与方法及注意事项。
6. 铸造支架的制作工艺流程。
7. 调𬌗与排牙技术。
8. 打磨与抛光技术。
9. 平行研磨技术。

可摘义齿修复工艺技术具有工艺流程和环节复杂、工序要求严谨、技术含量较高、涉及多学科和多工种、专业性强等特点。其基本工艺技术有:模型观测技术、填塞倒凹技术、弯制支架技术、铸造支架技术、焊接技术、排牙技术、调𬌗技术、打磨和抛光技术、平行研磨技术等。

第 1 节 模型观测技术

对于可摘义齿而言,适合的修复设计和良好的牙体预备在可摘义齿的制作过程中非常重要。采用牙科观测仪对可摘义齿的工作模型进行观测、设计、预备及适合性检验才能确保义齿的组成部件能够位于基牙的理想位置。模型观测技术是制作可摘义齿的第一道必不可少的、非常重要的工序。

一、基本概念

(一)外形高点线与观测线

1. 外形高点线　外形高点是指物体表面最突出的部分。对于牙齿,外形高点是指牙体各轴面上最突出的部分(图3-1),其连线称为外形高点线(图3-2)。外形高点是一个解剖学概念,每个牙齿的外形高点线是固定的,不随模型位置、倾斜度、义齿就位道等的变化而变化。例如,上颌第一磨牙颊面的外形高点在颈1/3,舌面外形高点在中1/3,邻面外形高点在𬌗1/3;上颌第一前磨牙颊面的外形高点在颈1/3的颊颈嵴上,舌面外形高点在中1/3;下颌第一磨牙颊面的外形高点在颈1/3,舌面外形高点在中1/3。外形高点对于维持牙齿正常的生理功能具有重要意义。

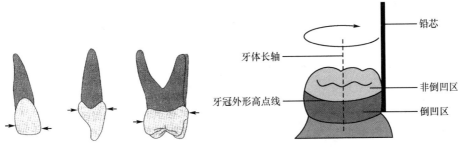

图 3-1　外形高点线　　　　图 3-2　牙冠外形高点线

2. 观测线　将口腔模型放在观测仪的观测台上,选好就位道后,将分析杆沿牙冠轴面转动一周,铅笔在牙冠轴面描画出的一条线,称为观测线。观测线又叫导线,是依据义齿就位道描画出来的,用以区分口腔软、硬组织的倒凹区和非倒凹区的分界线。观测线并非基牙的解剖外形高点线,而是随观测方向改变而改变的外形高点线,它随义齿就位道的变化而变化。设计义齿时,将模型放在观测仪的观测台上,调节观测台,使分析杆与牙列平面呈现不同的角度,则可描绘出不同的基牙观测线。观测仪分析杆的方向代表义齿的就位道方向。

观测线用以指导卡环的设计和指明基托边缘可以伸展的范围,根据观测线合理制作的修复体在共同就位道上能顺利取戴。在口腔预备时就应考虑观测线,适当磨改基牙或余留牙,以调节倒凹,确保能合理利用倒凹。

观测线与外形高点线之间既有区别又有联系。它们的区别在于:外形高点线是一个解剖学概念,它是牙齿的解剖外形高点线,不随模型位置、倾斜度、义齿就位道等的变化而变化,每个牙齿的外形高点线是固定的;而观测线不是解剖学概念,它与义齿就位道有关,随义齿就位道的变化而变化,当基牙牙冠有不同程度的倾斜时,观测线的位置也随之改变。但观测线与外形高点线之间又有一定的联系:当牙体长轴与水平面垂直时,也就是当就位道方向与牙体长轴一致时,分析杆围绕牙冠轴面转动一周所画出的观测线与外形高点线一致,此时,外形高点线就是观测线。也就是说,随着模型向不同方向倾斜,同一基牙可以画出无数条观测线,外形高点线是其中之一。另外,观测线是沿义齿就位道方向的牙体轴面最突点的连线,可以理解为是沿义齿就位道方向的外形高点线。

观测线类型及卡环的选择参照第 2 章第 4 节。

(二) 倒凹

物体在光源投照方向下的阴影部分,称为倒凹。口腔修复专业所谓的倒凹是用来描述口腔软、硬组织的情况,依据观测线来定义,观测线以上殆向部分为非倒凹区,观测线以下龈向部分为倒凹区(图 3-3)。观测模型时,观测仪分析杆、基牙牙面及牙龈组织三者构成的三角形区域即为倒凹区。

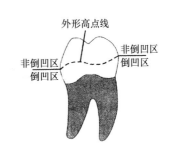

图 3-3　基牙的倒凹区和非倒凹区

倒凹是口腔修复学的重要概念,用于指导可摘义齿的设计,决定修复体各部件的位置以及基托的伸展范围等。不考虑倒凹概念而制作的修复体必定是一不良修复体,存在摘戴困难或食物嵌塞等问题。一般而言,富于弹性的卡环臂尖端应进入倒凹区一定深度,起固位作用;而卡环的对抗臂及坚硬部分应位于非倒凹区的牙

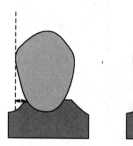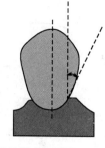

图 3-4 基牙倒凹的深度和坡度

面上,发挥支持和稳定作用。基托和连接体也不应该进入倒凹区。

临床上,基牙倒凹是控制卡环固位力的重要因素。设计义齿时应该考虑基牙倒凹深度和倒凹坡度。倒凹深度是指观测器的分析杆至基牙倒凹区牙面间的垂直距离。倒凹坡度是指倒凹区牙面与基牙长轴间构成的角度(图 3-4)。在卡环臂的弹性限度内,倒凹深度越大,则产生的正压力越大,固位力越强。但对义齿的固位来说,同样深度的倒凹,由于其坡度不同,固位力亦有所不同。在倒凹深度相同情况下,坡度越大,固位力越大。

选择基牙要注意牙冠有一定倒凹,但倒凹的深度应在卡环臂的弹性限度之内,而且坡度应较大。若基牙的倒凹深度过小或过大,倒凹的坡度过小,都不利于义齿的固位。一般倒凹的深度应小于 1mm,倒凹的坡度应大于 20°。

(三) 填塞倒凹的意义

倒凹对于义齿制作具有双重意义:一方面可以利用倒凹增强义齿的固位,如在设计卡环的时候,要把卡环的固位臂末端设置在倒凹区,利用倒凹以取得义齿的固位;另一方面,由于倒凹的存在,将妨碍义齿的就位,所以,在考虑义齿就位时,要设法避开或消除妨碍义齿就位的倒凹。

临床上,既要利用倒凹有利的一面,又要避开其不利的一面。所以,填塞倒凹并不是填补缺牙模型上的全部倒凹,而是填补不利倒凹。所谓填塞倒凹,就是指填补缺牙模型上妨碍义齿就位的倒凹。其目的是为了使义齿顺利就位,提高戴牙效率,节省材料,缩短临床戴牙时间,提高义齿质量。

另外,对基托覆盖区内的龈缘部位以及骨尖、硬区等部位也应进行适当填补,以消除基托对龈乳头的压迫及义齿对口腔软组织产生的压痛,使患者感觉舒适。

完成模型设计后,可以明确基牙倒凹及组织倒凹的位置和大小,为了避免在制作过程中,误使义齿固位体的坚硬部分或基托进入不利的倒凹区,影响义齿的就位和摘出,应在制作卡环和基托之前,对基牙、余留牙和黏膜组织的倒凹进行填塞处理,以保证顺利摘戴。

二、观 测 仪

观测仪是用来分析和检查各基牙、余留牙、缺牙区牙槽嵴及口腔黏膜组织的情况,判断各部位倒凹的大小,确定义齿共同就位道的一种仪器,是可摘局部义齿制作过程中必不可少的器械。使用观测仪对模型进行分析和设计,可以准确地取得义齿的共同就位道,使临床医生对义齿的合理设计得以实现,提高缺牙修复的疗效。

(一) 观测仪的结构

不同的观测仪具有不同的结构,但都有共同的构件。

观测仪一般由支架、观测台、分析杆(图 3-5)及附件(图 3-6)组成。支架包括基座、支柱、横臂。基座又称为平台,表面光滑,有利于观测台在其上自由滑动,其上可放置观测台,并在一侧边缘与支柱相连。支柱又称为垂直支柱,位于基座的一侧,垂直于基座,并与横臂相连。横臂又叫水平杆,与支柱相连,与基座平行,横臂的一端上有多个活动关节,便于观测臂在水平方向灵活移动。观测台放置在基座上,用来安放和固定模型,有一活动关节,能做旋转,可使台面做前后左右不同方向和角度的倾斜,从而使模型可以向需要的方向倾斜,倾斜度确定后可用台面下的旋钮固定。分析杆上端与横臂连接,且与之垂直,可垂直升降,下端附有一夹持器,可固定在观测过程中需要的观测用具,分析杆也必须能流畅地进行升降运动,分析杆下面的工具夹,用来固定观测仪的附件。观测仪的附件包括:测量规、描记铅笔芯与笔芯鞘、倒凹量规、铣刀、锥度规等。测量规是使用观测仪操作时,先测量余留牙(特别是基牙)及牙槽嵴倒凹的状况,并用于决定义齿就位道方向的直而细的金属棒。描记铅笔芯为普通的铅笔芯,描记观测线时安装在分析杆上,为防止笔芯的折断,增加了套管状的金属鞘,称为笔芯鞘。倒凹量规:是直而细的金属棒,前端带有金属盘,盘缘与金属棒间距有 0.25mm、0.50mm、0.75mm 三种常用规格,用来测量基牙倒凹的深度。铣刀一端为圆柱状金属杆,与分析杆连接,另一端为刀刃状,填塞倒凹后,使用铣刀消除过剩的填塞倒凹材料。锥度规一端为圆柱状金属杆,与分析杆连接,另一端为下细上粗的锥形金属杆,锥度通常有 2°、4° 与 6° 三种规格,使用锥度规消除过剩的填塞倒凹材料,切削面可形成与锥度规相同的角度。

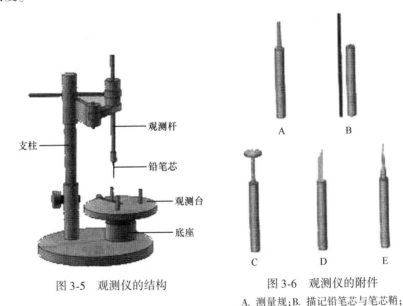

图 3-5　观测仪的结构

图 3-6　观测仪的附件
A. 测量规;B. 描记铅笔芯与笔芯鞘;
C. 倒凹规;D. 铣刀;E. 锥度规

（二）观测仪的作用

观测仪是义齿修复设计中的主要工具,它的使用不仅提高了义齿质量和修复效果,也为临床医师戴牙带来便利。具体有以下几方面的作用。

（1）有利于正确选择和确定义齿就位道。

（2）有利于制订一个合理的口腔预备计划。其中包括预备基牙邻面的导平面,基牙外形磨改以利于卡环对抗臂和固位臂的放置等。

（3）有利于描绘观测线。观测线是区分口腔软、硬组织的倒凹区和非倒凹区的分界线,是义齿设计的基础,是卡环、连接体设计和基托伸展范围等的依据。不同的观测线类型对应不同的卡环类型,并要求不同的基托伸展范围和不同的连接体位置。

（4）有利于确定基牙邻面是否预备成平行面,作为义齿摘戴的导平面。导平面对于患者摘戴义齿有重要作用,如果义齿有确定的导平面,患者能够沿一个方向轻松地摘戴义齿。临床可以通过观测模型,确定预备导平面的部位和范围。

（5）有利于确定基牙的倒凹深度。观测仪的倒凹量规可以测量基牙的倒凹深度,并根据卡环类型、卡环材料、基牙状况、所需固位力大小等因素选择卡环的合适位置。

（6）有利于确定倾斜牙和移位牙的情况,便于修复体外形的设计。

（7）有利于确定牙和软、硬组织干扰区域是否需手术去除,还是选择其他就位道来避开。

另外,模型观测仪还可用于指导个别托盘设计、辅助制作卡环蜡型、指导冠内附着体、冠内支托的放置等。

（三）观测仪的使用方法

对于可摘局部义齿,模型观测仪主要应用于以下两个方面。

（1）观测诊断模型:主要是为了确定最佳就位道,制订一个准确的口腔预备计划。

（2）观测工作模型:主要是为了科学地设计义齿。

观测仪结构不同,使用方法也不尽相同。有的观测仪分析杆在水平方向上可以活动,通过水平移动分析杆在基牙轴面描画观测线;有的观测仪分析杆是固定不变的,需要通过在基座上水平移动观测台,使分析杆铅笔芯在基牙轴面描画观测线。

口腔预备之前,可以先取诊断模型,并进行观测。将石膏模型固定在观测仪的观测台上,分析杆末端装上测量规,把观测台向各个方向倾斜,分析杆与模型呈现不同的角度,代表着不同的就位道,分析杆方向即义齿就位道方向。在不同的就位道方向,分别用测量规测量各个基牙及组织倒凹情况,并根据义齿固位、美观、就位等的要求以及基牙的位置、形态、倾斜度、倒凹大小、缺牙部位、组织倒凹大小等情况,选择一个最合适的角度作为义齿就位道方向。选择就位道时主要考虑以下几个因素。

① 余留牙是否适合选做基牙,是否需要磨改。

② 对影响义齿就位的余留牙或组织如何进行处理。

③ 放置卡环的位置是否符合美观的要求。

④ 是否需要预备导平面,若需要,则要考虑其部位及范围。

⑤ 判断义齿是否易摘戴。

就位道确定后,把观测台台面下的旋钮拧紧固定,用红笔在诊断模型上标记需要磨改的区域,再用倒凹测量尺测量能够去除的牙体组织量,以不暴露牙本质为准,然后用测量仪上的铣刀切削石膏模型上标记的区域,确定需要磨牙的角度和量。

取下诊断模型,注意记录模型与所选择就位道的位置关系,记录观测仪上观测台位置坐标,以确定共同就位道方向,为以后观测工作模型作参考;也可以在模型上确定三个点或平行线,由此建立一个相对于观测仪垂直臂的水平面。然后,根据诊断模型观测的结果进行口腔预备。基牙颊侧应保留一定的倒凹,舌腭侧应尽量消除倒凹;远中游离缺失者,缺失侧近中尽量消除倒凹。

口腔预备完成后,取工作模型进行观测。参考诊断模型,把工作模型放到观测台上,按照选好的就位道方向固定观测台,在分析杆上安装描记铅笔芯,水平移动分析杆或观测台,使分析杆铅笔芯在基牙及邻牙的所有轴面上画出观测线。此外,还可以使用倒凹量规测量每个基牙的倒凹深度,填塞倒凹后,可以用铣刀削除多余的材料,也可以使用锥度规削除多余的材料,形成一定的锥度。

三、模型观测的方法及步骤

（一）确定义齿的就位道方向

牙列缺损的患者,其各个基牙的位置、形态、倾斜度、倒凹及缺牙间隙等情况有差别,并且义齿一般有两个或两个以上固位体,义齿必须顺着一定的方向和角度,才能在口内就位和取出。可摘局部义齿在口内戴入的方向和角度就是义齿的就位道。选择合理的就位道既有利于义齿顺利摘戴,又利于义齿的固位、稳定。义齿的就位道可根据下列原则选择。

1. 选择就位道原则

（1）就位道应便于患者摘戴义齿。

（2）根据义齿的固位需要选择就位道。

（3）根据义齿的稳定需要选择就位道。如果固位和稳定有矛盾时,应首先从义齿的稳定来选择就位道。

（4）选择的就位道不应使义齿与邻牙间出现过大的空隙,尤其在前牙区,否则影响美观。

（5）在口腔预备时,应根据所设计的就位道,对基牙外形进行必要修整,尽量做到既能满足固位的要求,又能兼顾稳定的需要。

2. 决定就位道的因素　决定义齿就位道的因素主要有以下几个方面:导平面因素、固位区因素、干扰因素和美观因素等。

（1）导平面因素:导平面是在基牙邻面预备的用来引导义齿摘戴的平行面。导平面可以引导义齿的坚固部分顺利通过干扰区,使患者顺利地摘戴义齿而不造成义齿本身或与其接触牙齿的损伤;也不会损伤义齿覆盖的软组织。导平面同时也是确保卡环固位作用的重要因素,它使义齿沿正确的就位道方向摘戴,减小了卡环臂的受力变形,确保了卡环应有的固位作用。

（2）固位区因素:义齿固位区随就位道的变化而变化。在义齿摘戴过程中,固位臂在通过基牙的凸面时受力弯曲,并与固位区接触,起固位作用。在选择就位道时,须考虑义齿的固位以及固位区,使设计的义齿具有合适的固位力。

（3）干扰因素:修复体设计的目的是使其能顺利摘戴,不会遇到余留牙和组织的干扰。如在选择的就位道上存在干扰,就须通过口腔预备或适度填塞倒凹来去除。在口腔准备过程中,可以通过手术、拔牙、调磨牙面或用修复等措施来去除干扰。但对于无法去除的干扰因素,设计时应强调干扰因素比固位和导平面等因素更先考虑。

（4）美观因素:选择义齿就位道时,应尽量减少金属卡环和基托材料的暴露,使人工牙位于较美观的位置,达到美学效果。通过选择就位道或利用基牙修复体改变基牙的形态,使卡环位于牙面的远中龈向区域,减少金属的外露。如前牙缺失进行局部义齿修复时,美观因素也会影响就位道的选择。因此,通常需要选择一个较垂直的就位道,使人工牙和相邻的天然牙都不必做过多的磨改,而达到美观的目的。

3. 确定就位道的方法　确定就位道的方法主要有平均倒凹法和调节倒凹法(参见本教材第 2 章)。

（二）绘制观测线

观测线是义齿设计的基础,是决定卡环类型、卡环位置、基托伸展、连接体放置等的依据。所以，义齿就位道确定后，一个重要步骤是绘制观测线。将模型安放在观测仪的观测台上，根据所选择的就位道固定模型，分析杆末端装上铅笔芯，并与基牙牙冠轴面轻轻接触，转动分析杆，即可在基牙的轴面上绘出观测线。若观测仪分析杆是固定不变的，则需要通过在基座上水平移动观测台，从而使分析杆铅笔芯在基牙轴面描画观测线。

为了把观测线延伸到牙龈上，可在笔芯中部触及牙冠轴面时，笔芯的尖端也同时触及牙龈后描绘，明确倒凹标记，利于填塞倒凹。

（三）量度倒凹并确定卡环的位置

绘制观测线后，基牙的倒凹区和非倒凹区已经明确。卡环是可摘局部义齿的主要固位因素，其坚硬部分，如卡环体、𬌗支托等应位于非倒凹区，起稳定和支持作用；其弹性部分，如卡环臂应位于倒凹区，起固位作用。

卡环臂尖进入倒凹的深度需根据具体情况而决定。为了选择与卡环相称的倒凹深度，可使用倒凹量规测量基牙倒凹的深度。不同规格的倒凹量规适用于不同类型的卡环。卡环臂的种类和应用的材料不同，其安放的位置也不同，即卡环臂进入倒凹区的深度不同。不同材料的卡环臂需要不同的倒凹深度：钴铬合金铸造的卡环臂一般需要0.25mm的倒凹深度；圈形卡环臂的固位臂较长，需要的倒凹深度可稍大些；若前磨牙较短者，卡环的固位臂只要0.25mm的倒凹深度；不锈钢锻丝卡环臂需要的倒凹深度可达0.75mm；金合金铸造的卡环臂常需要0.5mm的倒凹深度；弯制的金合金丝卡环臂常规需要0.5mm的倒凹深度。

（四）描记边缘线

填塞倒凹之前要在模型上描记基托、连接杆、卡环等边缘线。义齿基托的伸展范围决定了义齿边缘线的位置，基托的伸展范围应根据缺牙的数目、缺牙的部位及义齿的支持形式来决定。

1. 观测线与卡环边缘线的关系　弯制卡环常因钢丝的弹性大，需把卡环臂靠体部1/3的上臂放置在非倒凹区，下臂逐渐进入倒凹区，尖端放置在倒凹的深处。而铸造卡环靠体部1/2处的上臂处于非倒凹区，下臂进入倒凹区（图3-7）。

2. 观测线与连接杆、舌杆的关系　原则上使舌杆的上缘与舌侧牙槽黏膜的观测线相一致（图3-8），防止舌杆进入倒凹，需用填塞倒凹蜡或石膏等填塞倒凹。

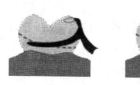

图3-7　观测线与卡环边缘线的关系
A. 铸造卡环；B. 锻丝卡环

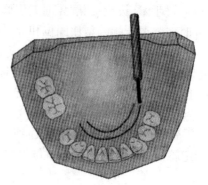

图3-8　在模型上描记连接杆

3. 观测线与基托的关系 原则上沿观测线描记基托边缘线,同时还要兼顾美观性、基托固位的稳定性。

缺牙多,基托的伸展范围应大些;缺牙少,基托的伸展可小些。游离缺失者的基托伸展范围较非游离缺失者要大些。牙支持式义齿,基托伸展范围可小些;混合支持式义齿,其伸展范围可大些;黏膜支持式义齿,基托应尽量伸展。连接体的位置不应进入组织倒凹区,以免影响义齿就位及压迫软组织;其组织面应不压迫硬区(如腭隆突或腭中缝、下颌舌隆突及其他骨性突起);应远离龈乳头区和游离龈,以免因刺激引起炎症;应不影响周围组织的功能性运动,如唇、颊、舌的运动;应尽可能减小连接体的体积。此外,还要确定卡环的位置、形态。

最后,在模型上画出大连接体、小连接体、网状支架、卡环的位置、基托范围和形态等的边缘线。

四、填塞倒凹的方法及步骤

填塞倒凹,是用石膏或倒凹蜡填补余留牙颈部附近及黏膜组织上妨碍义齿就位的倒凹。模型设计完成后,应对基牙和口腔其他组织上的不利倒凹进行处理,以防义齿的坚硬部分进入倒凹区,影响义齿的摘戴。

(一) 填塞倒凹的目的

1. 消除妨碍义齿就位的倒凹,确保义齿顺利就位,提高戴牙效率。

2. 消除基托对龈乳头,软、硬组织突起的压迫。

3. 避免基牙与基托之间形成过大的间隙。

(二) 填塞倒凹的部位

1. 靠近缺隙的基牙、邻牙邻面的倒凹(图3-9),颊侧不应超出颊轴面角。

2. 基牙覆盖区内所有余留牙舌(腭)侧的倒凹及龈缘区(图3-10)。

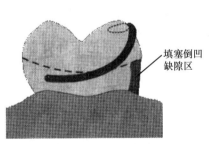
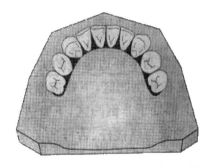

图3-9 填塞靠近缺隙的基牙邻面的倒凹　　图3-10 填塞余留牙舌侧的倒凹及龈缘区

3. 妨碍义齿就位的软组织倒凹。

4. 基托覆盖区的骨尖处、硬区及未愈合的伤口。

5. 义齿设计范围内小气泡造成的模型缺损处。

6. 高拱的腭皱襞。

7. 必要时还可填补基牙颊侧部分倒凹,如RPI卡环中的I杆接触点下方倒凹。

(三) 填塞倒凹的材料

填塞倒凹常用的材料有熔蜡,也有将蜡和黏土混合,还可用磷酸锌黏固粉、石膏、人造石或其他填凹的材料。若用石膏或人造石进行填凹,最好加入少许色素,以便与石膏模型区别,且工作模型需浸湿。若用蜡填凹,工作模型需干燥。

(四) 填塞方法

1. 器材准备　填补倒凹的器材有黏固粉调拌刀、小橡皮碗、毛笔、清水盆、毛巾、着色的人造石粉和蜡等。

2. 模型准备　先将工作模型浸泡于清洁的水盆中,一般浸泡 10 分钟左右。浸泡时间的长短视模型的干燥情况而定。模型取出后要用毛巾擦干,以利于填补的人造石与模型结合牢固。

3. 填塞过程

(1) 先在模型上对要填塞的倒凹区用雕刻刀或车针刻纹。

(2) 用黏固粉调拌刀在小橡皮碗内调拌着色的人造石粉,调拌均匀后,用调拌刀挑起适量人造石糊剂填入牙冠轴面与牙龈的两条观测线之间,从龈缘向𬌗方进行填补。填塞牙冠轴面倒凹时,应注意刀面与就位道保持一致。

(3) 在人造石固化前用雕刻刀和铣蜡刀刮除多余的人造石粉。不足处再添加,使之完全合适。

(4) 用小排笔沿就位道方向,从龈到冠方将人造石刷平。

(5) 观测线以上的非倒凹区,尤其是𬌗支托凹内若有填塞的人造石粉,需清除干净。

(6) 人造石初步凝固后进行精修。将模型放回到观测仪的观测台上,按模型的设计原则,顺就位道方向,用带刃的分析杆去除多余的填凹材料,但要求适量、适度。也可使用锥度规修整填塞处,牙冠长的基牙采用2°锥度规,牙冠短的基牙采用6°锥度规。

目标检测

1. 上颌第一磨牙颊面的外形高点在
   A. 𬌗1/3　　　　B. 颈1/3
   C. 中1/3　　　　D. 𬌗1/3 与中1/3 交界处
   E. 颈1/3 与中1/3 交界处
2. 观测线与外形高点线之间既有区别又有联系,以下说法错误的是
   A. 外形高点线是一个解剖学概念
   B. 每个牙齿的外形高点是固定的
   C. 观测线随义齿就位道的变化而变化
   D. 外形高点线就是观测线
   E. 同一基牙可以画出无数条观测线
3. 具有Ⅲ型观测线的基牙
   A. 近缺隙侧倒凹区小,远离缺隙侧倒凹区大
   B. 近缺隙侧倒凹区小,远离缺隙侧倒凹区也小
   C. 近缺隙侧倒凹区大,远离缺隙侧倒凹区小
   D. 近缺隙侧倒凹区大,远离缺隙侧倒凹区也大
   E. 近缺隙侧与远离缺隙侧均无倒凹区
4. 决定基牙观测线位置的是
   A. 牙长轴　　　　B. 外形高点线
   C. 导线　　　　D. 支点线
   E. 就位道
5. 基牙向缺隙相反方向倾斜时所画出的观测线为
   A. 一型观测线　　B. 二型观测线
   C. 三型观测线　　D. 四型观测线
   E. 五型观测线
6. 观测线是设计卡环的依据,以下说法正确的是
   A. 根据观测线确定卡环各部分在基牙上安放的正确位置
   B. 卡环臂位于基牙导线以下的倒凹区
   C. 卡环体位于基牙缺隙侧轴面角导线以上的非倒凹区
   D. 小连接体位于非倒凹区
   E. 以上说法均对
7. 以下说法错误的是
   A. Ⅰ型卡环臂具有良好的固位、稳定和支持作用
   B. Ⅱ型卡环固位作用好,但稳定和支持作用较差
   C. Ⅲ型卡环固位和支持作用较好,但稳定作用较差
   D. Ⅲ型卡环适应倒凹较小的基牙

E. Ⅲ型卡环一般采用不锈钢丝弯制

8. 下列说法中正确的是
   A. 倒凹依据外形高点线来定义,外形高点线以下龈向部分称为倒凹区
   B. 倒凹依据观测线来定义,观测线以下龈上部分为倒凹区
   C. 倒凹不利于义齿摘戴,故应全部填补
   D. 倒凹可增强义齿固位,无需填补
   E. 填塞倒凹可以提高可摘义齿的固位力

9. 下列说法哪一项是正确的
   A. 卡环臂进入倒凹深,倒凹坡度大,固位力强
   B. 卡环臂进入倒凹深,倒凹坡度小,固位力强
   C. 卡环臂进入倒凹浅,倒凹坡度大,固位力强
   D. 卡环臂进入倒凹浅,倒凹坡度小,固位力强
   E. 固位力与倒凹深度和坡度无关

10. 以下有关倒凹的说法错误的是
    A. 基牙倒凹是控制卡环固位力的重要因素
    B. 制作修复体可以不考虑倒凹
    C. 基牙的倒凹深度和坡度与固位力密切相关
    D. 在卡环臂的弹性限度内,倒凹深度越大,则产生的正压力越大,固位力越强
    E. 倒凹深度相同情况下,坡度越大,固位力越大

11. 以下说法正确的是
    A. 一般倒凹的深度应小于1mm,倒凹的坡度应大于20°
    B. 一般倒凹的深度应大于1mm,倒凹的坡度应大于20°
    C. 一般倒凹的深度应小于1mm,倒凹的坡度应小于20°
    D. 一般倒凹的深度应大于1mm,倒凹的坡度应小于20°
    E. 以上均不对

12. 下列有关填塞倒凹的说法不正确的是
    A. 倒凹有利于义齿固位,因此不需要填塞
    B. 填塞倒凹,就是要填补缺牙模型上妨碍义齿就位的倒凹
    C. 填塞倒凹就是要使义齿就位顺利
    D. 填塞倒凹并不是填补缺牙模型上的全部倒凹,而是填补不利倒凹
    E. 龈缘部位、骨尖、硬区等部位也应进行适当填塞倒凹

13. 下列哪项不属于观测仪的附件
    A. 铣刀   B. 分析杆
    C. 测量规   D. 锥度规

E. 倒凹量规

14. 一型卡环的
    A. 固位好、稳定和支持作用稍差
    B. 固位和稳定好,支持作用稍差
    C. 固位稍差,稳定和支持作用好
    D. 固位和稳定稍差,支持作用好
    E. 固位、稳定和支持作用都好

15. 具有一型观测线的基牙
    A. 近缺隙侧倒凹区小,远离缺隙侧倒凹区大
    B. 近缺隙侧倒凹区小,远离缺隙侧倒凹区也小
    C. 近缺隙侧倒凹区大,远离缺隙侧倒凹区小
    D. 近缺隙侧倒凹区大,远离缺隙侧倒凹区也大
    E. 近缺隙侧与远离缺隙侧均无倒凹区

16. 关于观测线,下列说法哪一项不准确
    A. 是牙冠的解剖外形高点线
    B. 根据基牙情况可画出许多条观测线
    C. 与义齿卡环的设计密切相关
    D. 确定了义齿的就位方向
    E. 确定了基牙的倒凹区和非倒凹区

17. 下列有关观测仪的作用正确的是
    A. 有利于正确选择和确定义齿就位道
    B. 有利于描绘观测线
    C. 有利于确定基牙的倒凹深度
    D. 有利于确定倾斜牙和移位牙的情况
    E. 以上均对

18. 选择就位道时主要考虑以下几个因素,除了
    A. 余留牙是否适合选做基牙,是否需要磨改
    B. 对影响义齿就位的余留牙或组织如何进行处理
    C. 放置卡环的位置是否符合美观的要求
    D. 基牙的数目及位置
    E. 判断义齿是否易摘戴

19. 钴铬合金铸造的卡环臂一般需要的倒凹深度是
    A. 0.25mm   B. 0.50mm
    C. 0.75mm   D. 1.00mm
    E. 以上均不对

20. 下面有关观测线与卡环边缘线的关系,说法正确的是
    A. 弯制卡环需把卡环臂靠体部1/3的上臂放置在非倒凹区,铸造卡环靠体部1/2处的上臂处于非倒凹区
    B. 弯制卡环需把卡环臂靠游离端1/3放置在非倒凹区,铸造卡环靠体部1/2处的上臂处于非倒凹区

C. 弯制卡环需把卡环臂靠体部 1/3 的上臂放置在非倒凹区,铸造卡环靠游离端 1/3 处于非倒凹区

D. 弯制卡环需把卡环臂靠体部 1/2 的上臂放置在非倒凹区,铸造卡环靠体部 1/3 处的上臂处于非倒凹区

E. 以上均不对

21. 模型观测的步骤是

A. 确定义齿的就位道方向 → 描记边缘线 → 绘制观测线 → 量度倒凹并确定卡环的位置

B. 绘制观测线 → 确定义齿的就位道方向 → 量度倒凹并确定卡环的位置 → 描记边缘线

C. 量度倒凹并确定卡环的位置 → 确定义齿的就位道方向 → 绘制观测线 → 描记边缘线

D. 确定义齿的就位道方向 → 绘制观测线 → 量度倒凹并确定卡环的位置 → 描记边缘线

E. 以上均不对

22. 填塞倒凹的部位有

A. 靠近缺隙的基牙、邻牙邻面的倒凹,颊侧不应超出颊轴面角

B. 基牙覆盖区内所有余留牙舌(腭)侧的倒凹及龈缘区

C. 妨碍义齿就位的软组织倒凹

D. 基托覆盖区的骨尖处、硬区及未愈合的伤口

E. 以上均对

23. 关于观测线,下列说法哪一项是不正确的

A. 是牙冠的解剖外形高点线

B. 根据基牙情况可画出许多条观测线

C. 与义齿卡环的设计密切相关

D. 确定了义齿的就位方向

E. 确定了基牙的倒凹区和非倒凹区

24. 下列哪一种情况适合采用平均倒凹法确定就位道

A. 后牙游离缺失

B. 前牙缺失

C. 一侧后牙非游离缺失

D. 前、后牙同时缺失

E. 缺牙间隙多,倒凹大

第2节 弯制支架技术

可摘局部义齿的支架包括直接固位体、间接固位体、连接杆、加强丝、网状支架等。支架的制作有弯制、铸造及弯制和铸造联合使用的方法。本章主要介绍弯制法制作支架。

弯制法制作支架是指按照支架的设计要求,利用手工器械对成品不锈钢丝和金属杆进行冷加工,形成义齿的各个部件,如𬌗支托、卡环和连接杆等。弯制支架具有制作工艺简单;卡环臂弹性好、易于调改和修理、所需设备器械简单、价格低廉等优点,是目前我国临床广泛应用的一种方法。但此法制作的支架也有固位、连接方式单一,有时难以满足设计要求;义齿强度低;体积大,患者异物感强等缺点。

一、材料和器械的前期准备

(一) 各型不锈钢丝和连接杆

1. 不锈钢丝 目前制作卡环的不锈钢丝大多为 18-8 铬镍不锈钢锻制品,它具有良好的生物安全性,对口腔组织无不良刺激;机械性能好,坚硬而富有弹性;抗腐蚀性能良好等特点。常用制作卡环的不锈钢丝规格和用途见表 3-1。

表 3-1 常用不锈钢丝规格和用途

直径(mm)	钢丝号	用途
1.20	18	一般用于制作𬌗支托
1.00	19	一般用于制作𬌗支托、磨牙卡环
0.90	20	一般用于制作前磨牙、磨牙卡环
0.80	21	一般用于制作前磨牙、尖牙卡环
0.70	22	一般用于制作前牙卡环

2. 连接杆　有成品不锈钢腭杆、舌杆两种。成品腭杆断面呈扁圆形,宽 3.5 ~ 4.0mm,厚 1.5mm。成品舌杆断面呈半梨形,宽 2.5 ~ 3.0mm,厚 1.5 ~ 2.0mm。

（二）各型技工钳

1. 三德钳　也称三用钳,是最常用、一钳多能的口腔修复用技工钳,用于弯制各种卡环。喙的背部较宽;喙的头部逐渐变细而圆,并有齿纹以便于夹住钢丝;喙的腹部有切刃,可切断钢丝,腹部的圆孔,可用于 2.0mm 直径以下钢丝的转弯(图 3-11)。钳的两侧背部外形,可便于钢丝的圆缓或直角转弯。三德钳的优点是夹持钢丝较稳,缺点是易造成钢丝损伤。

2. 弯丝钳　又名尖嘴钳,钳头有两个短喙,一方一圆,末端变细(图 3-12)。主要用于弯制卡环、加强丝等。使用灵活,对金属丝的损伤小。

3. 日月钳　又名大弯钳,两个钳喙较长,一喙为圆柱形,另一喙的截面为新月形(图 3-13)。主要用于弯制卡环、𬌗支托和调整连接杆弧度等。弯制时较省力,对金属丝损伤小,但不如弯丝钳灵活。

4. 三喙钳　又名小三头钳,有三个喙,一侧两个,一侧一个(图 3-14)。主要用于在金属丝的较短距离上,做较大角度的弯曲,如弯制卡环的连接体和加强丝。对金属丝损伤较大,金属丝上常留有钳夹痕迹。

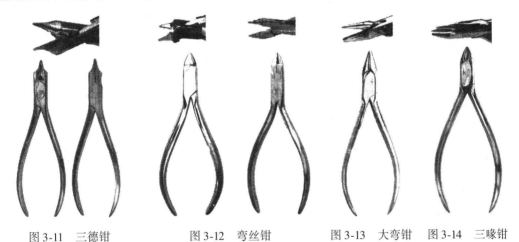

图 3-11　三德钳　　　　图 3-12　弯丝钳　　　　图 3-13　大弯钳　图 3-14　三喙钳

5. 平嘴钳　两喙长、扁平,在两喙的接触面上有齿纹的叫有齿平钳,无齿纹的叫无齿平钳(图 3-15)。主要用于调整金属丝的弯曲度、靠拢两金属丝之间的距离,也可用来弯制𬌗支托。

6. 切断钳　又名刻断钳,喙较短,两刃锋相对(图 3-16)。用于切断金属丝。

7. 杆钳　又名大三头钳,有三个喙,柄和喙均粗壮(图 3-17)。用于弯制连接杆。

二、弯制方法及注意事项

（一）弯制支架的基本原则

1. 严格按照支架的设计要求弯制各种类型的卡环。

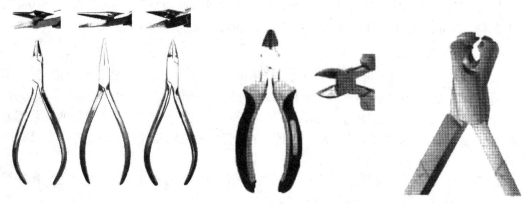

图 3-15　平嘴钳　　　　　　　　　图 3-16　切断钳　　　　　　　图 3-17　杆钳

2. 弯制卡环时,应缓慢用力,卡环的各转角处应圆钝,避免形成锐角。金属丝最好一次弯制完成,勿反复弯折钢丝的同一部位,以免钢丝受损折断。

3. 尽量选用对钢丝损伤小的器械,减少钳夹的痕迹。

4. 卡环与模型轻轻接触,尤其弯制卡环臂、卡环体和𬌗支托时,不能损坏模型,以免影响义齿就位。

5. 卡环臂应呈弧形,与模型贴合,弹性部分应位于基牙倒凹区,坚硬部分及卡环体应位于基牙非倒凹区,以免影响义齿的固位和稳定。

6. 卡环臂尖端应圆钝,防止义齿摘戴时损伤软组织;卡环臂尖端不能抵靠邻牙,以免卡环弹跳影响就位。

7. 卡环各部分不能影响咬合。

8. 卡环连接体的水平部分应离开牙槽嵴顶 0.5～1.0mm,以便能被塑料完全包埋。

9. 卡环、𬌗支托和小连接体应焊接在一起,并完全包埋在塑料中。

(二) 弯制支架的方法

1. 𬌗支托的弯制要求　𬌗支托一般选用 1.20mm 不锈钢丝压扁或锤扁,或由成品𬌗支托扁钢丝弯制而成。

(1) 支托位于基牙𬌗面的部分应与支托凹完全密合。

(2) 连接体的垂直段应逐渐离开基牙的邻面,越接近龈,端离开的程度越大,以免进入基牙倒凹区。

(3) 连接体的水平段应距离牙槽嵴顶 0.5～1.0mm。

2. 弯制方法　𬌗支托的弯制方法有两种。

(1) 第一种方法:先弯制𬌗支托的连接体部分,再弯制𬌗面部分。弯制步骤如下。

1) 首先目测缺牙间隙的大小,将扁钢丝弯曲成与缺隙相适应的弧形,取稍短于缺牙间隙的一段钢丝,两端向上弯曲约 60°[图 3-18(A)],形成𬌗支托连接体的水平段。

2) 将弯制成的弧形扁钢丝放在模型上比试,调整钢丝,使之与两侧基牙𬌗支托凹边缘处轻轻接触[图 3-18(B)],形成𬌗支托连接体的垂直段。

3) 用铅笔在钢丝上与支托凹平齐处做标记[图 3-18(C)],钳夹记号稍后处,使钢丝向下弯曲形成𬌗支托,再次放在模型上比试,调整,使𬌗支托与支托凹贴合。切断钢丝的多余部分。

4）将𬌗支托末端磨成圆三角形,且由𬌗缘向𬌗中央逐渐变薄[图3-18(D)]。调整使之与支托凹进一步贴合。

5）滴蜡固定𬌗支托于模型上,滴蜡位置应在连接体的垂直段[图3-18(E)],不能影响咬合及焊接。

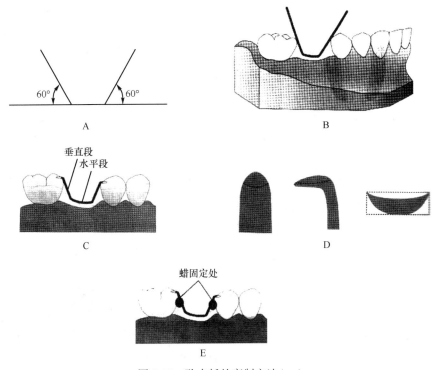

图 3-18　𬌗支托的弯制方法(一)

A. 将扁钢丝向上弯曲,形成𬌗支托连接体的水平段;B. 调整两端钢丝与两端𬌗支托凹边缘处轻轻接触,形成𬌗支托连接体的垂直段;C. 使𬌗支托与支托凹贴合;D. 𬌗支托末端磨圆钝,成圆三角形;E. 滴蜡固定𬌗支托于模型上

（2）第二种方法:从一端基牙的𬌗面顺序弯制到另一端基牙𬌗面。弯制步骤如下。

1）用技工钳夹住扁钢丝的一端,所夹长度约与𬌗支托凹长度相等,然后将扁钢丝向下弯曲成钝角,这样就避免了𬌗支托连接体的垂直段进入基牙邻面的倒凹区。

2）根据基牙牙冠的高度,在距离牙槽嵴顶 0.5～1.0mm 处,将钢丝呈水平方向弯向另一端,与牙槽嵴顶平行,形成𬌗支托连接体的水平段。

3）测量缺隙长度,在连接体的水平段取稍短于缺隙长度的一段,做记号,用钳夹住记号稍后部分,将扁钢丝向上弯曲,与水平段约呈120°夹角。然后在模型上比试,调整使钢丝与另一端基牙𬌗支托凹边缘轻轻接触,在接触点处做记号(图3-19),钳夹记号稍后处,将钢丝向下弯曲进入𬌗支托凹内。

4）根据𬌗支托凹的长度切断扁钢丝,将两端𬌗支托末端磨成圆三角形,并使其与𬌗支托凹进一步贴合。

5）滴蜡固定𬌗支托。

3. 注意事项

（1）𬌗支托连接体的水平段距离牙槽嵴顶不宜太

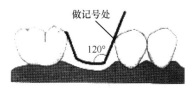

图 3-19　𬌗支托的弯制方法(二)

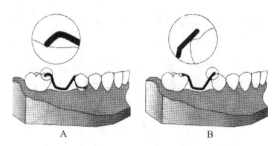

图 3-20　殆支托的错误弯制

A. 殆支托末端与支托凹接触而根部不贴合；B. 殆支托根部与支托凹接触而末端翘起

远，以免影响排牙。

（2）殆支托与支托凹应完全密合，不可使根部与支托凹接触而末端翘起，或末端与支托凹接触而根部不贴合（图 3-20）。

（三）各型卡环颊、舌侧臂的弯制

1. 弯制要求

（1）卡环臂具有水平和垂直两个方向的弯曲，这样即可与设计线一致，又与基牙密合。

（2）Ⅰ型卡环在基牙上的位置。将其划分为三段：近体段、弧形中段和臂尖段，其中近体段和臂尖段在观测线下 0.5 ~ 1.0mm，弧形中段在观测线下 1.0 ~ 2.0mm（图 3-21）。卡环臂尖端离开龈缘至少 1.0mm，以免刺激牙龈。

（3）舌侧臂多为对抗臂，其在基牙上的位置，应与观测线平齐。

（4）间隙卡环的臂可以较低，甚至可靠近龈缘，但不能压迫牙龈。

（5）卡环体部位于基牙观测线以上，不能进入倒凹区，也不能高出殆面。卡环臂形成后，应沿基牙邻面向殆支托处靠拢，形成卡环体（图 3-22），否则卡环的稳定作用差（图 3-23）。

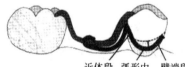

近体段　弧形中　臂端段

图 3-21　卡环臂各段在基牙上的位置

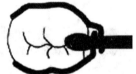

图 3-22　卡环体的弯制

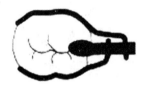

图 3-23　卡环臂形成后不向殆支托靠拢

（6）卡环转弯的点一定要标记准确。钳夹位置应在记号以下 0.5mm，这样转弯恰好在记号处。

2. 弯制方法

（1）Ⅰ型卡环：适用于一型观测线的基牙。此类卡环固位、稳定、支持作用均好。

1）弯制卡环臂：首先目测基牙牙冠弧形的大小，左手握持钢丝，右手握弯丝钳夹紧钢丝的末端，左手中指、无名指、小指夹住钢丝，示指抵在钳喙上做支点，拇指压住钢丝，两手同时向外旋转用力，使钢丝弯曲成弧形（图 3-24）。放到模型上比试、调整，使钢丝的弧形与卡环设计线一致，并与基牙贴合。

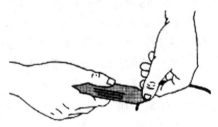

图 3-24　卡环臂的弯制

2）弯制卡环体和连接体的下降段：卡环臂弯制完成后，放到模型上比试，在转弯处做标记（图 3-25），转弯后形成卡环体和连接体。转弯有正手、反手之分。例如，6 缺失，以 57 为基牙制作活动桥，7 的颊侧臂和 5 的舌侧臂为正手转弯；5 的颊侧臂和 7 的舌侧臂为反手转弯。其弯制步骤分述如下：①正手转弯：右手握钳夹紧卡环臂靠近标记处，如果卡环臂弧度较小，就用钳夹住卡环臂弧面。用左手拇指固定卡环臂并抵住钳喙[图 3-26（A）]，中指和无名指夹住钢丝,中指和示指用力将其向外、向下(龈方)弯曲120°[图3-26(B)],并将其向内(操作者方向,下同)拉少许,以免连接体下降段进入基牙邻面的倒凹区。②反手转弯:有两种方法。第一种方法,将卡环倒转过来,钳夹紧卡环臂的外侧靠近标记处,用左手示指固定卡环臂并抵住钳喙,拇指和中指夹住钢丝[图3-27(A)],拇指用力将钢丝向外推约120°[图3-27(B)],并向内拉少许,防止其进入基牙邻面的倒凹区。

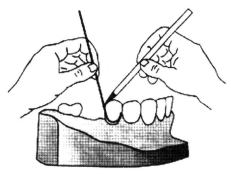

图3-25　卡环体的弯制
在模型上比试合适后,用铅笔做记号

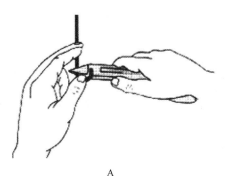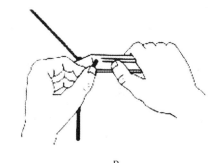

A

B

图3-26　正手转弯
A. 钳夹持记号处;B. 将钢丝向下弯曲120°

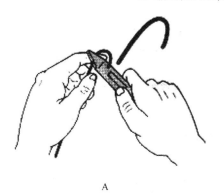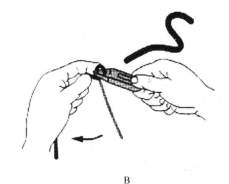

A

B

图3-27　反手转弯方法(一)
A. 钳夹记号处;B. 将钢丝向外推约120°

　　第二种方法,弯制卡环臂并在转弯处做记号后,不改变卡环的方向,右手握钳,夹紧靠近转弯的记号处,左手示指和拇指捏紧卡环臂,中指、无名指夹住钢丝,中指用力将钢丝向外、向下压约120°(图3-28),并向外推少许,形成卡环体和连接体的下降段。

　　3) 弯制连接体的水平段及上升段:连接体的下降段弯制好后,目测缺隙区高度,在适当位置(转弯处)将钢丝向上弯曲,形成连接体的水平段(图3-29、图3-30)。再目测,钳夹适当的部位,将水平段向上弯曲约90°,形成连接体的上升段。然后放到模型上比试、调整,使水平段与𬌗支托的连接体水平段平行。再将连接体弯制搭在𬌗支托的连接体上,切断多余钢丝,卡环臂尖端磨圆钝。最后在卡环臂末端处滴蜡将其固定在模型基牙上。

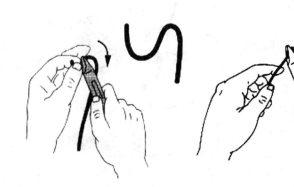
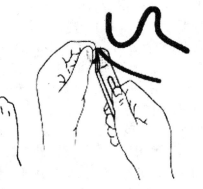

图 3-28　反手转弯方法(二)　　图 3-29　正手转弯的水平段弯制　图 3-30　反手转弯的水平段弯制
钳夹靠近记号处,将钢丝向外、向　　钳夹转弯处,将钢丝向上弯曲　　　钳夹转弯处,压钢丝向内、向上
下压约120°

4)卡环连接体的分布:连接体分布合理,对塑料能起到加强作用,如果连接体分布不合理,将影响塑料的厚度,并妨碍排牙。所以要求卡环连接体与𬌗支托连接体平行,然后横跨,各个卡环臂的连接体相互交叉,避免过多的重叠(图3-31)。卡环臂也可以联合平行弯制,即由一侧基牙的颊侧固位臂弯至另一侧基牙的颊侧固位臂,同样舌侧对抗臂由一侧基牙弯至另一侧基牙(图3-32)。如果缺隙处𬌗龈距离较大,可以交叉弯制,即由一侧基牙的颊侧固位臂弯至另一侧基牙的舌侧对抗臂(图3-33)。

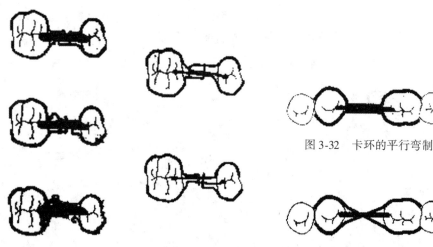

图 3-32　卡环的平行弯制

图 3-31　连接体的分布　　　　　　　图 3-33　卡环的交叉弯制

(2)Ⅱ型卡环:适用于二型观测线的基牙。此类卡环固位作用较好,但稳定、支持作用较差。此种卡环铸造法制作效果较好,临床较少弯制使用。

1)颊侧臂:位于基牙颊面。卡环臂末端位于基牙颊面近缺隙侧的倒凹区。弯制步骤如下。首先目测基牙牙冠的大小,将钢丝弯制成与基牙颊面贴合的弧形,放在模型上比试,在转弯处做记号,将弯丝钳的圆形喙放在靠近转弯处的内侧,使钢丝绕圆形喙做180°弯曲,两段钢丝接近平行[图3-34(A)]。然后在距离转弯2.0~4.0mm处做记号,将钢丝向相反方向弯曲约60°[图3-34(B)]。在龈缘下约4.0mm处做记号,将钢丝向缺隙方向弯曲,进入缺隙区形成连接体,并搭在𬌗支托的连接体上[图3-34(C)]。卡环尖端磨圆钝。

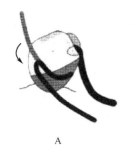

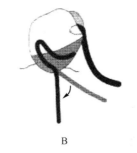

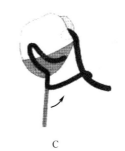

图 3-34 Ⅱ型卡环的弯制

2）舌侧臂:弯制方法同Ⅰ型卡环。

（3）Ⅲ型卡环:适用于三型观测线的基牙。此类卡环固位作用较好,而稳定作用较差。

1）颊侧臂:弯制方法有两种。第一种方法同Ⅰ型卡环(图 3-35),也是常用的弯制方法。

另一种弯制方法如下。目测基牙牙冠大小,估计卡臂的长度,用弯丝钳夹住转弯点,圆形喙放在转弯的内侧,使钢丝末端绕圆形喙做 180°弯曲[图 3-36（A）],然后,根据卡环的设计线进行调整,使两个弧形臂与基牙贴合[图 3-36（B）]。放在模型上比试合适后,再弯制卡环体和连接体,方法同Ⅰ型卡环[图 3-36（C）]。将卡环尖端磨圆钝。

图 3-35 Ⅲ型卡环的弯制方法(一)

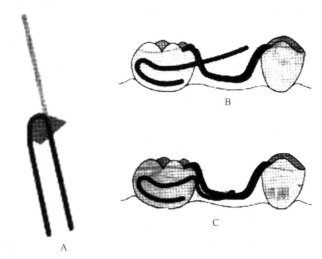

图 3-36 Ⅲ型卡环的弯制方法(二)
A. 钢丝绕圆形喙做 180°弯曲;B. 两个弧形臂与基牙贴合;C. 形成卡环体和连接体

2）舌侧臂:弯制方法同Ⅰ型卡环。

（四）间隙卡环的弯制

间隙卡环又称隙卡,是临床上常用的单臂卡环。因其通过两邻牙的𬌗外展隙,故除有固位作用外,还具有支持作用。

1. 弯制方法

（1）弯制卡环臂:将钢丝弯制成与基牙牙冠颊面一致的弧形,方法与Ⅰ型卡环相同。

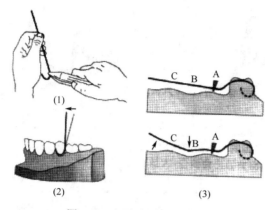

图 3-37　间隙卡环臂的弯制
在卡环的近体处稍做弯曲,使卡环臂贴靠颊外展隙
(1)弯制卡环臂;(2)在模型上比试;(3)在卡环体处做标记

然后放在模型上比试,在卡环的近体处做标记,并稍做弯曲,使卡环臂贴靠颊外展隙(图 3-37)。

(2)弯制卡环体:卡环臂形成后放回模型上比试,在颊外展隙与𬌗外展隙的交界处做记号,用钳夹紧记号稍下方,调整钢丝使其与𬌗面隙卡沟的方向一致。然后,压钢丝向𬌗方弯曲(图 3-38)。并使其与隙卡沟密合。

(3)弯制连接体:在卡环体位于基牙舌边缘嵴处做记号,钳夹记号稍下方,使钢丝沿舌外展隙下降,目测转弯处到舌侧龈乳头的距离,将钢丝向上翘起,放回模型上比试,调整钢丝的走向,沿连接体的设计线逐渐延伸,并使其与模型组织面的形态大体一致,且保持约 0.5mm 的距离。为了加强塑料基托的强度,隙卡的连接体通常较长,起到加强丝的作用。

2. 注意事项

(1)隙卡的卡环体一定要与隙卡沟密合,以免影响咬合。

(2)连接体不能进入基牙舌侧和牙槽嵴的倒凹区内,以免影响义齿的摘戴。

(3)隙卡多用于前磨牙,可将卡环臂靠近颊侧牙龈,一有利于美观,二可减少对颊黏膜的摩擦。

(4)弯制过程中哪一步弯制不当,就修改哪一步,切勿修改已弯制合适的部分。

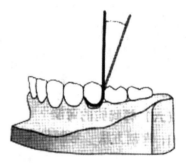

图 3-38　间隙卡环体的弯制

(5)连接体转弯处要为钝角,走向尽量与基托的易折线垂直。

(6)连接体的钢丝最好锤扁,埋于塑料基托宽度和厚度的中间,组织面和磨光面均不能外露。

(五)圈形卡环的弯制

多适用于下颌近中舌侧倾斜或上颌近中颊侧倾斜的远中孤立磨牙。卡环的游离端位于下颌基牙舌侧或上颌基牙颊侧的倒凹区内起固位作用,而位于下颌基牙颊侧或上颌基牙舌侧的部分起对抗臂的作用,应位于基牙的非倒凹区。由于圈形卡环的臂较长,要选用较粗的钢丝(直径为 1.00mm 或 0.90mm)弯制。

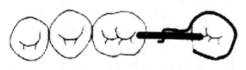

图 3-39　圆形卡环的弯制

1. 弯制方法　从游离端开始,先弯制颊或舌侧臂,然后绕过远中邻面,弯制舌或颊侧臂,最后弯制卡环体和连接体部分(图 3-39)。

2. 注意事项

(1)轴面角转弯处应准确,角度要合适。

(2)由于圈形卡环在模型上比试的次数较多,应注意保护模型基牙。

（六）连续卡环的弯制

适用于牙列缺损、多数余留牙松动的情况，或连续卡环夹板。

1. 弯制方法　首先在模型上画出与观测线平齐的连续卡环线。后牙选用 0.90mm 不锈钢丝，前牙选用 0.80mm 或 0.70mm 不锈钢丝。从一端开始，逐牙弯制、比试，完成卡环臂，然后弯制两端的卡环体部和连接体。

2. 注意事项

（1）两个相邻牙间的弯曲位置要准确。

（2）转弯要小，不能形成直角。

（3）不能嵌入邻间隙。

（4）不能磨损模型基牙，以免影响义齿的就位和摘戴。

（七）邻间钩的弯制

1. 弯制方法　弯制前在模型上设计的放置邻间钩的两相邻牙颊侧邻接点以下，用雕刻刀挖出 1.0～1.5mm 深的小孔。选用直径 0.9mm 或 0.8mm 不锈钢丝，将末端磨圆钝，弯成直角钩，钩长 0.5～1.0mm，插入预备好的邻间隙内，然后按照间隙卡环的弯制方法，经颊外展隙、𬌗外展隙、舌外展隙向下，形成连接体。

2. 注意事项　模型预备很重要，若预备不当，义齿完成以后，邻间钩不能就位，或者刺到龈乳头，有的甚至不起作用。

（八）连接杆的弯制

随着铸造技术的提高和开展，铸造支架逐渐代替了弯制连接杆，但在没有铸造设备的条件下，弯制连接杆仍是一种经济可行的义齿修复形式。

1. 弯制方法

（1）腭杆的弯制：一般多见于弯制后腭杆。用两把杆钳夹住成品腭杆两端的适当部位，两手同时用力向外旋转，做纵向弯曲，使杆的中部略向后，两端向前，位于第一、二磨牙之间，形成弧形(图 3-40)。然后做横向弯曲，从中间开始，逐渐弯向两侧。义齿的支持形式不同，连接杆与黏膜的接触关系也不同。杆进入基托的部分应离开模型 0.5～1.0mm，边缘磨薄，并用砂片切成锯齿状，以利于用塑料将其包牢。两端应与卡环、𬌗支托的连接体适当接触，以便于焊接固定。

（2）舌杆的弯制：弯制方法与腭杆大致相同，注意舌杆放置的位置，舌连接杆与模型的接触关系，应视义齿的支持形式和下前牙舌侧牙槽嵴的形态而定。垂直形牙槽嵴，舌杆与模型可轻轻接触；倒凹形牙槽嵴者，舌杆位于倒凹之上；若为斜坡形牙槽嵴，义齿是牙支持式者，舌杆与模型轻轻接触，义齿为混合支持式时，舌杆则应离开模型少许。舌杆两端的处理与腭杆相同。

2. 注意事项

（1）连接杆与黏膜的接触关系，因义齿的支持形式不同而有差异。牙支持式义齿，连接杆可与黏膜轻轻接触；混合支持式义齿，杆与黏膜间应有 0.5～1.0mm 的距

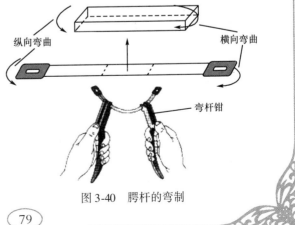

图 3-40　腭杆的弯制

离,以免义齿受力下沉时压迫黏膜。

（2）弯制过程中,杆与模型要轻轻接触比试,以免磨损模型。另外,为保护模型不被损坏,连接杆与黏膜间要有必需的间隙,可在放置连接杆的部位,均匀地涂0.5mm厚的基托蜡或贴一层胶布,但间隙不能过大,否则会引起食物嵌塞、恶心等不适。

（3）连接杆不能进入口腔软、硬组织倒凹区,以免影响义齿的就位。

（4）连接杆的两端应离开模型0.5～1.0mm,以便被塑料包埋,并与卡环或支托的连接体靠近,利于焊接或用自凝塑料固定,防止填塞塑料时连接杆移位。

三、弯制支架的连接

支架弯制完成后,需将所有支架连接成一整体,以免去蜡、填塞塑料时移位。连接方法有两种。

（一）锡焊法

是支架连接常用的方法。在支架连接体需焊接处滴焊媒(正磷酸)少许,用20～30W电烙铁将低熔焊锡熔化,薄薄涂布于支架连接处,注意焊锡不能太多,焊点不能太大,以免影响人工牙的排列和塑料基托的强度。

（二）自凝塑料连接法

调少许自凝塑料,置于支架连接处,将其固定。

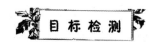

目 标 检 测

1. 弯制钢丝卡臂进入基牙倒凹的深度为
   A. <0.25mm
   B. 0.25～0.50mm
   C. 0.50～0.75mm
   D. 0.75～1.00mm
   E. >1.00mm
2. 下列哪种器械有夹持钢丝较稳,但易造成钢丝的损伤的特点
   A. 日月钳
   B. 平头钳
   C. 尖头钳
   D. 三德钳
   E. 切断钳
3. 直径1.0mm不锈钢丝主要用于
   A. 前牙卡环制作
   B. 前磨牙卡环制作
   C. 尖牙卡环制作
   D. 𬌗支托的制作
   E. 𬌗支托、磨牙卡环的制作
4. 20号不锈钢丝的直径是
   A. 1.20mm
   B. 1.00mm
   C. 0.90mm
   D. 0.80mm
   E. 0.70mm
5. 弯制支架的基本原则除了
   A. 严格按照支架的设计要求弯制各种类型的卡环
   B. 卡环的各转角处应圆钝,避免形成锐角
   C. 金属丝最好一次弯制完成

   D. 尽量选用对钢丝损伤小的器械,减少钳夹的痕迹
   E. 卡环与模型需紧密贴合
6. 以下有关𬌗支托的弯制说法错误的是
   A. 𬌗支托连接体的水平段距离牙槽嵴顶0.5～1.0mm
   B. 𬌗支托的垂直段应进入倒凹区
   C. 𬌗支托与支托凹应完全密合
   D. 𬌗支托弯制完成后,滴蜡位置应在连接体的垂直段
   E. 𬌗支托弯制一般选用直径1.20mm的不锈钢丝
7. 对于卡环颊、舌侧臂的弯制,以下说法正确的是
   A. 卡环臂具有𬌗向和垂直向两个方向的弯曲
   B. 卡环臂尖端离开龈缘至少0.5mm,以免食物嵌塞
   C. 舌侧臂多为对抗臂,其在基牙上的位置,应与观测线平齐
   D. 间隙卡环的臂应安放较高
   E. 卡环体部位于基牙倒凹区,以利于义齿的稳固
8. 卡环体应位于基牙的
   A. 倒凹区
   B. 非倒凹区

C. 颊外展隙　　　　　D. 舌外展隙

E. 𬌗外展隙

9. 间隙卡环弯制的注意事项,不正确的是

A. 隙卡的卡环体一定要与隙卡沟密合,以免影响咬合

B. 连接体不能进入基牙舌侧和牙槽嵴的倒凹区内,以免影响义齿的摘戴

C. 隙卡多用于前磨牙,可将卡环臂靠近颊侧牙龈

D. 连接体转弯处要为直角,走向尽量与基托的易折线垂直

E. 连接体的钢丝最好锤扁,埋于塑料基托宽度和厚度的中间,组织面和磨光面均不能外露

10. 连接杆弯制的注意事项,不正确的是

A. 牙支持式义齿,连接杆可与黏膜轻轻接触

B. 弯制过程中,杆与模型要轻轻接触比试,以免磨损模型

C. 连接杆不能进入口腔软、硬组织倒凹区,以免影响义齿的就位

D. 连接杆的两端应离开模型 0.5 ~ 1.0mm

E. 以上均不对

11. 下列哪种器械有使用灵活,对钢丝损伤小的特点

A. 日月钳　　　　　　B. 平头钳

C. 尖头钳　　　　　　D. 三德钳

E. 切断钳

12. 邻间钩的沟长

A. 0.5 ~ 1.0mm　　　　B. 0.2 ~ 0.5mm

C. 1.0 ~ 2.0mm　　　　D. 0.2 ~ 0.8mm

E. 0.2 ~ 0.6mm

第 3 节　铸造支架技术

一、制作前的工作模型准备

(一) 模型观测

对牙列缺损的患者,进行全面的临床检查,根据其缺牙数目和缺牙部位的不同,制订出初步的修复计划,随之应做必要的口腔准备,如调整咬合、制备卡环和𬌗支托的位置、制取印模、灌注模型等。但是,这种初步的检查和设计,常常不够全面,特别是咬合情况较为复杂的病例,其上、下颌的位置关系,咬合的紧密程度,基牙和余留牙的外形和倾斜的程度,以及组织倒凹的大小等,常常由于口内的检查受条件所限,不如在模型上观察的仔细准确。为此,必须结合临床检查并对照模型情况,修改初步设计不足之处,制定出义齿的最终设计方案,确定基牙的分布位置、卡环的类型、义齿的就位方向和角度,以及基托的伸展范围等。

模型的观测是模型设计的重要内容和必不可少的修复操作步骤。根据临床检查资料,在模型上确定基牙的数目和位置,卡环和大连接体的类型和部位。利用观测仪上的分析杆检查各基牙和黏膜组织的倒凹情况,并绘制出各基牙的观测线,以确定基牙倒凹的大小及可供利用的有利于固位的倒凹部分,检查软组织的倒凹区,设计基托伸展的范围和形态。模型的观测可为义齿共同就位道的确定做好准备。

(二) 确定可摘局部义齿的就位道

(参见本教材第 2 章)

(三) 模型倾斜的原则

(参见本教材第 2 章)

(四) 描记观测线

根据模型的设计原则,在观测仪上固定模型的位置,确定义齿的就位方向,画出各基牙的观测线(图 3-41)。依观测线的位置,用有色笔在模型上画出直接固位体的位置和类型,并确定近(远)中支托、连接体、间接固位体、连接杆,支架的网状固位装置,以及组织倒凹的

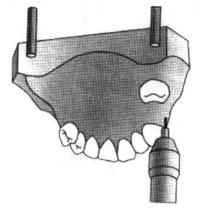

图 3-41 画各基牙的观测线

位置、大小和基托的伸展范围等。

（五）确定卡环臂的位置

卡环臂的位置与基牙倒凹区的深度有着密切的关系。另外,卡环臂的形态、弹性也可影响卡环臂在基牙上的安放位置。卡环臂的形态因制作的方法和选用的材料不同亦不同,铸造卡环臂多为半圆形;锻丝卡环臂多呈圆形。成品不锈钢丝的弹性较好;铸造而成的卡环臂弹性较差。基牙牙冠的形态不同也将影响基牙倒凹区的分布和深度。

基牙的倒凹区指的是观测线至龈缘之间的区域,倒凹区的深度是指观测仪分析杆至倒凹区表面某一点的水平距离,常称为水平倒凹。在临床上,常通过观测仪的倒凹计来进行测量,倒凹计有 0.25mm、0.5mm、0.75mm 三种规格(图 3-42)。

卡环臂的种类和应用的材料不同,其安放的位置也不同,即卡环臂进入倒凹区的深度亦不同。不同的卡环臂需要不同的倒凹深度(参见本教材第 3 章第 1 节)

（六）描记边缘线

（参见本教材第 3 章第 1 节）

二、模型的预备及填倒凹

（一）去除不利倒凹

完成模型设计后,可以明确基牙倒凹及组织倒凹的位置和大小,为了避免在制作过程中,误将义齿固位体的坚硬部分或基托进入不利的倒凹区,影响义齿的就位和摘出,应在制作卡环和基托之前,对基牙、余留牙和黏膜组织的倒凹进行填凹处理,以保证顺利摘戴,同时又不至于形成余留牙与基托间过大的间隙。

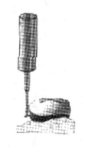
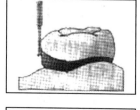
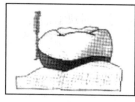
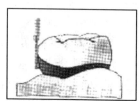

图 3-42 用观测仪的倒凹计测量水平倒凹

1. 填倒凹法(参见本教材第 3 章第 1 节)

2. 磨基托法 在石膏模型上,塑料基托覆盖的组织倒凹部位,用小刀刻划线条标记出不利倒凹的范围,完成后的塑料基托的组织面就会形成凸起的线条,即显示出需要缓冲的部位,戴牙前应先将其磨除,以便于义齿的顺利就位。

（二）边缘封闭

为利用基托边缘的封闭作用,加强义齿的固位和减小异物感,可以在模型的后堤区刮去少许石膏。也可在模型上,采取在边缘区轻轻刻线的方法。

（三）记录定位平面

记录观测仪上观测台的位置坐标,以记录确定了的共同就位道方向,能较容易地将石膏工作模型上的记录准确地转移到耐火材料的复制模型上。采用标记的方法,在石膏工作模型的颊侧边缘和后缘(腭侧后缘或者磨牙后垫),用分析杆标画出两条相互平行的线,以此记录观测台的空间位置;也可用分析杆尖端在工作模型上均匀确定三个点,做出标记,从而记录下观测台的空间位置关系。

（四）模型缺隙区的处理

在模型上缺隙区的牙槽嵴区域,即义齿完成后鞍基的承托部位,均匀地铺垫上一层0.5~1.0mm厚的薄蜡片,以便预留出供鞍基网状支架下塑料部分的空间,即可增加网状支架与塑料鞍基的牢固结合,亦有利于以后进行缓冲或衬层。

（五）标记铸道口的位置

带模铸造的铸道设计,若采用反插铸道时,应该用蜡在石膏工作模型上标记出铸道口的位置。一般情况下,上颌应设计在腭部顶端,下颌则应设计在口底中心,此位置通常也是铸件的中心部位,可确保熔金能够直接、迅速地进入铸模腔的各个部位。

（六）各种结构部件的颜色标记

为易于在模型上清楚地分辨出支架结构的各个部分,可采用不同颜色的有色笔进行标记。基牙、余留牙的观测线用分析杆上的碳笔芯画出;𬌗支托凹的部位用蓝色笔标记;塑料基托的伸展范围用红色笔标出;金属基托、腭板、舌板等用褐色笔画出;连接体和固位体用绿色笔描绘;而组织倒凹与观测线相同,可借助分析杆的碳笔芯画出,这样便形成一幅色彩鲜明的设计图,直观效果清晰,有助于将设计转移到耐火材料复制模型上,并依照此标示在复制模型上制作蜡型。

（七）填塞倒凹

（参见本教材第3章第1节）

三、翻制耐火材料模型并处理

带模铸造是在耐高温材料复制的模型上制作蜡型,做好蜡型后不从模型上取下,而是将蜡型连同模型一起包埋制成铸型。此法主要用于大、中型复杂铸件。带模铸造必须复制耐火材料模型,其主要目的是:使所复制的模型无不利倒凹,可避免制作蜡型时支架误入倒凹区。铸造时模型可耐高温烧烤,故可在此模型上制作蜡型并连同复制模型一同包埋,完成带模铸造。此外,还可利用耐火材料在凝固和焙烧时的膨胀性,补偿钴铬合金铸造后的冷却收缩。

（一）石膏模型的处理

修整石膏模型的周径和厚度,使之与铸圈的大小相适合。按照观测线画出卡环、𬌗支托、连接体和基托等的位置和范围。记录定位平面,然后用熔蜡等填凹材料填塞模型的倒凹区,并在模型缺牙区牙槽嵴表面,或连接体的相应部位均匀地衬一层薄蜡片,使做成的连接体网状支架和模型间有0.5~1.0mm的距离,以便能牢固地将其包埋在塑料基托内（图3-43）。

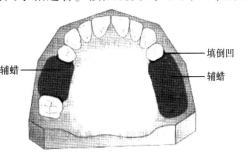

图3-43　石膏模型的处理

（二）复制耐火材料工作模型

1. 复制前模型的准备　在已完成设计的石膏工作模型上,检查余留牙和组织倒凹的填塞是否适度,缺隙区牙槽嵴顶的铺垫蜡的厚度是否合适,是否稳固,必要时可重新熔化蜡边缘,以确保其边缘的密封性。然后,将经上述处理后的模型放入水中浸透(5~10分钟),复制耐火材料模型前从水中取出,备用。

2. 选择合适的琼脂复模盒　将欲复制的石膏模型置于复模型盒内,使其位于盒的中央(图3-44)。注意模型与型盒周围应留有一定间隙,确保印模材料的均匀厚度,以防变形。然后,将琼脂印模材料切碎,放入锅内隔水加热使其熔化,并搅拌均匀。当熔化均匀的琼脂冷却至50~55℃时,从型盒一侧缓缓注入,避免出现气泡。注入时,琼脂可略多一些,以补偿琼脂凝固时的体积收缩。待琼脂完全冷却后,小心取出石膏工作模型,完成琼脂印模的制作(图3-45)。如无复模型盒时,也可使用大号(7号)煮牙盒替代。

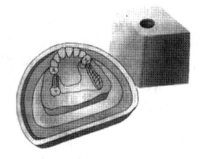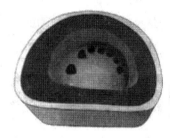

图3-44　石膏模型置于复模型盒的中央　　图3-45　琼脂完全冷却后取出石膏工作模型

检查印模是否符合要求,有无气泡、裂纹,表面的清晰度、完整性等。另外,在复制琼脂印模时应注意掌握好材料的复模温度。温度过低,材料流动性差,易造成灌注不全,导致复制的模型变形;若温度过高,则可使衬垫在模型上的蜡片软化翘起,影响琼脂印模的精确度。

3. 调拌磷酸盐包埋材料　按粉100g加水13ml的比例(或按厂商提供的调和比例)调拌磷酸盐包埋材料,灌注于琼脂印模内,同时注意振荡排气。1小时后,待磷酸盐复模材料完全凝固后,分段切开琼脂印模,分离出复制模型。此模型即以后的铸模。

4. 模型的烘烤　将磷酸盐复制模型自行干燥或使用低温干燥箱烘干。再置于120℃左右的蜂蜡中浸泡15~30秒,或表面涂以熔蜡,使蜡渗入模型内,以提高模型强度和光滑度,有利于蜡型紧密贴合于铸模上;同时蜡还可以封闭模型微孔,避免将来包埋材料的液体被吸收导致比例失调,影响其性能;焙烧时高温去蜡后又留下一定空隙,有利于铸造时铸模腔内空气的逸出。

5. 复制模型的再设计　将石膏工作模型放回到观测仪的观测台上,根据模型上已记录的定位平面的标记,确定其与观测台的原有位置关系,然后换上耐火材料模型,重新绘制出观测线和模型设计的步骤,即将石膏模型上的设计转移到复制的模型上,在复制模型上用不同颜色的有色笔将各部件的位置和形态描绘出来。

四、金属支架蜡型的制作

（一）蜡型制作的原则

1. 制作蜡型时必须遵循的原则

（1）蜡型应紧贴于模型上,表面应光滑、圆钝,无锐角、毛边或缺损。

（2）卡环臂和卡环体应呈内扁外圆形,与基牙接触面大而密合。

（3）连接体及加强网应呈扁平状,离开模型少许。

（4）金属和塑料连接处应为直角台阶,以保证塑料边缘有足够的厚度。

（5）蜡型各部位的连接处,应牢固、平整一致。

（6）雕塑蜡型时应避免损坏模型,尽可能地保持模型的清洁。

（7）在不影响义齿的功能、稳定和坚固的情况下,蜡型应尽量做得小巧、精致和美观。

2. 支架蜡型制作的要求　支架蜡型需要根据模型设计所确定的支架类型和位置进行制作,使其各部件的粗细、厚薄均应符合固位、坚固和美观要求。

（1）卡环臂和卡环体应是内扁外圆的半圆形。内扁是指其与基牙接触的面积应较大以利于固位,外圆指的是其磨光面应圆钝,不刺激软组织,易于清洁也利于美观。卡环体应稍粗大,由卡环体部至卡环臂尖,应逐渐变细并进入倒凹区。

（2）𬌗支托呈匙形,越靠近𬌗缘越宽亦越厚,在𬌗外展隙处与卡环体相连,但不能影响咬合。

（3）连接体、加强丝、网状支架应呈扁平状,并离开模型 0.5mm 以上,以便为塑料基托所包埋。

（4）连接杆因其类型和安放位置的不同,其宽度、厚度要求亦不同。一般前腭杆宽而薄（宽 4.0～6.0mm,厚约 1.2mm）；后腭杆稍宽而较厚（宽 4.0～5.0mm,厚 1.5～2.0mm）；舌杆窄而厚（宽 2.5～3.0mm,中份厚 1.5～2.0mm）。连接杆或腭板、舌板、金属基托进入到与塑料连接处,应形成适当台阶,使之与金属连接的塑料边缘有一定的厚度,以免形成薄边易与金属分离或折裂破碎。

3. 蜡型制作的材料　铸造支架用蜡,常选用具有一定形态或各种规格的半成品的薄蜡片、蜡线条、卡环蜡和蜡网。半成品蜡使用方便,只需在火焰上或用电热风软化,轻轻贴附于相应位置即可将半成品蜡件组合成蜡型。有时也可由基托蜡和嵌体蜡各 50% 熔化而成,采用滴蜡成型法制作蜡型。

（二）蜡型制作的程序和方法

在制作铸造支架的过程中,应用可熔性材料所塑制的义齿铸件的雏形,称为熔模或铸型。熔模的质量直接影响铸件的精确度,只有制作出质量优良的熔模,才能获得优质的铸件。

熔模的制作,常用的可熔性材料有蜡和塑料。用蜡制作者称为蜡熔模（亦称蜡型）。

1. 蜡型制作的方法　制作支架蜡型可采用成品蜡件组合法、滴蜡成型法及成品蜡件与滴蜡成型结合法。

应用蜡制作熔模是临床最常采用的方法。铸造支架用蜡,常选用具有一定形态或各种不同直径、厚薄的半成品的薄蜡片、蜡线条、卡环蜡及网状蜡等。

（1）成品蜡件组合法:成品蜡件组合法是将各种成品或半成品预成蜡件,如基托薄蜡片、网状支架蜡、卡环蜡、连接杆蜡条等,烤软后按设计要求,贴附于模型的相应位置上,并确保其与耐火材料模型的贴合,组合成一整体。

（2）滴蜡成型法:滴蜡成型法是用蜡刀将铸造蜡在酒精灯上熔化,按设计要求在模型上滴蜡成型,加以修整后,形成铸造所需的支架形状。

（3）成品蜡件与滴蜡成型结合法:成品蜡件与滴蜡成型结合法的支架蜡型制作,先应用成品蜡件完成支架蜡型的大部分,然后再用滴蜡法制作支托、形状较特殊的连接杆、蜡模边缘及个别需要加厚的部位等。

2. 带模铸造支架蜡型的制作 带模铸造的支架蜡型是在耐高温材料复制的模型上进行制作,蜡型完成后不将其从模型上取下,而是将蜡型连同模型一起包埋铸造,完成支架铸造。此法主要用于较复杂的铸造支架蜡型的制作。

根据义齿的设计要求,结合铸模上标画出的卡环、间接固位装置、连接体、基托等支架部件的位置和形状,用成品蜡件组合法或滴蜡成型法制作蜡型。在临床操作中,此两种方法常常结合使用,如卡环、基托、连接杆和埋于塑料内的网状连接体等部分多用成品蜡件贴附成型,而𬌗支托、形状较特殊的连接杆、蜡模边缘及个别需要加厚的部位,则常采用滴蜡成型法制作。支架蜡型完成后,表面应用微火吹光或用酒精棉球将其擦拭光亮。

(1)网状支架蜡型的制作:在模型的缺隙区、牙槽嵴顶部铺置网状支架蜡,蜡网上的网眼可有多种形状,此为与塑料结合的固位装置。应用湿纱布或湿棉球将蜡网加压致其与模型贴合,再用热蜡刀滴蜡将蜡边缘封闭。

(2)基托蜡型的制作:可选择皱纹蜡片,或光面蜡片。在设计有金属基托的位置上进行铺置,按标画线修整基托蜡型的形状,压贴合后滴蜡封闭蜡片边缘。上颌腭侧基托,大多选用皱纹蜡片;小面积基托或连接杆式基板,常选用光面蜡片。

(3)连接杆蜡型的制作:连接杆的制作最好采用半成品蜡线条,加热软化后加以修整完成:①后腭杆可选用3~4mm宽的半圆形半成品蜡条;②前腭杆可选用宽约8mm、厚约1mm的蜡件;③舌杆可选用5mm宽的半梨状半成品蜡条;④形状较特殊的连接杆,可使用滴蜡成型法制作蜡型。

以腭杆的制作为例,按照铸模上所画腭杆的形态,将两层薄蜡片烤软后轻轻贴于铸模上(图3-46)。用雕刻刀修整并切除多余的蜡片,然后用熔蜡封闭其边缘(图3-47)。

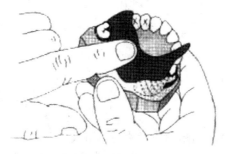 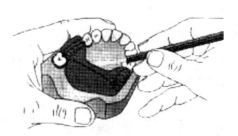

图3-46 将薄蜡片烤软后贴于铸模上　　　　图3-47 熔蜡封闭薄蜡片边缘

(4)支托的制作:可用热蜡刀直接取铸造蜡,采用滴蜡成型法形成蜡型,并与卡环体连接,再用蜡线条形成连接体部分。根据咬合接触关系修整𬌗支托的形态和厚度,不应存在过早接触(图3-48)。

(5)卡环蜡型的制作:选用与模型上基牙相适应的成品卡环蜡型,经微热变软后,按照模型上标示的观测线,将蜡卡环按设计要求的位置,采用轻压、粘贴的方法完成。

(6)蜡型各部件间的连接:各个小连接体以及各个部件间的连接处,均应将蜡烫熔使其结合,修整外形和厚度,将支架蜡型连接成为一整体(图3-49)。

(7)蜡型的整体修整完成后,可再做进一步的修整,并用微火吹光表面。

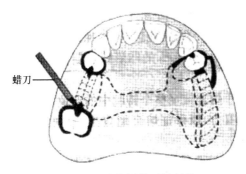
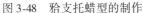
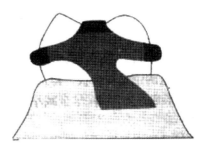

图 3-48　𬌗支托蜡型的制作　　　图 3-49　各个部件间连接处的结合

3. 脱模铸造支架蜡型的制作　脱模铸造法是在硬质石膏工作模型上直接制作支架蜡型,安插铸道后,将支架蜡型整体由模型上取下,经包埋铸造等工序完成支架铸件的方法。脱模铸造法的制作与带模铸造法有许多相似之处,以下仅介绍其不同之处。

(1)脱模铸造法的适用范围:脱模铸造法主要适用于义齿结构较简单、体积较小的铸件,或用于分段支架的铸造,如𬌗支托、卡环、局部基托、连接杆等。

(2)脱模铸造法的优缺点:①优点:脱模铸造法不需翻制耐火模型,操作简单。②缺点:蜡型易收缩,可影响铸件的精确度;支架蜡型在脱模和包埋时,如操作不当容易引起变形。

(3)模型的处理:脱模铸造法需用硬度较高的石膏灌制模型,以免在操作时模型磨损而导致蜡型变形。模型经观测设计后,按设计要求在模型上标示出支架的类型和各部分的位置。将模型浸入水中浸泡至饱和状态,或在模型表面涂一层藻酸钠分离剂,以利于将来蜡型的分离。

(4)蜡型的制作方法:将设计和处理好的硬质石膏模型,按铸造支架蜡型的制作要求和方法、步骤进行制作,完成网状支架、基托、连接杆、卡环等蜡件各部分间的粘结及整体蜡型的修整。

(5)脱模铸造法蜡型制作时的注意事项:整体铸造支架采用脱模法制作,由于蜡型和铸金收缩,可影响铸件的精确度,且支架在脱模和包埋时,也易引起变形。所以操作时应采取以下措施:①支架蜡型完成后,为了便于支架蜡型与模型的分离,可将模型置于温水(35℃)和冷水中,交替浸泡,蜡型可反复出现膨胀和收缩,或使藻酸钠分离剂膨胀,这样易于将蜡型从模型上取下,而不致变形。②支架蜡型完成时,表面的吹光要用微火或用酒精棉球擦洗,勿使蜡型某些部分变薄,否则,蜡型从模型上取下时容易变形。③若支架较大,可在蜡型上适当设置支撑工艺筋。即取一段直径 0.9mm 的不锈钢丝,两端用少许蜡固定在蜡型两侧,打磨铸件时再将钢丝去除。

(三)铸道的选择和安插

铸道是金属熔融后注入铸腔内的通道。铸道选择的正确与否将直接影响铸件的铸造质量,若选择设置不当,在铸造时可发生铸造缺陷。

1. 铸道的设置及应注意的问题

(1)铸道的直径:铸道应有足够大的直径,以便熔化的合金能容易、快速地注入铸模腔,形成铸件。体积较大的整体铸件,其主铸道常用直径 6~8mm 的圆形蜡条制作,而分铸道一般用直径为 1.0~1.5mm 的蜡线条形成。

(2)铸道的位置和形状:铸道的位置应选择易于熔金流至整个铸腔中的部位,各级铸道均应避免形成过度弯曲,尽量减小熔金流入时的阻力,以保证熔金能直接、顺利地进入铸模腔。

(3)铸道的直径和储金球的体积:应与铸件的大小比例相适合,即铸件体积大者,铸道的直径应加粗且数量也应增加,储金球的体积也应加大,以补偿铸金在冷却时的收缩,确保铸件的完整性。

(4)逸气道的设置:铸件体积较大时,可应用直径约为0.5mm的蜡线条,于蜡型的四周或边缘放置几个逸气道,目的是避免铸件的末端细微部位滞留空气,造成铸造不全。

2. 铸道的安插 铸道安插的形式和种类通常有以下几种方式。现以带模铸造法为例,分别介绍。

(1)铸道的形式:带模铸造法的铸道有单铸道和多铸道两种形式。

1)单铸道:常适用于上颌,且有较大面积金属基托的铸件。一般用直径约为6mm的圆形蜡条,安放于蜡型的后缘中份,形成单一铸道(图3-50)。

2)多铸道:除放置直径较大的主铸道外,尚有2~4个分铸道。各分铸道的长短应基本相同,以便在进行铸造时,熔化的合金可同时流至铸模腔的各个部位,故主铸道应尽可能位于蜡型的中份(图3-51)。

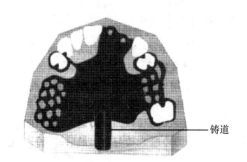

图3-50 单一铸道

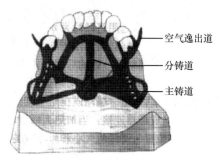

图3-51 主铸道位于蜡型的中份

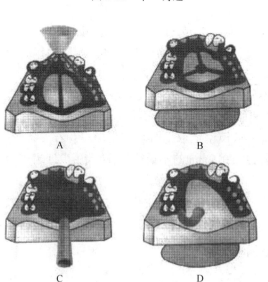

图3-52 铸道的安插

A. 正插铸道;B. 反插铸道;C. 垂直铸道;D. 螺旋单铸道

(2)铸道的安插:根据设计不同,有反插铸道、正插铸道、垂直铸道和螺旋单铸道等类型(图3-52)。临床以反插铸道和正插铸道最为常用。

1)反插铸道:主铸道插在蜡型所在模型的底部,在复制耐火材料模型时,因模型在上颌腭顶或者下颌口底中心部位的材料较薄,容易修整成孔。首先,在上颌腭顶或者下颌口底的穿孔部位安放浇铸口成形器(或称铸造成形座),再在其上安放直径4~6mm的圆形蜡条作为主铸道,并穿过此孔到达模型上方。蜡型上的分铸道应与此主铸道连接,并在相应部位增大形成储金球。分铸道(或横铸道)的设计,则应根据支架蜡型的大小、形状和蜡型的不同部件等情况来确定具体的数量和方向。

2）正插铸道:正插铸道时的主铸道,应设置在耐火材料模型的正上方,蜡型的各主要部件通常依靠多个分铸道进行连接。根据蜡型的大小和部位,应用 2~4 根直径为 1.0~1.5mm 的圆形蜡线条,其一端分别插在固位体、连接体及网状支架上,另一端向中央的主铸道集中,并与其牢固连接。主铸道可采用直径为 4~6mm 的圆形蜡条。在主铸道的下方、各铸道集中处,采用滴蜡法形成储金球,以补偿铸件的收缩。主铸道与浇铸口成形器连接。有时,为防止铸件细微末端处滞留空气而造成铸造不全,也可在蜡型四周放置数根直径为 0.5mm 的圆形细蜡条,作为铸造时滞留空气的逸气道。

3）垂直铸道:在上颌全腭板铸造时,通常使用垂直铸道。垂直铸道通常位于支架蜡型的后缘中份,铸道选用直径为 6~8mm 的圆蜡条,只需设单一的、直径较大的主铸道。

4）螺旋单铸道:通常用于下颌支架的整体铸造。螺旋单铸道按顺时针方向,将单一主铸道设置在铸模蜡型一侧的后端,另一端加辅助排气的逸气道。

在可摘局部义齿整铸支架蜡型的制作时,铸道通常选用半成品的圆形蜡线条制作而成。按照设计要求,铸道一端粘固在蜡型宽而厚的部位(一般对铸件形态影响较小的位置),另一端与浇铸口成形器连接。当加热去蜡后,即为熔融金属注入铸腔的通道(铸道)。铸道的直径、数目、位置与铸件的大小和形态有关,并决定着铸件的铸造成功与否。最后,当铸道安放位置恰当、合适后,再将整个蜡型连同铸模,借主铸道固定在浇铸口成形座上,以备进行包埋。

五、包 埋 蜡 型

（一）包埋的目的

支架通常用高熔合金铸造而成,所以,蜡型的包埋应使用高熔铸造合金包埋材料。蜡型完成包埋后,通过加热除蜡而形成铸型腔,以便于熔化金属铸造成型。由于义齿支架的制作是在高温下进行,故要求包埋材料具有以下性能:①包埋材料在铸造温度时,不熔化、不分解,化学性能稳定;②包埋材料须具有较大的温度膨胀、吸水膨胀及凝固膨胀系数,以补偿蜡型和铸金冷却时的体积收缩;③包埋材料应有足够的抗压强度,即使在铸造高温下也应如此,方能承受离心铸造时的冲击力而不至于破碎;④包埋材料不应与熔金发生任何化学反应;⑤加热除蜡后,所形成的铸腔内表面应光滑、清晰,以免影响铸件的光洁度和精确度;⑥包埋材料应有足够的透气性,以利于铸造时铸腔内空气的逸出。

（二）包埋材料的选择

按铸造合金的性质和要求选择合适的包埋材料。可摘局部义齿支架的铸造,多用钴铬合金或 18-8 铬镍不锈钢等高熔铸造合金。为此,必须选用与之相匹配的高熔铸金包埋材料,常用的高熔铸金包埋材料有正硅酸乙酯包埋材料和磷酸盐包埋材料两种。

硅酸乙酯包埋材料有一定的凝固膨胀和较高的温度膨胀,铸造支架的蜡型不易变形。在进行包埋时,能节省作为内包埋材料的硅酸乙酯包埋材料。而且,外包埋材料采用的是颗粒较大的粗石英砂,有足够的透气性,硅酸乙酯包埋材料为国内临床常采用的包埋材料。

磷酸盐包埋材料有较好的凝固膨胀和温度膨胀。磷酸盐包埋材料除可用于复制耐火材料模型外,也常用于铸造包埋。

（三）包埋的步骤

1. 包埋前的准备

（1）蜡型的清扫与脱脂:用毛笔蘸肥皂水或 75% 乙醇溶液轻轻清扫蜡型表面,以除去油脂,然后用细小的室温流水缓缓冲净,并使用轻压力空气吹干。经过如此处理后的蜡型,有利于包埋材料附着,可避免包埋时在蜡型表面残留微小气泡,致使铸件表面形成小结节。

（2）铸圈的选择:铸圈的大小应根据铸模的体积进行选择。合适的铸圈应是:①铸圈的周径至少应比铸模的周径大5mm以上;②铸圈的高度应比蜡型最高处高出6.5mm以上。

（3）铸圈的准备:在铸圈内面衬以1mm厚的湿石棉纸,其目的是:①使包埋材料和铸圈之间有一定间隙,以供包埋材料凝固膨胀、吸水膨胀和温度膨胀之用;②铸造时,当熔金注入铸模腔内,有利于铸腔内的空气顺利逸出。

2. 包埋方法 包埋方法有一次包埋法和二次包埋法。一次包埋法是指一次性调拌足够的材料完成包埋的方法;二次包埋法分为内层包埋和外层包埋两个步骤,先行内包埋,再通过外包埋最终完成包埋的方法。临床在选择采用哪种方法进行包埋时,可根据支架的大小和类型、高熔铸金包埋材料的种类等来确定。

（1）硅酸乙酯包埋材料包埋法:硅酸乙酯包埋材料应采用二次包埋法进行包埋。硅酸乙酯包埋材料有一定的凝固膨胀和较高的温度膨胀,铸造支架的蜡型不易变形。在进行包埋时,能节省作为内包埋材料的硅酸乙酯包埋材料。而且,外包埋材料采用的是颗粒较大的粗石英砂,有足够的透气性,为国内临床常采用的包埋材料。

1）内层包埋:将正硅酸乙酯水解液和200目的细石英砂,按1:3的比例调和均匀成糊状,用毛笔仔细地涂在蜡型表面,将整个支架蜡型覆盖。然后,不断转动模型,在其上撒布一层30~40目的粗石英砂(称为挂砂),以吸除多余液体,并提高内包埋料的强度和透气性。随后,将其置入有浓氨水的玻璃干燥器内,氨气干燥固化处理15~20分钟。取出后,重复上述操作步骤,同法做第二层或第三层包埋,直至内包埋材料的厚度达到3~6mm,内层包埋完成。

2）外层包埋:内层包埋料完全硬固后,将内包埋好的铸模放置于通风处,使氨气挥发干净,套上铸圈,准备外包埋。外层包埋料按粗石英砂(30~40目)与煅石膏9:1的比例,加水调和均匀后,顺铸圈内壁的一侧缓缓注入,轻轻振荡、排除气泡,直至注满铸圈。

（2）磷酸盐包埋材料包埋法:磷酸盐包埋材料有较好的凝固膨胀和温度膨胀。包埋方法有一次包埋法和二次包埋法,可根据具体需要进行应用。临床操作时,应严格调和比例,按100g磷酸盐包埋料与13ml水(或专用液)调拌使用。

1）一次包埋法:磷酸盐包埋材料的调拌和包埋,在有条件时,最好在真空调拌机中进行,此包埋方法应用较为广泛。采用磷酸盐材料进行包埋,包埋后的质量高,但较硅酸乙酯包埋材料价格偏贵,还常需特殊的真空包埋设备。①根据铸模和铸圈的大小,按正常比例调和适量的材料,一次性注满铸圈,完成包埋。②使用真空包埋材料调拌机进行包埋时,可作一次性无圈包埋。该方法包埋时不需金属铸造圈,在真空包埋机中通过铸型成形器进行包埋,材料凝固后去除铸型成形器,即得到无圈铸型。无圈铸型因其没有金属铸圈的限制,包埋材料的膨胀完全,具有较强的抗冲击能力。

2）二次包埋法:磷酸盐包埋材料采用二次包埋法,也需进行内包埋和外包埋两个步骤。将磷酸盐包埋材料按常规比例加水调拌成糊剂,用毛笔均匀涂刷蜡模表面,至磷酸盐材料内包埋层在蜡模外形成厚度3~4mm的壳型。

磷酸盐包埋材料凝固后,内包埋完成。然后,按常规比例调拌粗石英砂和煅石膏,进行外包埋的操作。

六、高温除蜡

高温除蜡的目的是去尽铸型中的水分和蜡质;使包埋材料产生温度膨胀,获得一个能补偿铸金收缩的铸型腔;提高铸型的温度,减少铸造时铸型与合金液之间的温度差。

(一) 高温炉的选择和使用

高温除蜡应在蜡型外包埋完成至少 2 小时以后进行,最好在次日;选择在能自动控制温度的电烤箱中进行高温除蜡,这样,有利于控制铸圈升温的时间和速度。

高温除蜡分为低温烘烤和高温焙烧两个阶段进行。首先进行低温烘烤去蜡,以去除铸型中的水分和蜡质,避免熔蜡损坏高温电炉。方法是将已去除型孔座(或蜡底座)的铸圈,铸道口向下放入电烤箱中,以便于熔蜡的外流。如果铸道内有金属丝,短暂烘烤后使蜡型变软后,即可拔出金属丝。逐渐加温至 300℃,再将铸圈的铸道口向上,维持 30 分钟,使残存蜡质进一步燃烧和挥发干净。然后,在 1 小时内缓慢升温至 400℃,结束低温烘烤阶段,继续加温进入高温焙烧阶段。

高熔合金包埋材料的铸型应焙烧至 900℃,维持 15 ~ 20 分钟,当铸圈呈赤红色时,方可进行铸造。

铸圈在焙烧过程中有两次恒温。第一次恒温是在低温烘烤去蜡阶段,其目的是使包埋材料中的水分得以蒸发,不致产生铸型破裂;让蜡质大部分熔化外流,以保证铸型腔内壁不产生缺陷。第二次恒温是在最高焙烧温度后的恒温维持,其目的是保证包埋材料内外温度一致,获得均匀的热膨胀;使铸型的内外温度与显示器上的温度一致,以最终获得一个完整的、高精度的铸件。

不同的包埋材料其焙烧的时间和速度是各不相同的,即使是同一种材料,但生产厂家不同,其焙烧的时间和速度也有所不同,特别是采用低温铸造的钛及钛合金的铸型。因此,在使用前注意阅读说明书,按照厂家提供的方法进行操作,以确保能获得理想的铸件。

(二) 除蜡的注意事项

(1) 铸圈加温不能过快,以免铸圈内水分蒸发过急,造成包埋材料的爆裂。

(2) 铸圈升温的程度,应根据铸金的种类和包埋材料的热膨胀系数之间的关系而定。

(3) 不能在铸圈升温到预定温度时停留过久,或降温后又升至预定温度才铸造。否则会影响包埋材料的强度,降低铸件的精度和光洁度。

(4) 若无电烤箱可改用碳炉或煤气炉加温,根据铸圈焙烧后的颜色改变来确定温度。400℃以下,铸圈无颜色改变;500 ~ 600℃时铸圈呈暗红色;700 ~ 800℃时铸圈呈樱桃红色;900℃时铸圈呈赤红色(表 3-2)。

(5) 若使用碳炉加温,铸圈的铸道口应始终向下,以免杂质落入铸腔内。

(6) 铸圈最好放在电烤箱的最里面。实验表明,电烤箱靠近炉门处与最里面的温度最高可相差 60℃,而电烤箱上的温度显示器显示的温度其实是靠近里面的温度。

表 3-2　焙烧温度与铸圈颜色变化的关系

温度(℃)	铸圈颜色
<400	无颜色改变
470	初可见的暗红色
500 ~ 600	暗红色
700 ~ 800	樱桃红色
900	赤红色
950 ~ 1000	黄色
1050	淡黄色
>1150	白色

七、铸造过程

铸造是指加热熔化合金并将液态合金通过一定的力量注入铸型腔内,形成铸件的过程。

(一) 铸造合金材料和设备

1. 材料 目前铸造支架常用的金属有18-8镍铬不锈钢、钴铬合金等高熔合金,熔点在1300℃以上。另外,钛及钛合金也已用于铸造支架,使金属支架在生物相容性、弹性、重量等性能方面都有较大提高。

2. 设备

(1) 热源:整铸支架所采用的金属为高熔合金,如镍铬合金和钴铬合金。高熔合金的熔点多在1300℃以上。常用的热源有以下三种。

1) 高频感应加热:其原理是利用高频交流电产生的磁场,使被加热的金属内产生感应电流,由于电阻效应产生大量的热能,温度可达1400℃以上。具有熔金速度快、合金熔化均匀、元素烧损少、无弧光、操作简便及成功率高等优点,是现在广泛采用的热源。

2) 直流电流加热:通过电极发生的电流产生弧放电,弧放电产生的高热将金属熔化,电弧中心的最高温度可达4000℃以上。现多在真空和真空加压条件下铸造。

3) 乙炔吹管加热:乙炔为可燃气体,氧气是助燃气体,两种气体通过吹管的调节,混合燃烧,温度可达3750℃。

(2) 铸造机

1) 高频感应离心铸造机:离心铸造是口腔修复中广泛采用的铸造方法。高频感应离心铸造机采用电动机式离心系统,其优点是具有较高的初速度,操作方便,铸造成功率高,并且铸造时合金的熔化速度快而均匀,金属元素烧损小,噪声小。

2) 真空吸引铸造机:利用真空铸造炉的真空负压作用,待金属熔化后,对半坩埚的下部会分开,将熔化的金属吸入铸模腔内,加之熔化合金的重力作用形成所需的铸件。

3) 真空充压铸造机:同样是利用真空负压作用,将熔化的金属吸入铸模腔内,但随即还会注入惰性气体加压,铸成高致密度的铸件。真空充压铸造机的铸造成功率极高,但应注意加压的强度,若压力过大,可造成少量的气体混入熔化的合金之中。

若选用钛或钛合金铸造义齿的支架,则应使用专用的牙科铸钛机进行铸造,真空铸造为其首选方法。

(二) 铸造的程序

1. 铸造方法 有离心铸造、吸引铸造、加压铸造三种铸造方法。

(1) 离心铸造:其工作原理是利用发条的弹力或电动机的牵引,通过中心轴带动水平杆(旋转臂)或垂直杆(旋转臂)的转动产生离心力,从而将熔化的合金注入铸型腔内。铸造机旋转臂的一端为熔金坩埚和铸圈,另一端为平衡砣。铸造前根据铸型的大小调整平衡砣,使旋转臂的两端处于平衡状态。在坩埚架上放已经预热的坩埚,并将事先选择好的合金金属块置入其中。将经焙烧后的铸造圈放在铸造架上并固定好,开始熔化合金,当熔化的合金达到要求后,立即按动铸造按钮,离心机旋转,液态合金借助离心力被注入铸型腔内。待旋转臂停止旋转后,从铸造架上让铸道口向上夹出铸造圈。离心铸造既适用于高熔合金铸造,也可用于中、低熔合金的铸造。

（2）真空铸造：又称吸引铸造。利用真空铸造炉的真空负压作用，待金属熔化后，对半坩埚的下部会分开，将熔化的金属吸入铸型腔内，加之熔化合金的重力作用从而形成铸件。

（3）真空充压铸造：也是利用真空负压作用，将熔化的金属吸入铸型腔内，随即注入惰性气体加压，利用这种压力使熔化的合金液注满整个铸型腔，铸成高致密度的铸件。真空充压铸造机的铸造成功率极高，但应注意加压的强度，若压力过大，可造成少量的气体混入熔化的合金之中，导致铸造缺陷。

2. 铸造时应注意的问题

（1）合金的投入量应略大于实际所需量，目的是既可保证有足够的合金使铸件完整，而又不过多浪费金属。

（2）合金的摆放形式应正确，特别是在使用高频感应式熔金时，要求合金块之间应紧密接触。使用块状合金时可采用叠放法；使用柱状合金而合金用量较大时，可采用垂直摆放的方法。

（3）熔解合金之前应对坩埚进行预热，目的是缩短合金的熔解时间，减少合金氧化，提高坩埚使用寿命。

（4）对于价格昂贵且来源紧张的合金可重复使用，即将铸造后的铸道重新熔解，再次利用其铸造新的铸件过程称为合金的反复使用。由于合金在熔解过程中会造成一些元素的烧损，故在重复使用时应加入一定量（1/3 ～ 1/2）的新合金。该方法经实际使用，证明对铸件的物理性能影响不大，但再次使用的合金在铸造前必须经过喷砂处理。

（5）铸造温度应略高于合金的熔点，目的是使金属完全熔解，并具有良好的流动性。但不能过度熔解，过熔会造成合金中的低熔成分被烧损，金属的物理性能下降，成孔性增加，产生铸造缺陷。

3. 铸件的冷却　浇注后，铸件的冷却方式和速度对保持和提高铸件的性能有密切的关系。如处理不当，可使铸件变形，甚至裂变。在实际工作中，若铸金为镍铬不锈钢，浇注后应将铸圈立即投入冷水中急冷淬火，以稳定不锈钢中的碳，防止其中的元素氧化，使金属具有较好的抗腐蚀能力。若铸金为钴铬合金，浇注后，可将铸圈置于空气中自然冷却至400℃以下，再从包埋材料中取出铸件，让其自然冷却至室温。若为钛或钛合金铸件，浇注后应采用急冷的方式将铸型立即放入冷水中，以减少铸件表面氧化反应层的厚度。

铸件冷却后，用小锤敲击铸型包埋材料，从中取出铸件，然后准备对铸件进行清理。

八、金属支架的研磨、抛光

（参见本章第6节）

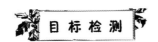
目标检测

1. 前腭杆的前缘应
    A. 位于上前牙舌隆突上
    B. 位于上前牙舌侧龈缘
    C. 离开上前牙舌侧龈缘 2mm
    D. 离开上前牙舌侧龈缘 6mm
    E. 离开上前牙舌侧龈缘 8mm

2. 大连接体的主要作用是
    A. 连接义齿各部分成一个整体
    B. 连接义齿各部分，具有支持作用
    C. 连接义齿各部分，具有支持和稳定作用
    D. 连接义齿各部分，具有传导和分散拾力作用
    E. 连接义齿各部分，具有传导和分散拾力，增加

义齿强度作用

3. 铸造支托的厚度一般为
   A. 0.5~1.0mm   B. 1.0~1.5mm
   C. 1.5~2.0mm   D. 2.0~2.5mm
   E. 2.5~3.0mm

4. 可摘局部义齿金属基托的厚度一般为
   A. 0.1mm   B. 0.3mm
   C. 0.5mm   D. 1.0mm
   E. 2.0mm

5. 琼脂的复模温度为
   A. 36~40℃   B. 52~55℃
   C. 60~70℃   D. 70~80℃
   E. 80~90℃

6. 复制耐高温模型时常选用的印模材料为
   A. 藻酸盐类印模材料   B. 印模膏印模材料
   C. 琼脂印模材料   D. 氧化锌印模材料
   E. 石膏印模材料

7. 铸造支架的模型准备时需在未来鞍基处的牙槽嵴顶上衬垫一层薄蜡片,以留出以后鞍基金属网状支架下方塑料部分的空间。其厚度应为
   A. 0.2~0.5mm   B. 0.5~1.0mm
   C. 1.0~1.5mm   D. 1.5~2.0mm
   E. 2.0~2.5mm

8. 磨牙铸造𬌗支托的宽度为磨牙颊舌径的
   A. 1/2   B. 2/3
   C. 1/4   D. 1/3
   E. 3/4

9. 铸造后腭杆的宽度一般为
   A. 0.5~1.0mm   B. 1.5~2.0mm
   C. 2.5~3.0mm   D. 3.0~4.0mm
   E. 4.0~5.0mm

10. 铸造支架蜡型在包埋前要进行脱脂清洗,这样做的原因是
    A. 洗去表面的污染
    B. 减少蜡型表面的张力
    C. 增加其表面的湿润性
    D. 有利于包埋材料在蜡型表面的附着
    E. 以上都是

11. 以下哪项不是包埋蜡型的目的
    A. 形成铸模腔
    B. 获得包埋材料的凝固膨胀
    C. 获得包埋材料的温度膨胀
    D. 补偿铸金的收缩
    E. 补偿铸金的膨胀

12. 铸造支架的铸圈焙烧温度为
    A. 400℃   B. 600℃
    C. 700℃   D. 800℃
    E. 900℃

13. 制作整铸支架铸造时的热源最常见的是
    A. 高频感应加热   B. 直流电加热
    C. 乙炔吹管加热   D. 汽油-空气吹管加热
    E. 以上都不是

14. 模型的预备及填倒凹包括以下步骤,除了
    A. 去除不利倒凹
    B. 边缘封闭及记录定位平面
    C. 模型缺隙区去除0.5mm石膏
    D. 标记铸道口的位置
    E. 各种结构部件的颜色标记

15. 带模铸造法的优点有
    A. 耐高温模型连同蜡型一起包埋铸造
    B. 耐高温模型可以补偿金属铸造后的冷却收缩
    C. 可避免制作蜡型时支架误入倒凹区
    D. 可以防止大、中型复杂铸件变形
    E. 以上均对

16. 下列有关复制磷酸盐工作模型的说法错误的是
    A. 石膏模型在复制前需浸水5~10分钟
    B. 琼脂复模温度为50~55℃
    C. 如无复模型盒时,也可使用大号(7号)煮牙盒替代
    D. 磷酸盐模型烘干后,需置于200℃左右的蜂蜡中浸泡15~30秒
    E. 将石膏模型上的设计准确转移到磷酸盐工作模型上

17. 复制后的磷酸盐模型浸蜡的主要目的除了
    A. 可以提高模型强度和光滑度
    B. 可以使模型更加干净、美观
    C. 利于蜡型紧密贴合于铸模上
    D. 可以避免将来包埋材料的液体被吸收导致比例失调
    E. 有利于铸造时铸模腔内空气的逸出

18. 支架蜡型制作的要求是
    A. 卡环臂和卡环体应是内扁外圆的半圆形
    B. 支托呈匙形
    C. 连接体、加强丝、网状支架应呈扁平状,并离开模型0.5mm以上
    D. 前腭杆宽而薄,宽4~6mm,厚约1.2mm
    E. 以上均对

19. 制作带模铸造支架蜡型的描述错误的是
    A. 网状支架蜡型位于缺隙区牙槽嵴顶部,应与模型贴合并边缘封闭
    B. 基托蜡型一般选用皱纹蜡片,或光面蜡片
    C. 前腭杆可选用宽约8mm、厚约1mm的蜡件
    D. 卡环蜡型主要依据义齿的美观设计制作
    E. 蜡型各部件要连接成为一整体
20. 铸道设置应注意的问题有
    A. 铸道的直径
    B. 铸道的位置和形状
    C. 铸道的直径和储金球的体积
    D. 逸气道的设置

    E. 以上均对
21. 铸道的安插根据设计不同有四种类型,除了
    A. 横插铸道　　　B. 反插铸道
    C. 正插铸道　　　D. 垂直铸道
    E. 螺旋单铸道等类型
22. 铸件变形的常见原因应除外
    A. 复制的耐火材料模型不准
    B. 蜡型变形
    C. 包埋材料的凝固膨胀与温度膨胀不能补偿铸金的体积收缩
    D. 铸金量不足
    E. 铸造完成后铸圈未冷却至400℃以下取出铸件

第4节　排牙及调𬌗技术

一、概　　述

排牙的基本要求是尽可能恢复患者的自然外观,恢复牙齿的部分咀嚼和发音功能,从而达到保护牙槽嵴和黏膜组织,促进患者全身健康的目的。

（一）人工牙的选择

选牙时应考虑牙的种类、形态、色泽、大小及价格等各方面的因素,根据患者的口腔情况,如牙槽嵴丰满者可兼顾美观和功能,牙槽嵴低平者应多考虑组织保健,同时结合患者的经济条件等,做具体分析,一般是在临床完成。

临床上常用的人工牙根据材质不同可分为塑料牙和瓷牙两类。

（1）塑料牙的主要成分为甲基丙烯酸甲酯树脂,与瓷牙相比有质轻、韧性好、易磨改,且塑料牙与基托为同种材质制成,结合力好等优点;缺点为硬度小、易磨损、咀嚼功能较差等。

（2）瓷牙的优点为硬度高、耐磨,不易着色,且能较长时间维持稳定的垂直距离,咀嚼效率高等;缺点为与树脂基托连接靠机械式嵌合,因此,结合力差,且瓷牙性脆易崩损,前牙舌面有固位钉,后牙底面和邻面有固位孔,排牙时有一定困难。

（二）选牙

由于前后牙功能特点的差异,选择时其要求也不同。选前牙时重点在美观,选后牙时应重点考虑功能因素。

1. 前牙的选择　前牙影响到患者的面部形态和外观。选前牙时不仅要考虑人工牙的质地、大小、形态和颜色,还应根据缺隙的大小、宽窄,邻牙外形、颜色,以及面形、𬌗力大小和对颌牙情况等进行选择,并参考患者的意见。目前选用最多的是成品塑料牙。若成品塑料牙不合适,则需雕刻蜡牙冠。

（1）大小的选择:应参照口腔内缺失牙间隙的大小和余留牙或对侧同名牙的大小。若个别前牙缺失,可参照对侧同名天然牙;若缺隙过宽或过窄,可将人工牙适当地加大或扭转排列;若上前牙全部缺失,选择排牙时则应与下前牙相协调;若上下前牙均缺失,可参照患者拔牙前的照片、记存模型或原有的旧义齿的前牙;也可参照蜡𬌗堤上口角线间𬌗堤唇面弧线距离作为上颌六个前牙的总宽度,参照唇高线至𬌗平面的距离为上中切牙切2/3的高

度;唇低线至殆平面的距离为下中切牙切1/2的高度。

（2）形态的选择:前牙的形态要与患者面部形态和颌弓的形态协调一致。前牙缺失但有同名牙存在时,应选择形态和同名牙相似,与邻牙相协调的人工牙。前牙全部缺失时,可参照患者拔牙前的照片、记存模型或原有的旧义齿做选择。在无参照条件时,可参照患者的面形及颌弓的形态。临床上可将面形大致分为三种。

1）尖圆形面:两条颊线自上而下地明显内聚,面型约呈清瘦的三角形。尖圆形面的上中切牙牙颈呈中等宽度;近中、远中面几乎成直线,但不平行;唇面平坦,唇面宽度自切缘到颈缘逐渐变窄;近中线角较锐。

2）卵圆形面:两侧颊线自颧骨起呈向外凸形,面型圆胖,颌部略尖,下颌下缘呈圆曲线式。卵圆型面的上中切牙牙颈部略宽;近中面微凸,远中面的切1/2较凸;唇面较圆凸;两切角较圆。

3）方圆形面:两条颊线接近平行,此型的额部较宽,颊部方圆。方型面的上中切牙牙颈较宽;唇面切1/3和切1/2处的近中、远中边缘几乎平行;唇面平坦;切角近似于直角。

男性多选方形牙,体现男性的阳刚之气;女性多选卵圆形牙,体现女性的柔美之形。老年人随着年龄的增长,天然牙均有不同程度的磨耗,人工牙适宜的反映出来,给人视觉上的真实感和老年面容的协调感。

（3）颜色的选择:少数前牙缺失时,以余留相邻牙和同名牙的颜色作为主要选择参照。多数前牙缺失时,选择颜色的原则是与患者的肤色、性别和年龄相适应。选色过程要考虑颜色的色相（色调）、明度、饱和度（彩度）和透明度等特征,通常从中切牙到尖牙,牙齿的颜色有逐渐变深的倾向。此外,天然牙的增龄变化非常明显,年龄增大,牙齿明度降低,饱和度增加明显,选色时需体现年龄的真实感。选色时常用比色板,人工牙的选色应在自然光线下进行。用比色板上湿润的塑料牙,以余留牙为依据,进行颜色的选择。

2. 后牙的选择　后牙的主要作用在于完成咀嚼功能,同时重视口腔组织的保健。

（1）后牙以恢复咀嚼功能为主,选择人工牙时应注重材质和咀嚼效率。缺牙间隙正常,殆龈距离高,牙槽嵴丰满,抵抗较大殆力时,可选用解剖式和半解剖式的硬质树脂牙或瓷牙,通常临床多选用成品硬质树脂牙,因其硬度和耐磨性接近天然牙的釉质,便于调磨,使其能与对颌天然牙建立良好的咬合关系;若缺牙间隙小,殆龈距离低,且殆力大者,可选择金属殆面牙;若对颌天然牙排列不齐,无法排列人工牙时,可雕刻蜡牙冠,置换成塑料牙或铸造牙。

（2）人工后牙的大小:应根据缺牙间隙情况选择大小协调的人工后牙。多个后牙缺失时,后牙近远中向总长度应为下颌尖牙远中面到磨牙后垫前缘间的距离,并应参照余留牙长度和对颌牙大小,尽量使其协调,人工后牙颊舌径的宽度应小于天然牙,以减轻支持组织所承受的咀嚼压力。

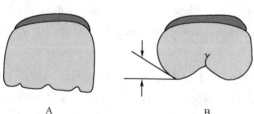

图3-53　无尖牙与有尖牙的侧面外形
A. 无尖牙(0°);B. 有尖牙(30°)

（3）人工后牙颜色的选择:可参照口腔余留牙的颜色,尽量与之协调一致。尤其口裂较宽者,排列第一前磨牙时,要兼顾美观。

（4）选择后牙殆面的形态:应根据患者剩余的牙槽嵴吸收情况、义齿承托区黏膜、上下颌弓的位置关系、患者颌位的稳定性等进行选择（图3-53）。

1) 有尖牙:根据牙尖斜度的大小可分为解剖式牙和半解剖式牙。①解剖式牙:牙尖斜度约30°,特点是在牙尖交错𬌗有尖窝交错的广泛接触关系,在非牙尖交错𬌗可以实现平衡咬合。牙槽嵴高而宽的患者,后牙可选择解剖式牙尖。②半解剖式牙:牙尖斜度略低,约20°,当患者的牙槽嵴窄且低,但支持作用尚可时选用,并要求适当减小其颊舌径的宽度。

2) 无尖牙:即非解剖式牙,牙尖斜度为0°,𬌗面无凸起的牙尖,𬌗面仅有沟窝、排溢沟等,上下颌后牙𬌗面间是平面接触。其优点是可减小侧向力,无尖牙使𬌗力主要以垂直方向向牙槽嵴传导,可减少由侧向力造成的义齿不稳定,另外排牙时操作较简单,不要求平衡𬌗。

二、可摘局部义齿的排牙

可摘局部义齿人工牙的合理排列,对义齿的美观和咀嚼功能的发挥具有重要作用。排牙的特点是:口腔内有余留牙存在,一方面给排牙提供了一定的依据;另一方面又因邻牙和对颌牙的存在限制了人工牙的排列。应根据患者缺隙的大小、邻牙和余留牙的形态、颜色,以及面形、肤色、𬌗力大小和对颌牙等情况,选择与之相适应的人工牙。前牙缺失者采用成品塑料牙排牙;后牙缺失则视缺隙大小、𬌗龈高度、咬合关系、𬌗力大小及支架的位置等情况而定,可采用成品牙、雕刻蜡牙或选用金属塑料混合牙等。

(一) 前牙的排列

1. 前牙排列的要求

(1) 前牙排列应达到恢复面容美观、切割食物、发音三大主要功能的要求。

(2) 个别前牙缺失,可参照邻牙或同名牙的唇舌向、切龈向的位置,以及与对颌牙的咬合关系排牙。

(3) 多数前牙缺失,或上下前牙全部缺失时,中切牙的近中接触点应与面部中线一致,尤其是上颌,更应居中以免影响美观。

(4) 前牙应有正常的覆盖和覆𬌗关系。若覆𬌗过大,会妨碍下颌的前伸运动;若覆盖过小,会影响美观、发音以及前牙的切割功能。

(5) 前牙应尽量排在牙槽嵴顶上,不要过分偏向唇、舌侧,以免形成不利的杠杆作用,或妨碍唇舌的功能活动从而影响发音和切割。

(6) 前牙排列应因人而异,能体现患者的性别、年龄、肤色、面形甚至性格特征,给人以逼真的感觉。

2. 前牙排列的方法

(1) 个别前牙缺失:排牙一般不需要在口内进行试戴。将选好的人工前牙在模型上比试,若人工牙略宽,主要磨改人工牙的邻面和舌侧轴面角,而尽量保留其唇面形态。若人工牙略长,则主要磨改人工牙的盖嵴面,并注意与牙槽嵴贴合,必要时可磨改人工牙的切缘。若人工牙唇舌向过厚,则主要磨改人工牙的舌面。若人工牙唇面突度不协调,也可磨改其唇面,但要边磨边调整人工牙的外形。若缺牙区牙槽嵴丰满,可不做唇侧基托,排牙前用小刀将缺隙区唇侧模型的石膏刮去一薄层,这样,可使完成后的义齿人工牙颈部与唇侧黏膜紧密贴合。若缺牙区牙槽嵴吸收较多,则应做唇侧基托。最后,将预备好的人工牙用蜡固定在模型的缺牙区,并按上下颌的咬合关系及与邻牙的相邻关系,调整人工牙至合适的位置。

(2) 多数前牙缺失:排牙前先将模型在水中浸湿,以便排牙后可将人工牙连同蜡基托取下。用热蜡刀烫软基托蜡,再将选好的人工牙固定在上面,以中线为准,分别对称排列左右中切牙、侧切牙和尖牙,并按要求调整至合适的位置。注意蜡刀不宜过热,以免将蜡过度熔化而黏附于模型上,使蜡基托不易取下而损坏模型。最后,在患者口内试戴排好的人工牙后,再继续完成义齿制作。

(二)后牙的排列

1. 排牙的要求

(1)可摘局部义齿的后牙排列的主要目的在于恢复咀嚼功能,要求不论排列成品牙还是雕塑牙,均应与对颌牙有正常的尖窝接触关系,以发挥良好的咀嚼功能。

(2)后牙应尽量排列在牙槽嵴顶上,使𬌗力垂直传递至牙槽嵴顶,有利于义齿的稳定和减少牙槽嵴的吸收。

(3)适当减小人工后牙的颊舌径和牙尖斜度,以减轻𬌗力。

(4)前磨牙的排列应兼顾到美观的要求。如第一前磨牙缺失时,人工牙牙冠的长度应与尖牙牙冠长度协调一致,以达到美观效果。

(5)人工后牙应尽可能排成正常的覆盖关系,不能排成对刃𬌗,以免出现咬颊或咬舌。

(6)上下颌双侧后牙均有缺失时,应按照全口义齿排牙的要求进行排牙,𬌗平面要平分颌间距离,有适当的𬌗曲线,达到前伸𬌗平衡及侧向𬌗平衡。

(7)若缺隙过小不便排列人工牙,则可雕塑牙。

2. 排牙方法 若缺隙正常,𬌗龈距离足够或对颌余留牙排列也正常者,可选用成品塑料牙;若后牙缺隙小,𬌗龈距离低或多数后牙缺失,且对颌天然牙伸长或排列不整齐,则可雕塑牙。

(1)单个后牙缺失:取一小块蜡片烤软后,铺于模型缺隙的颊舌侧形成基托,也可用滴蜡法形成基托。如用雕牙的方法,则根据缺隙的大小,取一段软蜡块放入缺隙内,趁蜡软时与对颌模型按正中𬌗关系进行咬合,用热蜡刀在蜡块的颊舌面和近远中将蜡熔化,固定在模型和蜡基托上。用小刀雕刻出蜡牙近远中的外形和颈缘线,再雕刻出舌面近远中外形和颈缘线,最后,根据缺失牙的解剖形态,按照蜡牙𬌗面的咬合印迹,适当加深沟窝并雕刻出𬌗面的三角嵴即可。亦可根据缺隙的大小,选择合适的成品塑料牙,经过适当的磨改以避开𬌗支托和卡环连接体。最后用蜡固定于缺隙内,不足之处用蜡填补。

若缺隙的垂直距离或近远中径较小时,可连同𬌗支托一起先制作金属𬌗面,然后将其连接体部分与卡环的连接体用焊接法固定。再用滴蜡法封闭金属𬌗面之下的牙冠部分,并雕刻出颊、舌面和颈缘线的外形。

(2)单颌多数后牙缺失:若缺牙间隙正常,对颌天然牙位置也正常,可选用合适型号的成品塑料牙来排列后牙。为获得良好的咬合接触,在排牙过程中应适当磨改塑料牙的𬌗面。若对颌天然牙伸长或排列不整齐,则可雕塑牙。如前后牙都有缺失,只有很少的余留牙,𬌗关系也不正常,则应在𬌗架上排好牙后,再在患者口内试戴,并进行必要的修改。

(3)上、下多数后牙缺失:双侧或一侧上下颌多数后牙缺失时,人工后牙的排列可参考全口义齿的排牙原则进行排牙,要求有适当地纵𬌗曲线与横𬌗曲线,一般均需排列成品塑料牙。

(三)几种异常情况的排牙

1. 前牙几种异常情况的排牙

(1)缺隙小于原天然牙:此时人工牙不能按正常位置和数目排列。若缺隙稍窄,此时可考虑将人工牙减径、扭转、改变倾斜度、选择略小于原天然牙的人工牙或者在排牙时略与邻牙重叠,以弥补间隙的不足(图 3-54),通过视错觉原理达到改善和调节人工牙大小,使之与天然牙协调一致的目的;若缺隙过窄,除采取减径、选择较窄的人工牙外,亦可采用减数排牙的方法,但应注意与中线的协调。采用何种方法排牙,还应征求患者的意见。

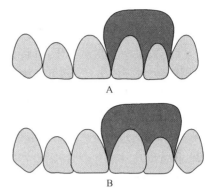

图 3-54　缺隙小时的排牙方法
A. 小于原天然牙的人工牙;B. 排牙时略
与邻牙重叠

(2)缺隙大于原天然牙:若缺隙稍大,多为原天然牙有间隙存在。在排牙时可选择略大于对侧天然牙的人工牙排列,且应将其近远中邻面唇侧的轴面角稍稍磨改,切角稍磨圆钝,使其看起来显得略窄;或增加人工牙近远中向倾斜度;或使牙齿间保留小的间隙,但注意间隙要留在人工牙的远中(图 3-55)。若缺隙过大,可采用增数排牙的方法加以解决(图 3-56)。同样,也应注意中线的位置,特别是上颌。一般增加的人工牙都排在缺隙的远中。

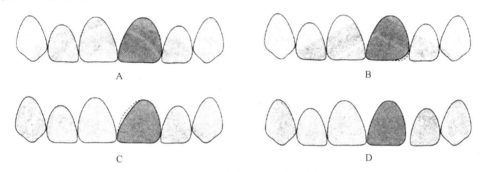

图 3-55　缺隙稍大时的排牙方法
A. 排大一号的人工前牙;B. 将切角稍磨圆钝;C. 增加倾斜度;D. 保留间隙

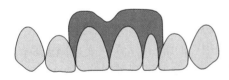

图 3-56　缺隙过大时的排牙方法

(3)前牙为反𬌗关系:前牙轻度反𬌗者,将人工牙稍向唇(上颌)或舌(下颌)侧排列,尽可能排列成浅覆盖;中度者,可排列成对刃𬌗;严重者,可排列成反𬌗。但应注意在人工牙与相邻天然牙相接处,排成自然的弧形,使之协调一致。若上前牙缺失、唇肌较松弛,排牙时可将上前牙排列成双重牙列。即保持原天然牙的反𬌗关系,使排在唇侧的前牙与下前牙呈浅覆盖关系。这样,可在保证咬合的同时,也改善了面容的美观。

(4)上颌前突下颌后缩:若是个别上前牙缺失,人工牙前牙的排列应与邻牙和对侧牙协调;若为深覆𬌗关系,则可采用适当磨除下前牙的切缘或使用金属基托等方法解决。若是上前牙多数或全部缺失,可将上前牙适当向腭侧排列,甚至唇侧不作基托,以减小覆盖又不至于过多影响面容;也可加厚人工牙的舌面或腭侧基托,以保证上、下前牙的正中咬合与非正中咬合的恢复。

(5)上颌前突严重:可建议患者做完牙槽骨修整术后再进行修复。

(6)咬合关系异常或患者有特殊要求:可在模型上完成后,在患者口内试戴蜡型,检查人工牙位置、形状、颜色及咬合关系,是否符合功能及美观的要求,并征求患者对人工牙排列的意见。然后,再进行适当调整。

2. 后牙几种异常情况的排牙

(1)缺隙小于原天然牙:可将人工牙减径、选择略小于原天然牙的人工牙或者在排牙时采用减数排牙的方法,还可考虑用解剖形态较小的牙代替较大的牙来排列,如磨牙缺失时用双尖牙代替。也可采用雕刻蜡牙,但要注意增大人工后牙的外展隙。

(2)缺隙大于原天然牙:可选择略大于原天然牙的人工牙,甚至采取增数排牙的方法来进行排牙。同样,也可考虑用解剖形态较大的牙来代替较小的牙进行排列,如双尖牙缺失用磨牙代替,排牙时应注意美观,特别是靠近前牙处的缺失。当然还可采用雕刻蜡牙的方法。

(3)反𬌗关系:轻度者,可将上颌后牙稍排向颊侧或下颌后牙稍排向舌侧,以建立正常的咬合关系;中度者,可适当磨改下后牙颊面,或将上后牙颊面加蜡,以建立一定的覆𬌗、覆盖关系,避免排成对刃𬌗而发生咬颊现象;严重者,可排列成反𬌗,但应保证后牙排列在牙槽嵴顶上。

三、调𬌗

(一)调𬌗的定义

𬌗也称为咬合,是指上、下牙之间的接触关系;咬合是指上、下牙之间的接触动作或接触过程。与口腔修复关系密切的𬌗主要有牙尖交错𬌗、前伸𬌗和侧方𬌗三种。由于牙尖交错𬌗是个体内最稳定的咬合接触关系,故可称其为静态咬合。与静态咬合相对应的是动态咬合,指在各种咬合运动中上、下牙之间的接触关系,例如前伸、后退以及侧向咬合运动中的咬合接触关系。

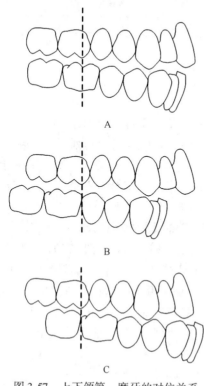

图 3-57　上下颌第一磨牙的对位关系
A. 中性𬌗;B. 运中𬌗;C. 近中𬌗

(二)牙尖交错𬌗

牙尖交错𬌗是指上下颌牙达到其最广泛、最紧密接触时的𬌗关系。这种𬌗关系中,下颌位置大多数处于正中,故过去一直称其为正中𬌗。但牙尖交错𬌗时的下颌位置并不都一定居于正中,可能偏左或偏右。如果存在两者不统一时,应重新建立牙尖交错最广泛、密切接触的𬌗关系,使之达到"牙尖交错接触𬌗位在正中"的统一,从而恢复口颌关系的正常功能。牙尖交错𬌗具有下列解剖特征。

1. 上、下牙的对位关系　上、下牙列的中线一致,并与面部的中线、上唇唇系带和人中一致。除了下颌中切牙及上颌第二磨牙外,每个牙均与对颌的两个牙形成尖窝相对的咬合关系。

2. 上、下颌第一磨牙的对位关系　第一磨牙的𬌗关系是牙尖交错𬌗的重要标志。一般有三种关系:第一种关系是上颌第一磨牙的近中颊尖正对下颌第一磨牙的颊沟,称为中性𬌗;第二种关系是上颌第一磨牙的近中颊尖对在下颌第一磨牙颊沟的近中,称为远中𬌗;第三种关系是上𬌗第一磨牙的近中颊尖对在下𬌗第一磨牙颊沟的远中,称为近中𬌗(图3-57)。

3. 上、下尖牙的对位关系　由于下前牙的牙冠比上前牙的牙冠窄,上颌尖牙牙尖舌面三角嵴的近中斜面与下颌尖牙牙尖的远中唇面相接触,这些为上下后牙交错接触创造了条件,从而使之达到广泛而密切的接触程度。

4. 上、下牙列之间存在覆盖、覆𬌗关系　由于上牙列比下牙列宽大,因而在牙尖交错𬌗时上牙列盖过下牙列。上颌牙列超出下颌牙列的水平距离,称为覆盖(超𬌗);上颌牙列覆盖下颌牙列的垂直距离,称为覆𬌗(图 3-58)。

正常的覆盖为上颌切牙切缘超过下颌切牙切缘水平距离在 3mm 以内,大于 3mm 者,则为深覆盖。Ⅰ度深覆盖者,水平距离在 3 ~ 5mm;Ⅱ度深覆盖者,水平距离 5 ~ 7mm;Ⅲ度深覆盖者,水平距离>7mm。覆盖过大可影响下颌功能运动的范围,造成前牙的切割困难;覆盖过小则可阻碍下颌的前伸运动和侧向运动。

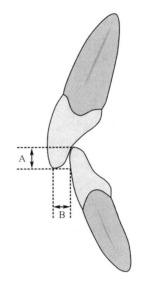

图 3-58　上下颌前牙的覆𬌗覆盖关系
A. 覆𬌗;B. 超𬌗

正常的覆𬌗为上颌前牙盖过下颌前牙唇面的切 1/3 以内,超过者则为深覆𬌗。深覆𬌗的程度取决于下前牙咬在上前牙舌面的部位。Ⅰ度深覆𬌗咬在上前牙舌面的切 1/3 ~ 中 1/3;Ⅱ度深覆𬌗咬在中 1/3 ~ 颈 1/3;Ⅲ度深覆𬌗超过颈 1/3 达牙龈处。

正常的覆盖、覆𬌗主要生理意义有:一是上牙列大于下牙列,便于下颌进行咀嚼运动时,能保持𬌗接触关系,从而有利于提高咀嚼效能;二是由于上牙列的切缘与颊尖覆盖着下牙列的切缘与颊尖,使唇、颊侧的软组织得到保护而不致被咬伤;同时,下颌牙列的舌尖反覆盖上颌牙的舌尖,这样可保护舌的边缘不被咬伤。

(三)前伸𬌗

前伸𬌗是指下颌前伸至上下前牙切缘相对并接触的咬合状态。前伸𬌗时,自然牙列中后牙也有接触,依后牙接触数目的多少,可将前伸𬌗分为三点接触、多点接触与完全接触。

1. 三点接触𬌗平衡　是指下颌向前运动到上、下切牙切缘相对接触的过程中,上、下颌牙列两侧后牙区第二或第三磨牙之间保持接触的关系。

2. 多点接触𬌗平衡　是指下颌向前运动到上、下前牙切缘相对接触的过程中,上、下颌牙列两侧后牙区保持着多于一个牙齿的接触关系。

3. 完全的接触𬌗平衡　是指下颌向前运动到上、下前牙切缘相对接触的过程中,上、下颌牙列相对牙齿均保持着接触关系。

(四)侧方𬌗

下颌向左侧或右侧做咀嚼运动时,根据工作侧与非工作侧接触情况,可分为单侧平衡𬌗及双侧平衡𬌗,单侧平衡𬌗又可分为尖牙保护𬌗和组牙功能𬌗。

1. 尖牙保护𬌗　尖牙保护𬌗是指下颌向一侧运动时,自然牙列中常出现只有工作侧尖牙接触而其余牙不接触的现象。尖牙能承受较大𬌗力,从而对其他牙起到保护作用,这种𬌗称为尖牙保护𬌗。尖牙具有承受非轴向的𬌗力而不使牙周组织遭受损伤的能力是因为尖牙具有以下优势。

(1)尖牙位于牙列转弯处,在该处的𬌗力已明显减弱,同时能抵御较大的咀嚼力。

（2）尖牙有粗而长的牙根，因此支持殆力的牙周膜面积大。

（3）尖牙有比任何牙都占优势的冠根比例。

（4）尖牙具有适合作为制导的舌面窝，可导致殆力趋于轴向。

（5）尖牙的牙周膜有丰富的感受器，对刺激感受敏感，能不断地及时做出调整反应。

但尖牙保护殆在全口义齿排牙时则不利于义齿的稳固。

2. 组牙功能殆 人的自然牙列多数是尖牙保护殆，但也存在组牙功能殆。组牙功能殆是指下颌侧向运动至与该侧尖牙斜面相接触时，不只是上、下尖牙接触，其余后牙的牙尖斜面也接触。这些牙共同承担在咀嚼运动过程中产生的非轴向殆力，从而有利于咀嚼功能，故称为组牙功能殆。

（1）组牙功能殆的特点：在侧方咬合时，工作侧上、下后牙均保持接触，而非工作侧上、下后牙不接触；在前伸咬合时，则是上下颌前牙切缘相对且接触，后牙不接触。

（2）优点：组牙功能殆型者，咀嚼面积大，虽然承受较大的非轴向殆力，但是由于其是以组牙的形式行使功能，故可分散殆力、减轻个别牙的负担，从而对牙及牙周组织的健康起到保护作用。

3. 双侧平衡殆 是指下颌做侧向咀嚼运动时，工作侧和非工作侧均有殆接触，可分为三点、多点或完全的接触平衡。

四、殆 架

殆架又称咬合器，是模仿人体上下颌和颞下颌关节，借以固定上、下颌模型和殆托，并可在一定程度上模拟下颌运动的一种仪器。不过，迄今为止还没有一种殆架能完全模拟下颌的运动，殆架与人体器官之间的不同只是精确度上的差异而已。

（一）殆架的分类

殆架可分为简易殆架（图3-59）、平均值殆架（图3-60）、半可调殆架（图3-61）和全可调殆架（图3-62）。其中半可调殆架在全口义齿的制作中经常使用。

（二）殆架的结构

以 Hanan H 型殆架为例，其主要结构如图3-63所示。

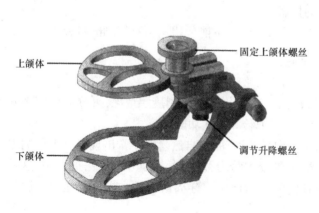

上颌体　　　　　　固定上颌体螺丝

下颌体　　　　　　调节升降螺丝

图3-59　简易殆架

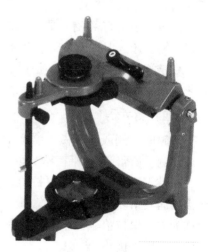

图3-60　平均值殆架

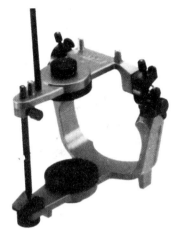

图 3-61　半可调𬌗架

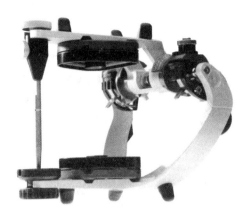

图 3-62　全可调𬌗架

1. 上颌体　相当于人体的上颌，呈"T"形。其前部有上下方向的穿孔，切导针上端穿过此孔，借螺钉穿过上颌体前部的穿孔固定切导针于上颌体前部。上颌体中部有上、下方向的穿孔，螺钉穿过此孔固定于上颌体下面的架环。上颌体后部为横行部，其两外侧端连接有髁杆，髁杆外套髁球，借髁球与侧柱的髁槽相关联（相当于颞下颌关节）。切导针有上刻线，当上刻线与上颌体上缘平齐后固定切导

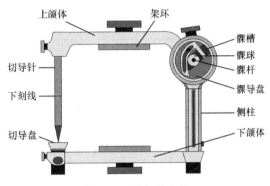

图 3-63　𬌗架的结构

针时，上、下颌体就处于彼此平行的位置。切导针的下端位于切导盘的中央。切导针的下刻线位于上、下颌体间平分线的位置。

2. 下颌体　相当于人体的下颌，也呈"T"字形。其前部有圆凹以容纳切导盘的球形底部，切导盘上附有调节切导盘倾斜位置的柄，另有螺钉固定切导盘于下颌体的前部。下颌体中部也有一穿孔，有螺钉自下而上穿过穿孔固定架环于下颌体的上面。下颌体的后外侧部有容纳侧柱下端的圆桶形凹槽，凹槽内侧有侧方髁导指标刻度（0°～20°），刻度的后方附有固定侧柱下端的螺钉。在相当下颌体的切导盘圆凹和侧柱凹下面有三个柱脚。

3. 侧柱　侧柱上端有一圆形的髁环，髁环前部的外侧面可见前伸髁导指标刻度（-40°～80°），髁环内面与圆形的髁导盘相接。髁导盘的中部有一髁槽，槽内容纳可以滚动的髁球，上下槽缘小于髁球，以控制髁球不会滚出髁槽。髁球中心为髁杆穿过。髁导盘髁槽的前方有一刻线表示髁槽的中分线。当髁导盘前方刻度指向 0°时，髁槽处于水平位置，髁球作水平方向滚动，表示前伸髁道斜度为 0°。髁导盘上方附有一螺钉，螺钉穿过髁环上面槽形孔可改变髁槽的方向，扭紧螺钉可固定髁槽方向，松开螺钉，前后向搬动螺钉可改变髁槽的方向。当髁槽呈后高前低位时，前伸髁导斜度为正度;髁槽与水平面平等则为 0°;髁槽呈前高后低，则为负度数。髁导盘外面有一正中锁，固定正中锁的螺钉松开时，锁条可向后转动，髁球也可作前后向滚动。当正中锁的锁条抵住髁杆的后面，扭紧固定螺钉，则固定住髁杆，使髁球挨着髁槽前壁固定不动，侧柱下端嵌入下颌体的侧柱凹内。

4. 面弓 被用于精确转移个性化的颌位关系。面弓是由𬌗叉和弓体两部分组成,用于将患者上颌对颞下颌关节的位置关系转移至𬌗架上,从而使上颌模型固定在𬌗架的适当位置(图3-64)。

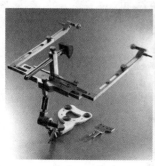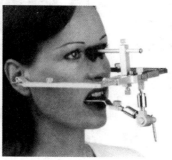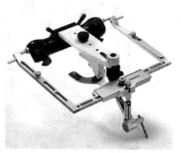

图 3-64 面弓

(三)𬌗架各部件与人体相应器官的关系(表3-3、表3-4)

表3-3 𬌗架部件与人体咀嚼器官的关系

𬌗架	人体
上颌体	上颌骨
下颌体	下颌骨
侧柱	下颌升支
髁球、髁槽	髁突、关节凹
髁杆	左右髁突间的假想连线
髁杆外端	与髁突相应的面部皮肤表面
切导(切导针在切导盘内滑行的路线)	切道(下颌前伸、侧方运动时,下切牙切缘运动的路线)
切导斜面(切导与水平面的夹角)	切道斜度(切道与眶耳平面的夹角)
髁导(髁球在髁槽内滑动的路线)	髁道(髁突在关节凹内运动的路线)
髁导斜度(髁槽与水平面的夹角)	髁道斜度(髁道与眶耳平面的夹角)

表3-4 𬌗架与颞下颌关节在运动和连接上的差异

运动与连接	𬌗架	人体
开闭口运动	上颌体向上	下颌向下
前伸运动	上颌体向后	下颌向前
侧方运动	上颌体反向运动	下颌顺向运动

(四)上𬌗架的方法与步骤

1. 模型准备 修整模型至合适的大小、厚度,用小刀在模型底部周边刻"V"或"U"形复位沟(图3-65),然后将模型放入水中,浸泡数分钟。

2. 面弓记录

(1)调整𬌗架,固定切导针上刻线与上颌体上缘平齐的位置;固定切导盘面为水平位,将两侧前伸髁导斜度固定在30°,使髁球紧贴髁槽前壁,拧紧固定正中锁;将侧方髁导斜度定于15°;拧紧螺钉使架环紧贴于上、下颌体上。

（2）双手中指触诊髁突位置，约位于外眦与耳屏中点连线上距耳屏约13mm处，确定髁突外侧面中央部位置，并用记号笔标记之。

（3）在距离𬌗平面5mm处，将烧热的𬌗叉平行于𬌗平面插入𬌗堤内，以小𬌗叉尖进入𬌗堤少许为宜。要求𬌗叉柄上的中央刻线对准𬌗堤中线，叉柄垂直于弓体的中段。

（4）上、下𬌗托完全就位，按照正中关系颌位记录，使上下𬌗托咬合在一起。

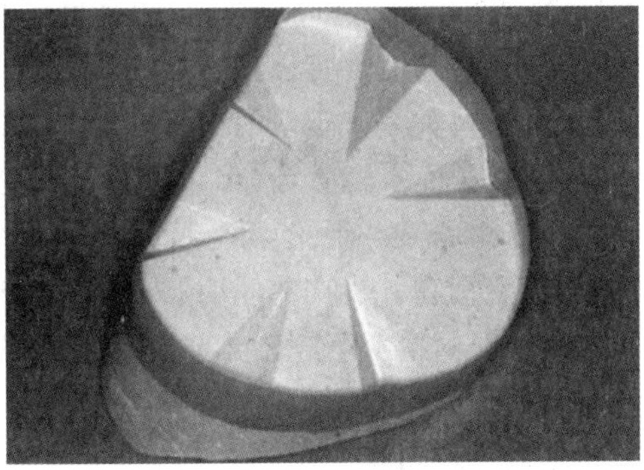

（5）连接弓体，将两侧髁梁内侧抵住髁

图 3-65　"V"形或"U"形复位沟

突外侧面中央部的印记上，调节两髁梁到相同刻度，固定髁梁，拧紧弓体所有螺钉。

（6）松开固定髁梁螺钉，取出固定在弓体上的上𬌗托。

（7）将两髁梁的内侧端分别套在𬌗架髁杆的外侧端，调整两髁梁于相同刻度后，拧紧螺钉固定髁梁于髁杆上。

3. 固定上颌模型　将固定𬌗架上的上𬌗托𬌗平面调到与水平面平行，用玻璃板垫定𬌗夹的下端，以保持𬌗托水平位置；再将上颌模型就位于上𬌗托，调拌石膏固定上颌模型于上颌架环上。

4. 固定下颌模型　上颌模型固定后，拆去面弓，将𬌗架倒置，按照𬌗位记录将下𬌗托与上𬌗托固定在一起，再就位下颌模型，用石膏固定下颌模型。

5. 确定前伸髁导斜度　上、下颌模型固定于𬌗架上后，取下上下𬌗托，在口内就位，将烤软叠成三层的蜡片形成"U"形，置于下𬌗托𬌗平面上，嘱患者前伸下颌约6mm时，轻咬𬌗托，用水冷却硬固蜡记录。取出并分开𬌗托和蜡记录，𬌗托就位于𬌗架上。松开正中锁和固定髁槽的螺钉，前后调节固定髁槽的螺钉，当上、下𬌗托与蜡记录完全接触时，此时的前伸髁导斜度就是患者的前伸髁道斜度。拧紧固定螺钉，完成前伸髁导斜度的确定。

6. 确定侧方髁导斜度　运用 Hanau 公式：L（侧方髁导斜度）= H（前伸髁导斜度）/8 + 12，可以计算侧方髁导斜度。

7. 确定切导斜度　当上下颌前牙排好后，松开固定切导盘的螺钉，推切导针使上颌体后退到上下前牙切缘接触位，调节切导盘使切导针前后移动时，与切导盘保持接触关系，拧紧螺钉，固定切导盘。此时切导盘表面斜度就是排好的前牙的切道斜度。临床上可以采用先定切道斜度再排牙；也可以先排牙后定切道斜度。

五、调𬌗的程序

调𬌗又称咬合调整或咬合调改，它是一种通过选磨牙体组织或修复体，改变其形态以消除𬌗异常因素，改善咬合状态的方法。通过调𬌗，达到消除妨碍义齿咬合的早接触点和咬合干扰、形成可接受的垂直距离、𬌗曲线以及平衡𬌗，从而最终达到保护口腔软硬组织健康的目的。

调𬌗包括对天然牙列的调𬌗和修复体的调𬌗两个方面，本文仅介绍可摘义齿的调𬌗。

（一）调𬌗的原因

凡是能导致义齿早接触点的产生、咬合的升高和翘动等现象的因素，都是需进行调𬌗的原因。

1. 临床方面 病员缺隙区殆龈高度不足,而医生对义齿的设计有误;修复前对基牙和余留牙过高、过陡的牙尖以及边缘嵴,还有伸长的对颌牙调磨不够;印模和模型的制作不正确;错误的颌位关系确定等,都可导致以后义齿咬合升高和翘动。

2. 制作方面

(1)未上殆架或上殆架不正确:个别牙缺失通过模型上的余留牙确定上、下颌之间咬合关系,使义齿在牙尖交错殆时,未能达到良好的咬合接触。

(2)支架过高:殆支托、卡环体是导致咬合高点的常见部位。

(3)人工牙过高:排牙时对人工牙调磨不够;上、下颌模型未咬紧,对颌石膏牙有磨损;在殆架上咬合调整不正确。

(4)义齿完成方面:人工牙排列好的义齿还要进行蜡型完成、装盒、去蜡、填塞塑料、热处理、磨光等步骤,义齿的制作才告完成。而在上述过程中的失误操作可导致义齿早接触点的产生、咬合的升高和翘动。常见原因有:装盒或去蜡时,支架或人工牙有移动;包埋石膏有破损或强度不够;型盒不密合。填塞塑料时塑料过多、过硬;来自咬合面上的塑料小瘤;关盒时上下型盒未压紧、固定等。

(二)调殆的意义

1. 使义齿达到平衡殆 天然牙列咬合与人工牙列咬合形式是迥然不同的。由于天然牙列借助牙周膜被固定在牙槽窝内,若某一个牙有早接触点,其他牙并不会出现翘动等现象。但可摘义齿就不同了,因其是借助于卡环或基托获得固位的,因此,任何一个人工牙的早接触或殆干扰都会影响义齿的固位和稳定,使义齿出现翘动甚至脱位,并且同时还会对其他软硬组织造成损伤。所以,义齿平衡殆的获得就显得尤为重要。义齿平衡殆可使其在做前伸、侧向等非牙尖交错殆运动时,上下颌义齿的前后、左右之间都有三点或多点以上的接触,这样,义齿的各部分就处于稳定、不翘动的状态,有利于义齿功能的提高。所以,义齿平衡殆的形成是其行使功能的重要先决条件之一。

如义齿在前伸平衡殆时,当前牙因切割食物而受力,使义齿后部翘动,此时后牙牙尖的接触就具有防止义齿后部翘动的作用,其目的就是保持义齿的平衡。

2. 提高义齿的咀嚼效率 通过对义齿的调殆,可去除义齿在牙尖交错殆的早接触点,使后牙有广泛的、均匀的、最大面积的接触,以发挥义齿最大的咀嚼效率。

3. 增加义齿的稳定 若义齿无平衡殆,则其一处接触,而另外一端可出现翘动。义齿翘动产生的不良扭力可使基牙出现松动、口腔黏膜压痛、牙槽骨吸收。因此,义齿平衡殆的获得有利于增加义齿的稳定,从而促进义齿功能的正常发挥。

4. 保护口腔组织的健康 义齿平衡殆的形成可保护口腔软、硬组织的健康,如口腔内的余留牙、口腔黏膜、牙槽骨、颞下颌关节等。

(三)调殆的分类和顺序

1. 调殆分类 调殆技术可分为殆架调殆技术和临床调殆技术两种。殆架调殆技术是在殆架上进行,而临床调殆技术则是医生在临床上对患者口内或口外的义齿进行的调殆。

2. 调殆顺序 常用的调殆顺序为:牙尖交错殆的调磨→侧方殆的调磨→前伸殆的调磨。

(四)调殆的原则和步骤

在义齿的制作中,有许多环节都有可能产生早接触点、义齿咬合升高甚至翘动等问题,而这些问题的解决,都有赖于正确的调𬌕。

1. 调𬌕的原则

(1)去除义齿咬合时的早接触点。

(2)去除下颌前伸和侧向运动时的咬合干扰,形成平衡𬌕。

(3)改善咬合面的生理形态。

2. 调𬌕的步骤

(1)牙尖交错𬌕的调𬌕:去除牙尖交错𬌕早接触点,直到后牙有广泛的、均匀的、最大面积的接触关系。在对牙尖交错𬌕的调𬌕时应调磨斜面和牙窝,尽量不降低牙尖高度。

1)牙尖与斜面早接触:调磨斜面(图3-66)。

2)斜面与斜面早接触:两者均可调磨(图3-67)。

3)尖与窝早接触:调磨与支持尖相对应的中央窝,除非该早接触点同时又在下颌运动中形成𬌕干扰时,才可调磨此牙尖(图3-68)。

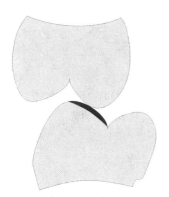 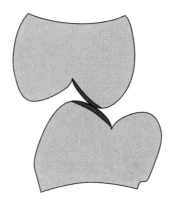 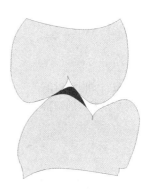

图3-66 牙尖交错𬌕时牙 　图3-67 牙尖交错𬌕时斜面与斜 　图3-68 牙尖交错𬌕时
尖与斜面早接触的调𬌕 　　面早接触的调𬌕 　　　牙尖与窝早接触的调𬌕

若早接触点发生在前牙,则调磨上前牙的舌面窝(图3-69)。

(2)侧向𬌕的调𬌕:侧向𬌕时要求工作侧和平衡侧的上下后牙之间应有"多点接触的𬌕平衡"。

1)工作侧有早接触点:调磨早接触点的牙尖斜面(图3-70)。

2)平衡侧有早接触点:调磨上颌后牙舌尖的颊斜面或下颌后牙颊尖的舌斜面(图3-71)。

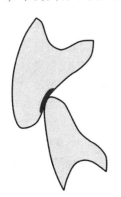 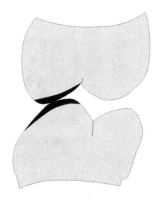 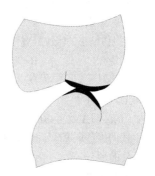

图3-69 牙尖交错𬌕时前 　图3-70 侧向𬌕时工作侧有 　图3-71 侧向𬌕时平衡侧有
牙有早接触点的调𬌕 　　早接触点的调𬌕 　　　早接触点的调𬌕

3）前牙有早接触点：在侧向𬌗时前牙区也有可能产生早接触点从而导致后牙不接触，此时应调磨上前牙的舌面，其次为调磨下前牙的唇斜面（图3-72）。

侧向𬌗时上下尖牙的𬌗干扰比较常见。此时调磨的部位应为下尖牙的唇斜面或上尖牙的舌斜面。

（3）前伸𬌗的调𬌗：前伸𬌗时要求上下前后牙之间至少达到"三点接触的𬌗平衡"。

1）前牙接触而后牙不接触：调磨下前牙唇斜面或上前牙的舌面窝（图3-73）。

2）后牙接触而前牙不接触：调磨上颌牙尖的远中斜面或下颌牙尖的近中斜面（图3-74）。

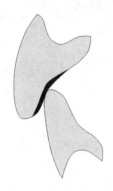 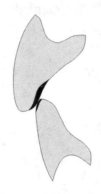 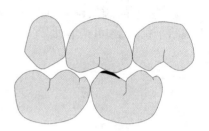

图3-72　侧向𬌗时前　　　图3-73　前伸𬌗时前牙　　　图3-74　前伸𬌗时后牙有早
牙有早接触点的调𬌗　　　　有早接触点的调𬌗　　　　　接触点的调𬌗

目标检测

1. 解剖式人工牙的牙尖斜度是
   A. 0°　　　　　　　B. 15°
   C. 5°　　　　　　　D. 30°
   E. 40°

2. 解剖式人工牙与非解剖式人工牙的区别是
   A. 解剖式人工牙咀嚼效率高,侧向𬌗力大
   B. 解剖式人工牙咀嚼效率低,侧向𬌗力小
   C. 解剖式人工牙咀嚼效率高,侧向𬌗力小
   D. 解剖式人工牙咀嚼效率低,侧向𬌗力大
   E. 解剖式人工牙咀嚼效率高,侧向𬌗力与非解剖式牙无差别

3. 对牙槽嵴损伤最小的人工牙是下列哪种
   A. 解剖式瓷牙　　　　B. 半解剖式瓷牙
   C. 解剖式塑料牙　　　D. 半解剖式塑料牙
   E. 非解剖式塑料牙

4. 选择人工前牙时主要考虑的因素应除外
   A. 人工牙的生产厂家　B. 人工牙的颜色
   C. 人工牙的形态　　　D. 人工牙的大小
   E. 人工牙的质地

5. 可摘局部义齿后牙选择应当遵循下列哪条原则
   A. 人工牙颊舌径应比天然牙颊舌径略小

   B. 人工牙𬌗龈径应当根据𬌗间隙大小选择或修整
   C. 人工牙的近远中径应与缺失牙区的牙槽嵴匹配
   D. 尽量选择硬度较大,耐磨耗,使用方便的硬质塑料牙
   E. 以上全部都是

6. 60岁男性患者,肤黑,面型瘦长,321|123缺失。选择人工牙应
   A. 唇面窄长,颜色略白,切端无磨耗
   B. 唇面短宽,颜色略白,切端无磨耗
   C. 唇面窄长,颜色略暗,切端无磨耗
   D. 唇面短宽,颜色略暗,切端有磨耗
   E. 唇面窄长,颜色略暗,切端有磨耗

7. 可摘局部义齿人工后牙颊舌径宽度小于天然牙的目的是
   A. 提高咀嚼效率　　　B. 获得平衡𬌗
   C. 防止咬颊　　　　　D. 减小支持组织负荷
   E. 增强固位

8. 选后牙牙尖形态主要考虑
   A. 对颌牙情况　　　　B. 旧义齿的牙尖高度
   C. 患者的意愿　　　　D. 支持组织的条件

E. 价格因素

9. 选择人工前牙时遵循的原则是

　　A. 颜色越白越好,大小可参照口腔内余留牙

　　B. 唇面弧度应为直线形

　　C. 形态应为细长形

　　D. 颜色、形态、大小根据口内余牙及患者面形、肤色、年龄而定

　　E. 选硬度最大,耐磨耗的瓷牙

10. 以下说法哪一种对

　　A. 塑料牙质轻,咀嚼效率高

　　B. 瓷牙耐磨,但咀嚼效率低

　　C. 瓷牙和塑料基托结合好,但易崩瓷

　　D. 塑料牙调殆方便

　　E. 塑料牙能保持垂直距离

11. 下列属于静态咬合的是

　　A. 牙尖交错殆　　　　　B. 前伸殆

　　C. 后退殆　　　　　　　D. 侧向殆

　　E. 以上都是

12. 殆架的作用是

　　A. 模仿下颌运动

　　B. 能固定上、下颌模型

　　C. 在口外保持蜡殆所记录的上、下颌之间的颌位关系

　　D. 在殆架上排列或雕刻人工牙

E. 以上都是

13. 全口义齿制作时最常选用的殆架是

　　A. 简单殆架

　　B. 平均值型殆架

　　C. 半可调节型殆架

　　D. 全可调节式殆架

　　E. 以上都不是

14. 下列不属于导致义齿需进行调殆的原因是

　　A. 颌位关系错误

　　B. 对颌模型的石膏牙有磨损

　　C. 塑料基托上的小气泡

　　D. 装盒或去蜡时支架或人工牙移动

　　E. 打磨义齿时产热过高

15. 常用的调殆顺序应为

　　A. 牙尖交错殆的调磨→侧方殆的调磨→前伸殆的调磨

　　B. 侧方殆的调磨→牙尖交错殆的调磨→前伸殆的调磨

　　C. 前伸殆的调磨→牙尖交错殆的调磨→侧方殆的调磨

　　D. 侧方殆的调磨→前伸殆的调磨→牙尖交错殆的调磨

　　E. 牙尖交错殆的调磨→前伸殆的调磨→侧方殆的调磨

第5节　装盒、冲蜡、热处理技术

一、装盒技术

可摘局部义齿的人工牙排列、基托蜡型制作完成后,需要将蜡型部分替换成可以使用的基托树脂。具体方法是先将蜡型包埋固定于型盒内,然后去除蜡型,为树脂留出合适的空间,以填充树脂使之成型。在临床称其为装盒与去蜡。装盒的目的是在型盒内形成蜡型的阴模,以便填塞树脂,经热处理后用树脂代替蜡型。

（一）装盒的要求

1. 模型、支架、人工牙必须包埋牢固,不能移位。

2. 蜡型应根据需要适当暴露。既要有利于填塞树脂,又要避免形成倒凹。

3. 模型在下层型盒用石膏包埋后不能有倒凹。否则,开盒时上下层型盒难以分离。

4. 装盒过程中不能损伤模型、支架、人工牙和蜡型。

（二）装盒的方法

1. 整装法　又称正装法。将支架、人工牙的唇面等连同模型一起包埋固定于下层型盒内,只暴露基托蜡型及人工牙的舌(腭)面。待30分钟石膏凝固后,在下层型盒表面涂以分离剂(常用肥皂水),再灌注上层型盒。该法的优点是人工牙、卡环、支托等不易移位,咬合

关系稳定,且便于在蜡型的阴模腔里填塞树脂。整装法树脂的填塞在下层型盒进行。此法主要适用于前牙缺失而唇侧无基托的可摘局部义齿(图3-75)。

2. 分装法 又称反装法。将模型包埋固定于下层型盒内,而将人造牙、基托及卡环(先将石膏基牙修除,使卡环悬空)全部暴露。装下层型盒时仅将模型用石膏包埋起来,待石膏凝固后涂上分离剂,灌注上层型盒。上下层型盒打开后,人工牙、卡环支架等均被翻到上层型盒,填塞树脂在上层型盒进行。此法的优点是便于涂布分离剂和填塞树脂,缺点是支架和人工牙易移位,临床多用于全口义齿的装盒。对于缺牙多、余留牙较少的可摘局部义齿,也可采用此法装盒(图3-76)。

3. 混装法 又称混合法。将支架连同模型一起包埋固定在下层型盒内。而人工牙(成品牙和蜡牙)及蜡基托应暴露出来。开盒去蜡后,人工牙被石膏固定在上层型盒内。若人工牙为雕刻蜡牙,填塞人工牙树脂和基托树脂应分别在上、下层型盒内进行。此法集中了整装法和分装法的优点:支架、人工牙不易移位;人工牙树脂和基托树脂分别在上、下层型盒内填塞;树脂成形的人工牙颈缘可用剪刀修整,其与基托分界清楚,有利于可摘局部义齿的美观。混装法是各种可摘局部义齿较常用的装盒方法(图3-77)。

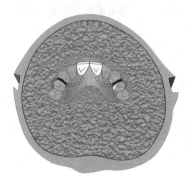

图3-75　整装法

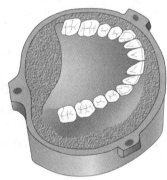

图3-76　反装法

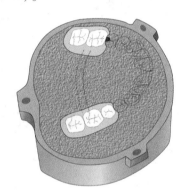

图3-77　混装法

(三) 装盒的步骤

1. 检查基托蜡型 在装盒前,对义齿蜡型做一次全面检查,以保证即将装盒的蜡型完整无缺,符合各项要求。如有问题,可修整后装盒。若是多个义齿成批装盒,对缺牙部位和设计完全相同者要分别做标记,以便操作时易于区分。

2. 选择型盒 常用的型盒一般有大、中、小三种型号。每种型号的型盒都是由上层型盒、下层型盒和型盒盖三部分组成。装盒时,应根据模型的大小和多少来选择大小合适、上下层型盒对合良好、完整无缺的型盒。

3. 修整模型 将模型浸泡在冷水中约5分钟,使其吸足水分,避免装盒时模型吸收型盒中石膏的水分,使其凝固时间加快,膨胀加大,装盒包埋不严实。由于石膏的凝固时间缩短,亦不利于装盒的各项操作。然后用雕刻刀等器械修去石膏基牙的牙尖,使覆盖其上的石膏有一定厚度。用石膏修整机或石膏切刀修整模型的厚度和大小,使模型与型盒顶之间至少有10mm的间隙,与型盒边缘至少有5~10mm的距离。若为反装法,则应将石膏基牙全部去除,使卡环悬空。

4. 装下层型盒 装下层型盒是整个装盒过程的重要部分,操作时应注意以下几点。

(1)装盒方法的选择:根据可摘局部义齿的具体情况,选择合适的装盒方法。如前牙唇侧无基托的可摘局部义齿多选择整装法;缺牙多、余留牙少的可摘局部义齿可选择分装法等。

（2）蜡型组合的选择:在实际操作中,为了节省时间和材料,通常有计划地将义齿蜡型成批装盒,这应注意各种类型义齿的合理搭配。如前牙唇侧无基托的可摘局部义齿应尽量装在一起;需填塞人工牙树脂者可尽量装在一起。有时也可采取大小搭配的方法,即将一件体积较大的复杂义齿与两件体积较小的简单义齿装在一个型盒内,此举既方便装盒,又可充分利用型盒的有限空间。

（3）蜡型倾斜方向的选择:各类义齿蜡型根据不同的装盒方法,有时需要做向前、向后或向颊舌方向倾斜,以避开倒凹、暴露基托蜡型和利于前牙的包埋固定。如前牙缺失的义齿,若将前牙包埋固定在下层型盒内,常应将其向前倾斜;若需将前牙翻到上层型盒内,则应微向后倾,使前牙抬高一些。

（4）灌注下层型盒:在决定了装盒的方法、蜡型组合及倾斜方向后,则可开始灌注下层型盒了。以常用的混装法为例,介绍具体的方法和步骤:①包埋固定:将下层型盒置表面平整的台面上,调和石膏注入下层型盒内,当石膏量约占下层型盒的1/2时,将义齿模型按确定的方向和位置,压入石膏中,在石膏尚未凝固、具有流动性时,将支架、前牙以及基托包埋起来。卡环臂下方、蜡型基托的远中边缘处,也应包埋完全以免产生倒凹。人工后牙的𬌗面、人工前牙的舌面,不需覆盖石膏。②适当暴露蜡型:人工后牙的𬌗面必须全部暴露。人工后牙的颊、舌侧及人工前牙的舌(腭)侧基托蜡型也要尽可能暴露,以利去蜡后填塞树脂。若基托面积较大或有倒凹时,可将基托包埋一部分。③清理、抹光石膏表面:完成上述两步后,趁石膏呈半凝固状态,尚未完全变硬时,将型盒置于缓缓流水下,冲去多余石膏,用手指轻轻抹光石膏表面,使表面光滑成圆缓的坡面。黏附在蜡型表面、人工牙外展隙、颈缘、𬌗面及型盒边缘的石膏可用毛笔刷去。若石膏已凝固则需用雕刻刀将其表面修整干净,除去倒凹。

（5）装上层型盒:下层型盒装好后约30分钟,待石膏完全凝固,即可开始灌注上层型盒。先用雕刀修去下层型盒边框上多余的石膏,以使上下型盒接触密合。将下层型盒表面涂好分离剂,对好上下型盒,调拌稀稠合适的石膏,从上层型盒的一侧边缘徐徐注入型盒内。注入时,应边灌注石膏,边振动,以排除石膏内的气泡。缺牙较多的可摘局部义齿可先用毛笔蘸石膏涂在牙颈部,以防止产生气泡。

（6）型盒加压:石膏注满后,盖上型盒盖,轻轻加压使上下层型盒紧密贴合,并清除型盒周边多余的石膏。

（四）装盒的注意事项

1. 避免形成倒凹 装下层型盒时一定要防止倒凹的形成。如果产生倒凹,上层型盒即使勉强打开,包埋石膏也会折断,导致包埋不成功。在装下层型盒时,应尽量将包埋石膏表面抹平,形成圆缓的坡形。一旦发现倒凹后,可以用雕刻刀将其修平,或调石膏将倒凹填平。若在卡环体部有微小倒凹,可用软的肥皂将其填平。

2. 避免形成气泡 无论是装上层型盒还是下层型盒都应避免气泡的产生。

3. 防止支架移位 装盒包埋时一定要将模型、支架包埋牢固,防止其移位而导致义齿制作的失败。

4. 防止损伤支架及蜡型 修整石膏模型时,应避免模型折断、损伤支架或蜡型。上颌模型要防止腭顶磨穿;若上下颌缺牙较多,需上𬌗架制作,当把模型从𬌗架上取下时,动作要轻,防止模型被破坏。

5. 孤立基牙的处理　在处理孤立基牙时要注意以下几个方面。

(1)将石膏基牙未被卡环覆盖的部分削平,以免形成倒凹。

(2)包埋孤立基牙的石膏不能堆得过高,其底部要尽量宽大,除了向型盒方向延伸外,近远中两侧的基托常需包埋覆盖一部分,只将人工牙暴露即可。

(3)在石膏的可塑性能良好时,先包埋孤立基牙,要求严密,无间隙。

(4)孤立基牙不可靠近型盒壁,应离开10mm以上距离。

(5)有时,也可将孤立基牙完全削去,采用分装法。

(6)包埋与暴露的部分:在装盒过程中,当包埋部位与暴露部分发生矛盾时,一般应以包埋固定为主,暴露蜡型为次。尤其是当基托面积大、牙槽嵴倾斜时,为避免形成倒凹,应将颊、舌侧基托适当地多包埋一些,避免倒凹的产生或在上层型盒石膏形成尖锐、陡峭部分。

二、去 蜡 技 术

去蜡是通过加热将型盒内模型上的蜡质去除干净,形成义齿阴模腔,为填塞树脂做准备。

(一)去蜡的步骤

1. 烫盒　装盒完毕约30分钟,待石膏完全凝固后,置型盒于80℃以上的热水中浸泡5~10分钟,使蜡型受热软化。临床常观察热水表面是否出现蜡油花,或热水中的型盒上下两半之间有蜡油珠冒出,即烫盒达到要求。

2. 开盒　从热水中取出型盒后,用石膏调刀等器械轻轻撬开上下型盒,使之分开。用雕刻刀去除已软化的蜡,并修去石膏型腔的尖锐边缘。

3. 冲蜡　用沸水彻底冲净型腔内的余蜡。盛水的容器置高处,热水流出口要小,使冲蜡的热水不但温度较高,而且具有一定的冲击力。如一次冲蜡的型盒较多,可先用沸水将型盒淋一遍,提高型盒局部温度使型腔内的蜡熔化后自动浮出水面,然后再用沸水彻底冲净型盒中的余蜡和石膏碎屑。

(二)注意事项

1. 烫盒的时间要把握好,如烫盒的时间过长,熔蜡浸入石膏表面,会影响分离剂的涂布。烫盒时间过短,蜡型软化程度不够,分离上下层型盒时易损坏石膏或使支架移位。

2. 在冲蜡的过程中若有松动脱落的人工牙、支架或折断的石膏碎片等不要丢弃。待蜡冲净后,准确放回原来的位置。

(三)涂分离剂

去除干净型盒内模型上的蜡质后,接着要在型盒内模型及形成的义齿阴模腔内涂布分离剂。涂分离剂的目的在于,第一可使石膏与成型后的基托树脂容易分离,便于基托的磨光;第二可防止充填树脂中的单体渗入石膏模型内,造成单体比例失调。临床常用藻酸盐分离剂涂布。烫盒去蜡后,将需要填塞树脂的型盒去水晾干,即可用软毛笔蘸上藻酸盐分离剂,按一定顺序涂布到装盒的石膏、模型表面以及义齿阴模腔内。上下型盒都要求涂布。

涂布时一次不能蘸取太多的分离剂,涂时要循一个方向、一个顺序进行,务必全面、均匀;涂一遍后可稍等让其干固,然后依此法再涂一遍,但不得涂布太厚;不能用毛笔在石膏上来回涂刷,以免刷破、刷脱已经干固的分离剂;涂布时还要注意不能涂到人工牙、金属支架等上面,如果不慎涂上去了,要用棉球擦拭干净,或用棉签蘸上单体擦拭清洗人工牙、金属支架等与基托树脂结合的部分,然后准备填充树脂。

（四）填塞树脂

填塞树脂是将调和好的树脂填塞到去蜡后的基托和人工牙阴模腔内的过程,是义齿制作的一个重要环节,主要步骤如下。

1. 前期准备

（1）准备器材:填塞前需准备的器材有玻璃纸、牙托粉（或造牙粉）、牙托水（单体）、毛巾、雕刻刀、小剪刀、小瓷杯等,并将充填器、调料杯和工作台面擦拭干净,保持清洁整齐的工作环境,以防杂质掺进树脂。

（2）调和树脂

1）量取树脂粉:根据义齿基托的大小量取适量的造牙粉或牙托粉置于不同的小瓷调杯内备用。一般情况下,一个人工牙需造牙粉 0.3~0.5ml;牙托粉的用量应视基托的大小而定,通常一件普通的可摘局部义齿其牙托粉用量一般不超过 10~15ml。

2）加入单体:确定好牙托粉（或造牙粉）的用量后,即可加入单体调拌树脂。若造牙树脂和基托树脂同时应用,应先调造牙树脂,数分钟后再调基托树脂。具体操作方法是:沿杯的边缘缓缓滴入单体,直至所有的粉末均被湿润合适［粉与液的重量比为(2~2.5):1］。单体的比例应适当,以防树脂加热聚合后,导致义齿变形或出现气泡。单体加入后,随即搅拌均匀,以免颜色深浅不一。树脂一经调拌后,应将调杯加盖,以防单体挥发,造成单体比例不当。

3）选择填塞时期:粉液混合之后,即产生一系列化学反应。单体逐渐渗入牙托粉（造牙粉）珠状颗粒,随着牙托粉（造牙粉）的溶胀,颗粒的间隙逐渐消失,黏性增加且有抽丝现象,黏性消失具有可塑性,直至硬固。此过程一般需经过六个时期:即湿砂期、稀糊期、黏丝期、面团期、橡胶期、硬化期。面团期是最适宜填塞的时期。此期最大特点是黏着感消失,呈可塑面团状,可随意塑成任何形状,又称填塞期或可塑期。当室温20℃时,按常规粉、液比例调拌,到达面团期约需20分钟,面团期可持续5分钟左右。室温的高低可直接影响面团期的形成和持续时间。

2. 填塞型盒

（1）准备:填塞前将双手洗净,从调料杯内取出树脂,反复揉捏,使材料颜色均匀一致。

（2）填塞:树脂进入填塞期后,即可将牙冠树脂和基托树脂分别填入上下型盒内,先填塞牙冠部分树脂,后填塞基托部分树脂;牙冠树脂的填塞通常在上层型盒内进行,而基托树脂一般在下层型盒内进行。取一大小合适的树脂填入牙冠阴模腔内,从四周向中间轻压,同时准确将牙颈缘线修剪清晰完整,以便红白树脂界线分明,避免基托红树脂进入牙冠或牙冠白树脂进入基托影响美观。待基托树脂达到面团期时,揉成合适的形状,加压填入基托阴模腔内。支架下方及被包埋的基托部分应先用力填紧,填塞量一般较实际需要的量略多一些。填塞时不应在石膏的薄弱边缘处用力,不可使支架移位或损坏阴模腔。

（3）加压成形和检查:填塞完毕后,在上、下层型盒间隔上一层湿的玻璃纸,盖好型盒,放在压榨器上第一次加压,使树脂在压力下充满基托（或牙冠）阴模腔的每一部位。然后打开型盒,去除玻璃纸后检查基托（牙冠）是否填塞完全,支架、人工牙是否移位。如石膏阴模腔内树脂已填满,边缘有树脂溢出,树脂致密,玻璃纸表面褶纹不明显,表明树脂已足够,反之则表示填塞不足。用雕刀修去多余树脂或在不足的部位添加适量的树脂,再铺置湿玻璃纸进行第二次加压。加压完成后打开型盒,去除玻璃纸进行检查。确认树脂填塞足够后,用雕刻刀修去型盒边缘多余的树脂、石膏碎屑。分离剂若有脱落,可再补涂一次。最后将上下层型盒对位闭合,夹紧后进行热处理。

（五）热处理技术

热处理的目的是使树脂在一定的温度和压力下逐渐完成聚合,将树脂变成坚硬的固体,使义齿成形。临床常用的树脂聚合措施有:水加热固化处理、恒温箱固化处理、微波热固化处理等,以下仅介绍水加热固化处理法。

1. 水加热处理法 将固定好的型盒置于盛有冷水或50℃温水的锅内,水面淹没型盒,然后缓慢加热。当水温达到65~74℃的时候,恒温0.5~1小时,然后加热到沸点,维持半小时,待其自然冷却后开盒。

2. 注意事项 热处理时应注意升温不宜过快,否则会在基托内形成气泡,影响义齿的质量。热处理完成后应撤离热源,让型盒继续浸泡在热水中,自然冷却后再开盒,不能骤然冷却,也不能在型盒冷却前开盒,否则温度收缩大,义齿易变形。

（六）开盒

型盒经热处理后,待其完全自然冷却,再行开盒。不得开盒过早,否则义齿常会出现变形。待型盒自然冷却后,先去除螺丝钉或夹紧装置,取下型盒盖,用小刀插在上下型盒之间轻轻撬动,分开上下层型盒。用小木槌轻轻敲击型盒底板和型盒周围,将石膏脱出,用石膏剪剪去石膏,将义齿从石膏中完全分离出来。

义齿从模型上脱出后,常有多余的石膏粘在义齿上,可用蜡刀剔刮,如无法去除干净,将义齿置于30%枸橼酸钠溶液中,浸泡数小时后,石膏即被溶解,极易刷净。

开盒时应充分了解义齿在石膏中的位置和方向,细心操作,以防损伤义齿。剪除石膏时,应先剪周围包埋的石膏,再剪模型石膏。剪切操作时应注意剪切的方向,一般不能顺义齿的舌侧或腭侧中线剪,而应从颊侧垂直牙槽嵴方向剪,以防义齿基托折断。

（七）打磨、抛光

开盒后分离出的可摘局部义齿,基托常常有锐利的菲边、塑料小瘤及黏附残留的石膏等,必须经过细致的打磨、抛光,才能使义齿表面光滑、形态合适。有关打磨、抛光的具体方法和要求,请参考本章第6节。

（八）充填树脂及热处理易出现的问题

1. 义齿基托树脂产生气泡 原因有以下几点。

（1）调拌树脂的粉液比例不当:单体过多,在聚合过程中体积收缩增加而不均匀,常有较大气泡分布于基托的表面各处。单体过少,聚合溶胀不充分,可在基托内形成分布均匀的微小气泡。造成单体过少的原因除调和时粉液比例不当外,还可能因调和后未加盖造成单体挥发,或模型分离剂涂布不良,致单体渗入石膏内。

（2）充填树脂的时间不当:树脂在聚合过程中出现体积缩小,面团期时体积收缩较小。在此时充填,树脂光滑致密,不易产生气泡。如面团期前充填,则基托表面易产生不规则的大气泡。

（3）充填树脂不足或充填时压力不足:可在过厚的基托表面产生不规则的大气泡或空腔。

（4）热处理时升温过快,在腭侧或基托较厚处有尚未聚合的单体形成气体,这些气体无法逸出已聚合的树脂表面和包埋的石膏,在基托内形成小气泡。即使在调和比例正常时,这种现象也不可避免。

(5) 树脂粉质量太差,"含泡聚合体"或催化剂等的含量过多,也易出现气泡。

2. 义齿变形,卡环、连接杆等移位 原因有以下几点。

(1) 装盒时,在下层型盒的石膏表面有倒凹存在,卡环、连接杆未固定或未将卡环、连接体包埋牢固,开盒去蜡时石膏折断,卡环、连接体移位。

(2) 树脂填塞过迟、填塞时加压过大、包埋时所用的石膏强度不足等,均可造成模型损坏、卡环和连接体的移位。

(3) 基托厚薄不匀,造成聚合收缩不均匀,热处理升温过快,由于树脂是温度的不良导体,故加热时其外层聚合快而内部聚合慢,内外聚合不均而致变形。

(4) 热处理后,型盒骤然冷却,可使树脂各部收缩不一致,或开盒过早,基托尚未冷却硬固,使义齿变形。

(5) 义齿打磨时产热过高,致基托变形。

3. 人工牙与基托树脂结合不牢 原因有以下几点。

(1) 成品人工牙盖嵴部过于光滑、固位不足。

(2) 填塞人工牙和基托树脂时,两者先后相隔时间过长,单体挥发过多。

(3) 人工牙上有分离剂或分离用的玻璃纸残留。

(4) 型盒未压紧,充填树脂不紧密。

4. 咬合增高 多系充填树脂过硬或量过多,关闭型盒时压力不足,未将型盒压紧等原因造成。

5. 基托树脂颜色不均 因树脂调拌不均匀;充填时手和用具污染不洁净;树脂过硬;单体挥发或反复多次添加树脂等。

目标检测

1. 填塞热凝塑料的最佳时期是
   A. 湿砂期
   B. 粥状期和丝状期
   C. 丝状期
   D. 面团期
   E. 橡胶期

2. Kennedy 三类的 RPD 装盒方法最好的是
   A. 整装法
   B. 分装法
   C. 混装法
   D. 以上皆可
   E. 以上皆不行

3. 前牙唇侧无基托的 RPD 最好的装盒方法是
   A. 整装法
   B. 分装法
   C. 混装法
   D. 以上皆可
   E. 以上皆不行

4. 下列哪项不是可摘局部义齿卡环移位的原因
   A. 包埋的石膏强度不够
   B. 开盒去蜡时包埋石膏折断
   C. 填塞塑料过早
   D. 堵塞塑料过晚
   E. 热处理后开盒过早

5. 对于粘在义齿组织面不易去净的石膏,可用下列何种溶液浸泡 24 小时去除干净
   A. 3% 碳酸氢钠溶液
   B. 30% 碳酸氢钠溶液
   C. 3% 枸橼酸钠溶液
   D. 30% 枸橼酸钠溶液
   E. 3% 氢氟酸溶液

第6节 磨光、抛光技术

在口腔工艺技术中,磨光和抛光是其必不可少的修复体加工程序。为使修复体的表面平整光滑,减少口腔的异物感,防止食物在修复体上沉积,并防止修复体材料的变质,在临

床使用前需对修复体进行磨光和抛光处理。磨光(临床上也称打磨)包括切削和研磨,切削是指用刀状或不规则外形、粒度较粗的各种磨具,修整、磨改修复体表面及其外形,以减少修复体的体积,使修复体具有所设计的基本外形为目的的过程。研磨是指用粒度较细小、外形较精致的磨具对修复体表面不断进行各个方向、不同角度、不同部位的平整,以减少修复体表面粗糙度为目的的过程。抛光是在磨光的基础上,对修复体表面进行光亮化处理。也就是说义齿的磨光、抛光技术是指通过机械加工和电解、化学等方法使义齿的表面(金属、塑料等)达到高度光洁的一种技术。

一、磨光和抛光的材料、工具与设备

(一)磨光和抛光的材料

1. 磨光材料

(1)石英砂:除用于制作砂纸和研磨剂外,还可以用不同粒度的砂对修复体表面进行喷砂处理。

(2)石榴石:可制成砂纸、磨具,常用于研磨硬质合金。

(3)刚玉:可制成各种标号的水砂纸或磨头,主要用来打磨树脂,还可以做喷砂用。

(4)碳化硅:俗称金刚砂,微小的粉状颗粒用于制作砂纸、砂轮、砂片、磨头等研磨切削工具。用来研磨金属和树脂类。

(5)碳化硼:硬度接近天然金刚石,可制成各种切削、研磨工具。用来研磨金属和树脂类。

(6)金刚石:为碳的结晶体,是自然界中硬度最大的物质,可制成各种切削、研磨工具,是切削牙釉质最有效的材料。也可以制成抛光糊剂,用于烤瓷的抛光。

2. 抛光材料

(1)氧化锡:将氧化锡与水、乙醇或甘油等调成糊状,又称油灰粉,用于抛光牙体组织、金属或树脂。

(2)氧化铬:氧化铬与蜡和硬脂酸等混合制成块状抛光膏,呈绿色,俗称抛光绿。适用于镍铬、钴铬等合金材料的抛光。

(3)氧化铁:俗称红铁粉,一般是将红色的氧化铁细粉末与蜡和硬脂酸混合做成抛光膏,用于抛光贵重金属和铜合金。

(4)氧化锌:粉末与水混合后成糊状,用来抛光树脂。

(5)碳酸钙:为白色颗粒状,用沉淀法制备出各种粒度的粉末,常加水、甘油做成抛光膏使用,用于抛光牙体组织和修复体,也是牙膏中常用的磨光剂。

(6)浮石粉:来源于火山岩的一种含硅量高的材料,主要成分为二氧化硅,为颗粒状硬度较低的细磨料,常用于抛光中、软质合金,也可抛光牙体组织、树脂。

(7)硅藻土:由硅藻类水生植物的硅质细胞壁沉积而成的天然物质,是一种中等硬度的抛光剂。

(8)石英砂:用特别细的石英砂(粒度>200目)和水或甘油混合呈糊状,用于抛光树脂。

3. 电解抛光材料 电解抛光液根据所抛光合金的不同,其配方也不同,通常用于可摘局部义齿铸造支架的电解抛光。

临床常用的电解液有以下几种。

（1）不锈钢电解液:硫酸 400ml,水 300ml,甘油 400ml。

电解条件:液温 50℃,电流强度 50mA/cm²。

电解时间:2 ~ 10 分钟。

（2）钴铬合金电解液:己二醇 500ml,浓硫酸 60ml,蒸馏水 17ml。

电解条件:液温 60 ~ 70℃,电流强度 100 ~ 350mA/cm²。

电解时间:2 ~ 5 分钟。

（3）镍及镍合金电解液:正磷酸 1000ml,琼胶 20g,苛性钠 10g。

电解条件:液温 100℃,电流强度 250mA/cm²。

电解时间:5 ~ 10 秒。

（4）金及合金电解液:硫酸 50ml,酒石酸 10ml。

电解条件:液温 82℃,电流强度 1.8 ~ 9.5mA/cm²。

电解时间:数分钟。

（5）钛及钛合金电解液:硫酸 5ml,氟化钡 5g,甘油 8ml。

电解条件:常温,电流强度 12 ~ 25mA/cm²。

电解时间:数分钟。

4. 喷砂材料　以喷砂为目的,产生清洁、粗糙和喷砂抛光三种效果,常用的喷砂材料有以下三种。

（1）金刚砂:用于去除铸件上的包埋材料及其金属表面的氧化物。

（2）氧化铝砂:用于烤瓷合金基底支架的常规表面处理,清洁及产生合适的粗糙面。

（3）玻璃珠:为无铅碳酸球状玻璃珠,它能产生均匀的亚光效果,获得平滑光洁的表面。

（二）磨光和抛光的工具

1. 磨光工具　打磨修复体的各类钻针、磨头、磨轮和磨片。

（1）普通钢钻针及磨头:材料为碳素工具钢,一般加工成裂钻、圆钻和倒锥钻,切削端的切刃按一定方向排列,可提高切削效率,有利于碎屑排出,避免刃部淤塞。这类钻针耐磨性差,主要用作低速车针,切削树脂类义齿和牙体组织(图 3-78)。

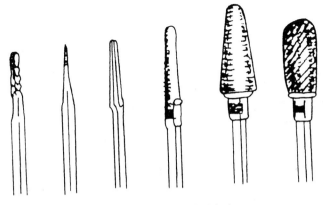

图 3-78　普通钢钻针及磨头

（2）钨钢钻针及磨头:主要材料成分为碳化钨,它是一种硬质合金。为提高它的质量,还添加了其他一些合金。钨钢钻针有裂钻、圆钻和倒锥钻等,也有各种低速用的磨头。钨钢钻针可以用来切削义齿基托和牙体组织(图3-79、图3-80)。

钨钢钻针中也有抛光用的钻针。

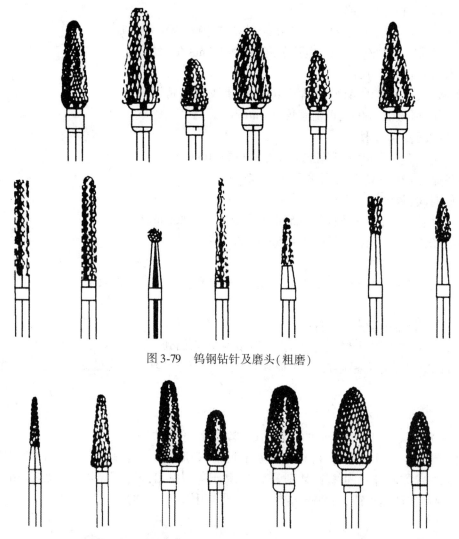

图3-79　钨钢钻针及磨头(粗磨)

图3-80　钨钢钻针及磨头(细磨)

（3）金刚砂钻针及磨头：金刚砂的成分为碳化硅，又叫人造金刚石，硬度仅次于天然金刚石。可用粘结剂制成不同颗粒大小和不同形态的钻针、磨轮、磨片，或粘接做成砂布、砂纸，有时和刚玉一起制成磨具使用。可用于切削牙体组织、金属及树脂类修复体。粘接程度影响其质量和使用寿命，研磨时发热过高或用力过大易折裂，使用时应避免施加弯曲力。磨片较薄，使用时横向力过大容易脆裂。也可以用电镀法将表面活化处理后的金刚砂颗粒沉积在不锈钢车针、盘和头上，便于使用，质量较好，价格相对稍高。

（4）金刚石钻针及磨头：金刚石为碳的结晶体，是最硬的口腔用材料，一般采用电镀方法把金刚石粉末颗粒固定在各种形态的金属切削端表面，制成车针、磨片和磨头。金刚石制品切削效果非常好，但切削金属和树脂等韧性、塑性较大的材料时易引起表面淤塞，一般只能在冷却水冲刷的条件下切削牙体硬组织、陶瓷等硬而脆的材料，不易加工金属、塑料等韧性、塑性较大的材料。且价格也偏高。金刚石钻针有低速和高速两种。

另外,还有用碳化硼、刚玉等制作成的各种磨头。

2. 抛光工具 在对牙体组织或修复体的磨光、抛光操作中,一般抛光材料不能直接使用,需要借助一些工具为载体才能发挥作用。抛光工具有带柄和无柄之分,无柄的工具需配备夹针或配合抛光机使用。

(1)抛光轮:用布或皮革制成的圆盘,也称布轮或皮轮。常配用石英砂、浮石粉在湿润状态下抛光塑料,也可配合含有氧化铁、氧化铬的抛光膏抛光金属表面。

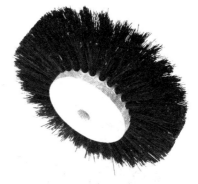

(2)毡轮:用毛毡制成的磨轮,也称绒轮,硬度大于抛光轮,有轮状和锥状及其不同规格的制品,可以抛光义齿的各个部位,尤其是利用其圆锥外形,抛光上颌总义齿或复杂局部义齿的内表面。一般配合各类抛光膏使用。

(3)毛刷轮:用猪鬃或马鬃制成,有多种规格,可以配合各类抛光材料抛光金属和树脂,也可用专用的小毛刷配合抛光材料抛光牙面。常用于人工牙邻间隙及义齿表面的抛光(图3-81)。

图3-81 毛刷轮

还有金属刷(钢丝、铜丝),用于金属抛光。

(4)橡皮轮:是把原料混合后在模具内加压而成,分粗磨橡皮轮和细磨橡皮轮两种类型。

1)粗磨橡皮轮:用于金属、烤瓷牙和复合树脂的抛光,抛光时容易产热。

2)细磨橡皮轮:一般配合抛光膏或糊剂使用,用于金属、烤瓷牙和复合树脂的抛光及其牙体组织的抛光(图3-82、图3-83)。

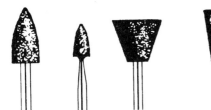
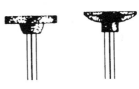

图3-82 橡皮轮及抛光磨头

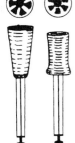
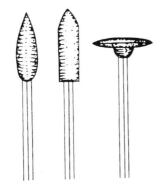

图3-83 橡皮轮

(三)磨光和抛光的设备

磨光和抛光的设备主要用于义齿修复加工过程中的打磨、抛光和清洗,起到清除残留物,提高表面光洁度,使义齿符合口腔的解剖生理条件及其外观要求。

1. 技工用微型电机 又称微型技工打磨机,是供牙科技工制作义齿时打磨、切削、研磨用。该机具有体积小、转速高、切削力强、噪声低、转动平稳、可靠、携带方便等优点(图3-84)。

目前,临床使用的技工微型电机种类很多,大致可分为两类:一类为微型电机与打磨手机分开式,这种机型可以选直、弯机头与微型电机连接,既可供打磨又可用于口腔治疗。另一类为微型电机与打磨手机一体化,专供技工使用。

随着微型电机的不断研制和开发,许多高新技术的应用,如大转矩无刷、免加油维护高精度、无铁芯式微型电机等,使打磨手机的设计有了很大改进,从而有效地提高了工作效率和义齿的加工质量。

2. 技工打磨机　是技工室最基本的设备之一,用于各种修复体的打磨和抛光。打磨机的旋转速度分为快速和慢速两挡,其变速方法采用变极调速,由旋转式速度转换开关控制。医师或技工使用时可根据需要选择各种功能的附件(图 3-85)。

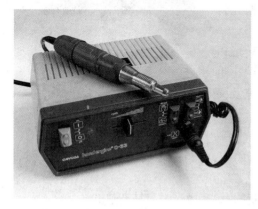

图 3-84　微型电机

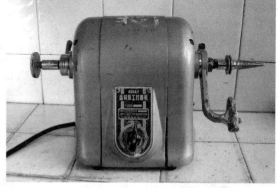

图 3-85　技工打磨机

3. 金属切割磨光机　是技工室的专用设备之一,主要用于铸造件的切割和义齿的打磨、抛光等。良好的金属切割磨光机应具有性能稳定、噪声低、体积小、振动小、防尘好及操作简便等优点。金属切割磨光机规格很多,常用有台式和便携式两种。

4. 喷砂抛光机　又称喷砂机,是用于清除修复体铸件表面残留物的设备,常与高频离心铸造机配套使用。

喷砂抛光机有三种类型:一种是手动型,即用手拿住铸件在喷砂嘴下进行抛光;一种是自动型,即将铸件放入转篮中,转篮一边旋转一边对铸件进行喷砂抛光;还有一种是笔式喷砂机,主要用于烤瓷修复体的抛光,笔式喷砂机又分为双笔式和四笔式两种类型。这三种喷砂机的功能和用途基本相同。

5. 电解抛光机　电解抛光又称电解研磨,亦称电化学抛光。是指利用电解化学的腐蚀作用,溶解金属表面的凸起粗糙部分,使其平滑,提高光洁度。电解抛光仅用于金属铸件的抛光。此法既提高了铸件表面光洁度,又不损坏铸件的几何形状。该机具有效率高、加工时间短、表面光洁度好等优点。有些电解抛光机还可以对铸件进行电镀处理。

6. 超声波清洗机　利用超声波产生振荡,对口腔修复体表面进行清洗。主要用于烤瓷、烤塑金属冠等几何形状复杂且高精密度铸造件的清洗。

7. 蒸汽清洗机　在高温高压的作用下,利用纯干燥气体饱和蒸汽自动捕捉和清洗修复体表面,溶解微小的油渍污物颗粒,并将其汽化蒸发,使其表面始终干燥,不会有任何水渍存留,清洗后的表面不会生锈。

二、磨光、抛光的原理和意义

（一）基本原理

1. 磨光　是利用各种磨平器械消除铸件不平整的表面,使支架各部分达到要求的厚度和外形的过程。

磨光包括切削和研磨两个步骤。

（1）切削:是指用刀状或不规则外形、粒度较粗的各种磨具,修整、磨改修复体表面及其外形,以减少修复体的体积,使修复体具有所设计的基本外形为目的的过程。其基本操作要领为:磨具在电动机械的带动下产生旋转及转动,从而带动切割砂片和其他附件同时旋转,达到切割和打磨的目的。使修复体的表面及外形得到改善,体积得以缩小。切削时,一般磨去修复体的量较多、速度较快,修复体表面磨切的痕迹也较深。

（2）研磨:是指用粒度较细小、外形较精致的磨具对修复体表面不断进行不同方向、不同角度、不同部位的平整,以减少修复体表面的粗糙度为目的的过程。研磨时,磨具转动的速度可较切削时略快,但磨具施加于被磨修复体上的压力较小,一般磨去修复体的量较少,修复体表面磨切的痕迹较浅,研磨越细,修复体表面光滑度越好。

2. 抛光　是在磨光的基础上对修复体表面进行光亮化处理的过程。抛光的方法有以下几种。

（1）机械抛光:利用抛光轮和精细磨料用机械加工的方法,对铸件进行快速、轻微反复摩擦修复体表面的作用,利用磨料与铸件之间的摩擦力,使铸件表面温度升高,表面的原子重新排列,填满磨痕,并形成一层薄膜,从而使铸件表面光亮。

（2）电解抛光:通过电解液与金属之间的氧化-还原反应,将金属基托挂在正极上,放入装有电解液的电解槽,负极为铅板,使金属表面凸起的部分被溶解或其表面的分子、原子重新排列,形成一不定型的薄膜,从而使金属的表面平滑光亮(图3-86)。

3. 化学研磨　是利用化学药品对金属表面进行溶解处理,使其表面达到平滑的方法,亦称为酸洗。化学研磨与电解研磨相似,主要是指将金属置于强酸、强碱液中浸渍,通过氧化-还原等化学反应,使金属表面变平滑。可明显缩短研磨时间,降低劳动强度。化学研磨作为一种研磨方法很少单独使用。临床常用的清扫水去除金属表面氧化物的方法,其实质

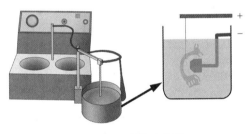

图 3-86　（电解抛光仪器）

也是一种化学研磨方法。不同金属的化学研磨液有差异,需适当调整。

（二）生理意义

任何一件修复体在送到临床、戴入患者口内之前,都必须经过磨光、抛光的精细加工过程,通过抛光,使义齿修复体表面光亮,达到舒适、美观、易清洁、抗氧化的目的。这个步骤是对义齿修复体的最后精加工,通过磨光、抛光处理后的义齿修复体,高度光洁,可大大减少患者的口腔异物感,明显缩短患者对义齿的适应期,提高口腔组织对义齿的适应性。同时可有效地防止食物、细菌、菌斑、软垢等在义齿表面沉积,便于患者保持口腔的清洁、卫生。义齿的高度光洁还可极大提高义齿修复体的美观效果。

如果义齿修复体未经良好的磨光、抛光处理,义齿修复体表面粗糙不平,会直接刺激口腔组织,导致口腔软组织的炎症及各种口腔黏膜疾病;还容易发生污染和表面腐蚀,从而加速了义齿修复体的老化和变性,影响其耐腐蚀性及其色泽的稳定性,极大地缩短义齿修复体的使用寿命。

三、磨光、抛光的步骤和方法

磨光、抛光是一项细致的工作,不能急于求成,要合理地使用磨光工具和材料,义齿的磨光、抛光必须遵循由粗到细、先平后光的原则进行。

（一）普通金属铸件的磨光、抛光

金属铸件打磨、抛光工艺流程:铸件从铸型中脱出→喷砂→切除铸道、排气道及储气球→粗研磨→细研磨→抛光处理→清洗→完成。

金属的磨光、抛光,其特点是难度大,尤其是高熔合金的磨光。所以磨光、抛光需要配置较好的磨光、抛光设备和磨具,以减轻工作强度,提高磨光和抛光的效率。

磨光、抛光的主要步骤和方法为喷砂、切除铸道、粗磨、细磨、抛光、清洗。其中抛光的方法有机械摩擦抛光和电解抛光两种。义齿支架应先电解抛光,再机械抛光。

1. 喷砂 用喷砂机将砂粒喷射到磨光物表面,可除去铸件表面包埋材料及其氧化膜,达到磨光的效果。

工作原理:空气压缩机为喷砂抛光机提供气源,经滤清器过滤,又经调压阀调定喷砂压力。接通电源,电磁阀工作,压缩空气从喷嘴喷出,并带动金刚砂一起从喷嘴射出,对铸件表面进行抛光(图3-87)。

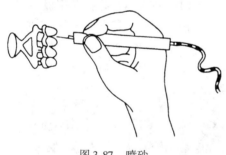

图3-87 喷砂

（1）具体操作步骤

1）接通气源,将空气压缩机的气管与喷砂抛光机管路接通。

2）接通电源,箱内照明灯亮。

3）将粒度为100～150目的金刚砂适量装入工作仓。

4）调整喷砂压力。喷砂时压缩空气的压力应视铸件的厚度而定,如铸件的厚度为0.5～1.5mm时,工作压力为0.15MPa,铸件的厚度1.5～4.0mm时,工作压力为0.25～0.35MPa。

5）放入铸件,喷砂时应从不同角度抛光铸件表面,使铸件的各面被均匀喷射,避免某处因冲刷过多而变薄,影响支架的强度;铸件距喷嘴的距离应在5mm以内。

手动喷砂机使用时应先将右手从套袖口伸入箱内,将铸件从机盖处传给右手,密封机盖,启动工作开关,将铸件对着喷嘴,从不同角度抛光铸件表面。抛光后关闭工作开关,关闭电源。

近年出现的多头自动喷砂机,能从多个角度进行喷砂,铸件和喷头均可转动,喷砂的自动化程度更高,效果更好。还有液体喷砂技术,更具有无粉尘污染的优点,尤其适合于钛及钛合金铸件的表面清理,但磨料最好选择刚玉、碳化硅和玻璃珠,以避免对铸件的二次污染。

非贵金属高熔合金铸件,在无喷砂机的情况下,也可采用化学清理的方法处理铸件的表面。化学清理的方法是将铸件放入20%氢氧化钠溶液中煮沸,使氢氧化钠与铸件表面的二氧化硅发生作用,生成硅酸盐而从铸件上脱落下来。或将铸件放入 45% 氢氧化钾溶液中煮沸,同样也可取得满意的效果。最后,用热水冲洗干净铸件。

贵金属铸件(如金合金),因其不能用喷砂机进行表面氧化层的清除,因此多采取酸处理法,最常用的方法是将铸件加热到 300~350℃后,随即投入到浓盐酸中进行表面处理。

（2）注意事项

1）金刚砂应保持干燥和清洁,以防堵住吸管或喷嘴。

2）喷嘴内孔直径为 3.5mm,长期使用会磨损扩大,造成喷砂无力,效率降低,应及时更换喷嘴。更换喷嘴时应断开电源,以防触电。喷嘴距铸件的距离应在 5mm 以内。

3）经常清除滤清器中的水和油,定期清除过滤袋中的存留物。

4）经常保养空气压缩机,保证喷砂抛光机有正常的气源供应。

5）当观察窗玻璃被砂打模糊后应及时更换玻璃,保证有良好的观察效果。经常注意密封件的好坏,防止砂尘外扬。

6）换砂时将箱体下方的密封螺母旋开,放出金刚砂,然后旋紧螺母,从箱体上面放入新砂。

2. 切除铸道　用砂片片切铸道。

（1）具体操作步骤

1）将金属切割机平放在工作台上。

2）扳动电源开关,接通电源。

3）检查切割砂片与防护罩及机器其他部位是否相擦或碰撞,然后启动。

4）双手拿稳铸件,切割砂片对准铸道根部,尽量平齐铸件表面切断。

（2）注意事项

1）操作前检查砂片是否与其他东西及防护罩相擦或碰撞。

2）切割金属时,必须注意砂片的圆周速度,防止过快,发生砂片飞裂事故。

3）切割金属时,不要用力过猛,左右摆动,以防砂片折裂或破裂。

4）操作者不要面对旋转切割砂片操作,以免发生意外。

3. 粗磨　用粒度较粗的金刚砂磨头(80~100 目)磨平铸道接头等部位,并调磨铸件的厚薄及其外形,进一步去除表面氧化膜。

具体操作及其注意事项如下。

（1）技工打磨机应放在平稳牢固的工作台上,要有良好的接地保护。

（2）按工作需要要正确选择和安装抛光轮、砂石轮等附件。应特别注意的是,左旋螺栓应装载左轴,右旋螺栓应装载右轴,否则在使用过程中会自行脱落。

（3）要仔细检查砂轮有无破损和裂纹,如有破损和裂纹,应及时更换,以免发生危险。

（4）需使用慢速时,也应按顺时针方向先旋转到快速挡,待启动并运转正常后,再旋至慢档使用。切忌直接用慢档启动,否则电动机不能正常启动和运转。

4. 细磨　表面细磨可用金刚砂磨石等工具将铸件磨光面磨平,注意修整良好的外形,以符合生理和力学要求。对凹凸不平及磨不到的部位,可选用细小砂石,轻轻磨平。再用细的金刚砂橡皮轮或将各种粗细不同的砂纸(布)包裹在夹轴上,对铸件磨光面进一步细化磨平。

（1）具体操作步骤

1）接通技工用的微型电机电源。

2）选择电机的旋转方向、速度。

3）选择砂轮或磨头，并夹持到打磨夹头上。国际标准为直径 2.35mm。

4）用脚踏开关控制电机，并按要求逐一打磨。①用粒度较细的金属磨头（120～200目）或白矾石等反复平整金属表面，从不同的角度轻轻打磨，使其逐渐平滑。②将纱布条卷在砂纸夹轴柄上，用慢的转速、小的压力、并不断转动修复体，对铸件磨光面作进一步的细化磨平。对不易磨到的部位，可用各种不同的金刚砂橡皮轮进行磨光。

（2）注意事项

1）在修整研磨过程中，注意采取降温措施（如冷水降温等），避免铸件产热过多变形，对材料的性能造成影响。可冷水降温或使用不产热砂轮、砂石。

2）选择磨具的硬度应大于被磨物体的硬度，并根据不同的部位和用途选择不同形状的磨具，以免磨到不该磨的部位，使铸件的外形受到破坏。

3）研磨时，要根据铸件材料的性质、磨料的特性等采取适当的研磨速度和压力，可先用粒度较粗的磨具，逐次更换粒度较细的磨具。

4）每次启动时，一定从最低速开始。

5）不要在夹头松开的状况下使用电机。

6）砂轮杆如有弯曲，切勿使用。使用大直径的砂轮时，一定要降低电机转速。

7）不同金属的修复体，应用专用的磨轮、砂石，防止污染。

8）研磨时要注意保护铸件细小的重要部位，用力要得当，要均匀，且不宜过大。

9）调磨铸件组织面，使其在模型或代型上就位时，注意找准位置，逐步调整，不能强行就位，以免损伤模型；或调磨过多造成铸件组织面与基牙不密合。

10）在研磨过程中应加强卫生防护，防止金属粉尘及打磨器材对人体造成危害。

5. 电解抛光 又称电解研磨或电化学抛光。是指利用电解化学的腐蚀作用，溶解金属表面的凸起粗糙部分，使其平滑，提高光洁度。

（1）工作原理：抛光铸件在电解液中处于正电位（阳极），电解槽处于负电位（阴极）。在电场的作用下，铸件表面产生一层高阻抗膜，但凸起部分比凹下部位膜薄，因此凸起部分先被溶解，这样使铸件凹凸不平的表面逐渐平整，整个表面逐渐平滑、光洁。

电解液的配方、电流强度、电解液温度、电解时间、铸件在电解液中空间的位置、合金的成分等都可能影响到电解的效果。

常用电解液的成分：

钴铬合金电解液配方：

1）乙二醇	500ml
浓硫酸	60ml
蒸馏水	17ml
2）1,2-丙二醇	35 份
二氧六环	32 份
2-甲基-1,3 二氧五环	12 份
硫酸	11 份
高氯酸	10 份

镍铬合金电解液配方：

甲磷酸	75 份

硫酸	11 份
铬酐饱和液	14 份

（2）电解抛光工艺

1）将铸件用肥皂水彻底清洗去脂,然后用清水洗净肥皂液。

2）将电解液加温预热至 60～70℃,倒入电解槽内(也可利用电解抛光机进行加热)。将铸件连接在正极上,并完全浸泡在电解液中。正负极之间相距 3～5mm。

3）接通电源,视铸件大小调整电流强度。小铸件 100～150mA/cm^2;中铸件 150～250mA/cm^2;大铸件 250～350mA/cm^2。电解时间为 2～5 分钟。

4）电解完成后,关闭电源。取出铸件,热水冲洗干净,放入 10% 氢氧化钠溶液内 10min,以中和残留在铸件表面上的电解液。最后,流水冲洗、干燥。若电解效果不好,可重复电解抛光程序。

（3）注意事项

1）电源电压要稳定并与抛光机要求的电压一致。

2）在工作时,随时注意铸件与阳极的连接是否良好。

3）铸件和电解液应匹配,不能混用,也不能将不同电解液混合。

4）铸件在电解抛光前应充分磨平,才能达到良好的电解效果。

5）经常检查电解槽有无破裂等现象。

6）注意电解时间和电解方法,以防止过度电解而造成铸件变薄,固位不良,甚至出现孔洞。对容易过度溶解的特殊部位,如卡环臂等细小部位的内外侧,可在电解前用电解阻隔涂料或耐高温保护蜡进行涂布,加以保护。

7）铸件在电解槽中不能碰到负极,以防短路。

8）在抛光过程中,注意随时搅拌电解液,防止形成气体绝缘层影响抛光效果。电解液若已变色,应更换新的电解液。电解液应定时补充或更换,长时间不用时应把电解液倒出,另外保存,不得乱倒,并彻底干净地清洗电解槽。

9）使用电解抛光时,应严格按照操作规程进行操作,注意个人防护,房间通风要好。以防污染环境,或引起意外伤害。

10）有的铸件易形成电解死角,表面钝化,应改用移动式电解仪器。

6. 机械摩擦抛光　机械抛光是用中粒度和细粒度(200～300 目)橡皮轮,依次抛光,要求消除所有磨痕,直至金属表面出现均匀的光泽,再用布轮加抛光膏抛光。

（1）具体操作步骤和方法:机械摩擦抛光是利用抛光轮和抛光材料,对铸件表面进行快速的最后研磨。利用抛光材料与铸件表面之间的摩擦力,使铸件表面温度升高,表面的原子重新排列,填满磨痕,并形成一层无定形的薄膜,使铸件表面光亮。

常用的抛光轮有布轮、毡轮、毛刷轮、橡皮轮。常用的抛光材料有氧化铬、氧化铁等粉末与蜡和硬脂酸等混合后制成的抛光膏。一般氧化铬抛光膏也称绿膏,适用于高熔合金的抛光,也适用于其他合金的抛光。氧化铁抛光膏也叫红膏,适用于金合金和铜合金的抛光。

将蘸有抛光膏的抛光轮在一定转速和压力下对铸件表面进行抛光处理,抛光后的铸件再用蒸气喷枪喷洗或用酒精棉球擦洗,以去除表面黏附的抛光膏。

（2）注意事项

1）铸件表面需反复仔细抛光,操作时要耐心细致,特别是对铸件细小部位抛光时应特别小心。

2）因为红膏会污染铸件导致不锈钢修复体的腐蚀,所以红膏不能用于不锈钢铸件的抛光。

3）抛光工具要干净,不能混入粗粒磨料,以免影响抛光效果。

4）操作时注意个人防护。

7. 超声波清洗　超声波清洗机是利用超声波产生震荡,对口腔修复体表面进行清洗。主要用于烤瓷、烤塑金属冠等几何形状复杂且高精密度铸造件的清洗。

超声波清洗机的工作原理是利用超声波产生的能量,对物质分子产生声压作用,即在液体分子排列紧密时,使之受到压力;液体分子排列稀疏时,使之受到拉力。液体分子较能承受压力,但在拉力作用下,分子排列易发生断裂,而在液体中的杂质、污物及气泡处是最易断裂的地方。液体分子断裂后,会产生许多泡状空腔,这些空腔可以产生巨大的瞬间压力,一般可达数千毫帕。巨大的压力使液体中物质表面受到剧烈的冲击作用。超声波的这种声压作用被称为"孔蚀现象"。超声波清洗机就是利用超声波这一特性对工件进行清洗。

（1）具体操作步骤和方法

1）在超声波清洗器的洗涤槽中加入清洗液或水,接通电源。或者用高压蒸汽清洗机形成微粒或蒸汽,喷射到被研磨物的表面,清除机械研磨后的各种附着物。

2）旋转定时开关至所需时间位置。

3）利用超声波振荡使污物与修复体分离,从而达到清洁铸件的目的。

4）时间到后,清洗机自动停机。

（2）注意事项

1）加入清洗液不宜过满,一般达清洗槽的2/3。

2）清洗完毕后,应将清洗液倒出并将清洗机清理干净,尤其使用有腐蚀性清洗液更应如此,以防损坏设备。

3）注意连续清洗时间不应超过6分钟。需要连续清洗时,应停机一段时间后才能再次启动清洗机,以便换能器有足够时间降温。

4）保持设备清洁,设备应放在通风干燥处保存。

（二）钛及钛合金铸件的磨光、抛光

钛及钛合金因其性能不同,磨光、抛光的方法也不同。钛及钛合金铸件表面的磨光、抛光是否得当,将直接影响铸件表面的光亮度、耐腐蚀性及机械强度。

1. 钛及钛合金铸件打磨抛光工艺流程　铸件从铸型中脱出→喷砂→切除铸道、排气道及储金球→酸处理→粗研磨→细研磨→抛光处理→清洗→完成。

（1）喷砂处理:不论采用何种包埋材料制作的铸型所铸造出的铸件,其表面均不同程度地存在着一定厚度的反应污染层。未去除干净时,其脆性明显增加,还关系到铸件能否达到镜面的光洁度。钛及钛合金铸件表面喷砂时,不能使用石英砂,必须使用氧化铝砂,对铸件表面进行喷砂处理后,铸件表面露出银灰色。避免在喷砂处理时一边去除反应污染层,一边又形成新的污染层。氧化铝砂为50~80目,最好是采用湿性喷砂,以降低其表面温度,以免再次生成反应污染层。

（2）化学酸处理:化学酸处理是利用化学药品(强酸或强氧化剂)使金属表面均匀的被腐蚀或溶解的处理,使其表面达到平滑的方法之一,亦称为酸洗。经过化学酸处理后的钛及钛合金铸件在后期研磨时,可明显缩短研磨时间,降低劳动强度。经过化学酸处理的铸件,再用直径小于25μm的玻璃珠喷砂后才可进行抛光处理。

目前作为钛及钛合金铸件的化学酸处理,常采用比较温和的酸处理方式。其中的氢氟酸酸洗法是最为有效的酸洗法,常用的配方是:氢氟酸 10ml,硝酸 45ml,蒸馏水 45ml。酸处理的时间应控制在 30 秒内,避免因时间过长而影响铸件的精度。酸洗反应后用清水充分清洗铸件。

(3) 粗研磨:砂石研磨法是钛及钛合金铸件常用的粗研磨的方法。钛及钛合金铸件进行常规砂石研磨时,应注意尽量选用产热少、不产热或不易对铸件产生再次反应污染的砂石,如各类金属磨头,不产热砂石等。

研磨的方法与研磨普通钴铬合金不同,要求打磨面积要小,压力要轻,转速要高,使铸件不产生研磨性硬化现象,而且还要防止磨头的砂石嵌入铸件的表面。

(4) 细研磨:常用的方法有金刚砂橡皮轮研磨法和筒研磨法。

1) 金刚砂橡皮轮研磨法:即采用常规的各类金刚砂橡皮轮对钛及钛合金铸件进行研磨的方法。应注意勿使铸件产热,不能造成铸件表面的研磨伤,使整个表面达到平整光滑。

2) 筒研磨法:所谓筒研磨法是将被加工铸件、研磨料、水及添加剂放入筒式研磨槽内,由于研磨筒在运动中产生转动和振动,使研磨料的混合物和被加工铸件之间产生摩擦,将铸件表面研磨光滑、平整。该方法的特点是不产生粉尘污染,劳动强度低,不会产生常规打磨过程中的产热现象。

(5) 抛光处理:常用的抛光方法为机械抛光法和电解抛光法。

1) 机械抛光法:即采用不同规格的软布轮或黑毛刷,沾以钛及钛合金专用抛光膏对钛及钛合金表面抛光的方法。在对钛铸件进行抛光时,必须做到完全清除铸件表面污染层及不产生新的研磨硬化层。因为一旦存在表面污染层,将无法达到理想的抛光效果。使用普通的抛光绿膏对钛及钛合金铸件进行抛光也可收到较为理想的效果。经抛光后的钛及钛合金铸件不能立即进行水洗,一定要使表面氧化膜完全形成后方可进行水洗,否则其表面会产生变暗的现象。

2) 电解抛光法:使用专用电解液,钛及钛合金铸件亦可采用电解抛光的方法,使其表面达到接近钴铬合金铸件一样的镜面效果。

(三) 树脂基托的磨光、抛光

树脂基托磨光、抛光的基本操作程序是:修整外形及粗磨→细磨及平整表面→抛光(机械抛光、电解抛光)。

树脂的磨光、抛光其特点是磨光的量大、工序复杂。磨光的设备为中速磨光马达。

1. 磨光、抛光的步骤和方法　磨光、抛光的步骤和方法主要为粗磨、细磨、抛光、清洗。

(1) 粗磨:用大砂轮磨去树脂多余部分,注意义齿外形及厚薄的修整。最后用细砂纸将整个磨光面轻轻打磨一遍,使树脂表面更加平整细腻。

(2) 细磨:用布轮打磨基托表面及边缘,牙颈部磨光时,磨光面应尽量小,以保护牙冠外形突度。细磨要始终保持湿润,以防树脂因反复摩擦产热而焦化。

(3) 抛光:用白毛刷加抛光膏或氧化锌糊剂抛光树脂,抛光时用力不要过大。

(4) 清洗:用超声波清洗机或高压喷射清洗机洗涤去除表面附着物。

2. 磨光、抛光具体操作

(1) 粗磨:用大砂轮、砂石磨去较大的塑料菲边和基托过长、过厚部分以及妨碍就位的倒凹,使基托的大小、长短、厚薄合适。用裂钻将包绕在𬌗支托、卡环臂上多余的塑料磨去。再用圆钻、裂钻以及小号的柱形砂石将组织面上的塑料瘤磨去,并缓冲组织面上尖锐的突起部分,然后将黏附于组织面上的石膏轻轻去除干净,注意不要磨损塑料,以保证义齿与口腔黏膜的密合。最后,用夹持针裹上细砂布或砂纸将整个磨光面轻轻打磨一遍,使磨光面进一步平整。在打磨时,注意不要损伤卡环和人工牙。

(2)细磨:将布轮在水中浸湿后装于技工打磨机上,蘸上湿的磨光粉,将基托表面和边缘磨光。为了保证基托磨光面的形态,磨光中应变换方向,从不同角度磨向被磨的部位,使基托表面受压均匀。在细磨过程中要不断地加磨光粉糊剂和水,使义齿表面保持一定的湿度,以免塑料因摩擦产热而变形。在磨光靠近支架部位的基托时,尽量让布轮转动方向和卡环臂走向一致,以防止卡环被旋转的布轮挂住,造成卡环变形和基托折断。最后用超声波清洗机或高压喷射清洗机洗涤去除修复体表面附着物。清洗后的基托应浸泡在清水中,以防塑料变色和塑料因失水变形。

3. 磨光、抛光的注意事项

(1)打磨使用的器械和磨光材料应遵循由粗到细的原则进行,先磨平后磨光。磨平时不能破坏基托外形,不可将基托唇、颊面牙根突度磨除。

(2)打磨时切勿伤及卡环,否则,使用中卡环易折断。

(3)打磨过程中应随时转换义齿角度和打磨部位,并使其表面均匀受力,避免打磨时产热,导致义齿塑料基托焦化或变形。

(4)采用石英砂、浮石粉糊剂抛光时,所用布轮、绒轮、毛刷均应浸湿,并应随时不断地添加磨光剂,以求达到最佳效果。

(5)在打磨机上抛光时,应把稳义齿,注意义齿与布轮的接触部位,勿使义齿卡环被布轮挂住导致变形,或义齿被弹飞、折断。

目标检测

1. 研磨最常采用的方法是
   A. 化学研磨　　　　　　B. 电解研磨
   C. 砂纸研磨　　　　　　D. 机械研磨
   E. 电抛光
2. 用电解抛光的物质是
   A. 陶瓷　　　　　　　　B. 树脂
   C. 金属　　　　　　　　D. 烤瓷
   E. 银汞合金
3. 下列哪一项是对物体表面进行光亮处理的过程
   A. 切削　　　　　　　　B. 酸化
   C. 抛光　　　　　　　　D. 打磨

   E. 电解
4. 塑料义齿磨光时,正确的操作是
   A. 打磨从粗到细、先平后光
   B. 间断打磨以免产热过多
   C. 不要破坏基托外形
   D. 随时变换打磨部位
   E. 以上均是
5. 喷砂处理铸件表面时,所使用的金刚砂粒度是
   A. 30～50 目　　　　　　B. 50～80 目
   C. 80～100 目　　　　　D. 100～150 目
   E. 150～200 目

第7节　平行研磨工艺技术

一、概　　述

(一)平行研磨技术的概念

平行研磨技术是制作精密义齿所必不可少的一项工艺技术,在我国起步较晚,近年来随着精密义齿临床需求的不断增加,平行研磨技术也不断推广,水平也不断提高。

精密义齿包括附着体义齿、圆锥型套筒冠义齿等,主要部件精细小巧,对共同就位道和部件之间的衔接要求非常精确。平行研磨技术通过精密的研磨设备、研磨器械和严格的研磨程序取得高度精确的研磨质量,使得义齿各部件既有精确一致的就位道,衔接处又准确密合,从而最大限度地发挥义齿的支持、稳定和固位的功能。由于平行研磨技术的使用,使义齿部件的制作更加精密、准确和快捷,提高了技工的工作效率。

(二) 平行研磨技术的适用范围

1. 套筒冠内冠的蜡型切削和铸件的研磨抛光(图 3-88)。

2. 附着体阴性部件的蜡型切削和铸件的研磨抛光。

3. 半精密部件如舌侧支撑臂肩台的蜡型切削和铸件的研磨抛光(图 3-89)。

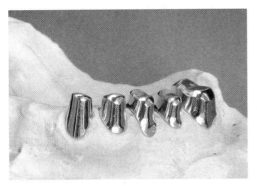
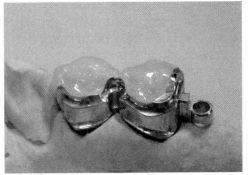

图 3-88 研磨抛光后的套筒冠内冠铸件　　　图 3-89 研磨抛光后的半精密部件

4. 制备螺钉式附着体的平台或钉管。

5. 研磨覆盖义齿的根面结构。

6. 在金属或金属烤瓷全冠上研磨支托凹(图 3-90)。

二、平行研磨仪

平行研磨仪是利用平行或有一定聚合度的研磨器械,对修复体和附着体的蜡型或铸件进行平行切削和研磨的仪器,是精密义齿制作不可或缺的仪器。

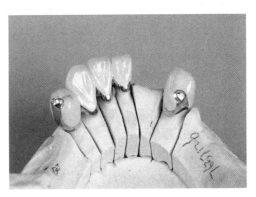

图 3-90 研磨抛光后的烤瓷全冠

各种品牌的平行研磨仪虽各有特点,但基本功能都是切削蜡型和研磨金属铸件,可以根据其摆动臂的配置分为两种类型,即单臂机(图 3-91)和双臂机(图 3-92)。单臂机只有单个摆动臂,进行蜡型切削和金属研磨需要更换研磨刀具;双臂机则有两个摆动臂分别进行蜡型切削和金属研磨,不需更换研磨刀具就能完成切削与研磨功能,有的双臂机型的蜡型切削臂还具有加温功能。

(一) 平行研磨仪的组成

1. 底座　含电机集中控制器,是操作部件及开关的控制处,还可以显示电机负荷和实际转速,并起承重和稳定作用。

2. 摆动臂　包括纺垂体、钻孔摇杆、垂直调节架及夹头等,是实施切削研磨的部件,有许多调节和控制部件,可调节高度和水平动度。单臂机通过更换研磨刀具可以进行蜡型切削和金属研磨;双臂机的摆动臂功能则相对固定,一侧为金属研磨臂,另一侧为蜡型切削臂。蜡型切削臂往往还配有特殊的电路为刀具加温,提高蜡型切削的质量。

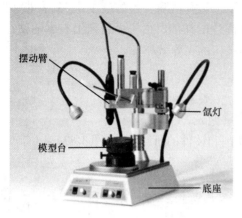

图3-91　单臂机

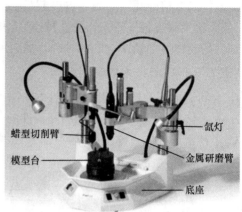

图3-92　双臂机

3. 模型台　即工作台,包括电磁板、模型紧固装置,是固定模型及工件的工作平台,也可作为观测台。模型台可自由移动,当接通电磁板电源时可使模型台完全紧紧固定在任何倾斜位,关闭电磁板电源,模型台又可自由移动。模型台下有切割盘,收集切削废物。

4. 附件　包括铰刀、钻头、电蜡刀以及标尺、氙灯、夹子等。

（二）平行研磨仪的功能

平行研磨仪具有四个方面功能。

1. 观测台功能　通过对固定在模型台上的模型进行观测,确定共同就位道,完成相关设计。

2. 平行转移功能　能将各类附着体准确转移,平行地安放于义齿合适的位置,确保各附着体就位方向严格一致。

3. 切削研磨功能　借助各类研磨刀具切削蜡型或对金属铸件进行研磨,使被切削研磨物件的轴线相互平行。

4. 机械钻孔功能　借助各类研磨刀具进行研磨钻孔,使各孔之间相互平行。

（三）平行研磨仪的性能

1. 动力系统性能优良,电动马达不带轴承,保持研磨精度的恒久稳定。
2. 研磨器械简单而锋利,硬度高,不易磨损。
3. 研磨器械的更换及夹持准确、牢固和安全。
4. 磁性工作台能灵活地升降和倾斜,能牢靠地固定模型。
5. 各移动关节灵活耐用,移动精确度高,容易控制。

三、平行研磨器械

平行研磨器械是指在平行研磨仪上完成整个平行研磨程序所使用的器械的总称,包括转移杆和平行研磨刀具两大类。不同齿形的平行研磨刀具适用于不同要求的研磨,而铰刀的工作角度与研磨功能直接相关,分述如下。

（一）转移杆

转移杆是将附着体准确转移放置到工作模型上义齿适当位置的重要结构,一端可被平行研磨仪摆动臂夹持,另一端用于附着体转移（图 3-93）。

1. 转移杆的种类 每一类附着体有专用的转移杆,通常不能相互交叉使用。有些附着体的转移杆是和塑料预成件连接在一起的。

转移杆按材质可分为两类,即金属转移杆及塑料转移杆,塑料转移杆的转移精确度比金属转移杆要低一些。

2. 使用转移杆的注意事项

（1）转移杆必须与附着体相匹配,尽量使用配有专用转移杆的附着体。

（2）发现转移杆变形时应禁用,以免出现误差。

（3）转移杆使用后要仔细检查,保持表面清洁干燥。

（4）各种转移杆应分类放置,避免混用。

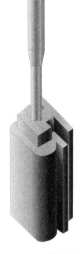

图 3-93 转移杆

（二）平行研磨工具

根据具体作用的不同可将平行研磨工具分为三种类型:铰刀、打孔钻和锪钻。

1. 铰刀 铰刀是一类多刃的刀具,根据铰刀刀刃的形态可分为棘皮齿铰刀、直齿铰刀和螺旋齿铰刀（图 3-94）;根据铰刀头的形状可将铰刀分为圆头、平头和角度三种类型（图 3-95）;此外,根据铰刀刃面与长轴的关系,可分为锥度铰刀和无锥度铰刀（图 3-96）。蜡铰刀则分为电蜡铰刀和普通蜡铰刀。

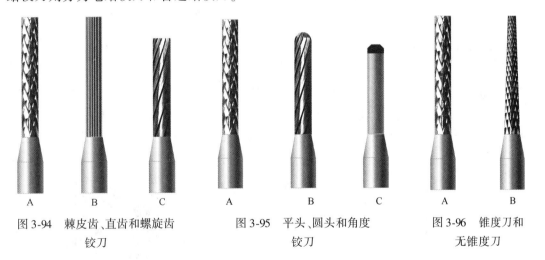

图 3-94 棘皮齿、直齿和螺旋齿铰刀　　　图 3-95 平头、圆头和角度铰刀　　　图 3-96 锥度刀和无锥度刀

铰刀主要用于义齿孔或面的精密和半精密研磨,精度等级可达 2 级以上,光洁度可达 ▽6 ~ ▽9。常用铰刀的技术参数见表 3-5。

表 3-5　常用铰刀的技术参数

铰刀类型	铰刀齿形	直径（mm）	有效长度（mm）	总长度（mm）	铰刀斜度 α 角（°）	倒角（°）
棘皮齿铰刀	棘皮齿	1.0	8.0	30.0	90	平底
		1.5	10.0	30.0	90	平底
		2.3	15.0	34.0	90	平底

续表

铰刀类型	铰刀齿形	直径(mm)	有效长度(mm)	总长度(mm)	铰刀斜度α角(°)	倒角(°)
直齿铰刀	螺旋齿	1.0	8.0	30.0	90	平底
		1.5	10.0	30.0	90	平底
		2.3	15.0	34.0	90	平底
		2.9	15.0	34.0	90	平底
圆头直齿铰刀	螺旋齿	0.7	7.0	30.0	90	圆弧
		1.0	8.0	30.0	90	圆弧
		1.5	10.0	30.0	90	圆弧
		2.3	15.0	34.0	90	圆弧
		2.9	15.0	34.0	90	圆弧
圆头棘皮齿铰刀	棘皮齿	1.0	8.0	30.0	90	圆弧
		1.5	10.0	30.0	90	圆弧
		2.3	15.0	34.0	90	圆弧
平头锥度铰刀	螺旋齿	4.0	13.0	32.0	6	平底
	直齿	6.0	13.0	32.0	10	平底

2. 打孔钻　打孔钻(图3-97)是在金属物件上打孔的粗加工工具,呈麻花状,故也称麻花钻。打孔的精度等级可达7级,光洁度可达▽3～▽4。常用打孔钻的技术参数见表3-6。

表3-6　常用打孔钻的技术参数

孔钻类型	孔钻齿形	直径(mm)	有效长度(mm)	总长度(mm)	孔钻斜度α角(°)	倒角(°)
45°麻花孔钻	麻花状	0.7	7.0	30.0	90	45
		1.0	8.0	30.0	90	45
		1.2	8.0	30.0	90	45
		1.5	8.0	30.0	90	45
		2.0	8.0	30.0	90	45
小麻花孔钻	麻花状	0.7	7.5	30.0	90	—
麻花孔钻	麻花状	1.0	9.0	30.0	90	—
		1.2	12.0	30.0	90	—

3. 锪钻　锪钻(图3-98)是将金属物件上已经打好的孔研磨成圆锥、圆柱等特定的形状的研磨刀具,其工作部为锪钻的头部。锪钻有倒角锪钻及平面锪钻两种。常用锪钻的技术参数见表3-7。

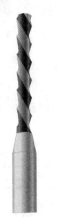
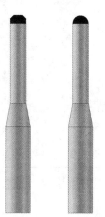
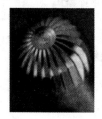

图3-97　打孔钻　　　　　　图3-98　锪钻

表 3-7　常用锪钻的技术参数

孔钻类型	孔钻齿形	直径(mm)	有效长度(mm)	总长度(mm)	孔钻斜度 α 角(°)	倒角(°)
圆弧膨头倒角锪钻	直齿	0.9	10.0	30.0	膨头	圆弧
		1.0	11.0	30.0	膨头	圆弧
		1.2	12.0	30.0	膨头	圆弧
平面倒角锪钻	直齿	0.72	7.5	30.0	90	45
		1.02	9.0	30.0	90	45
		1.22	12.0	30.0	90	45
圆弧倒角锪钻	直齿	1.5	10.0	30.0	90	圆弧
		2.3	15.0	30.0	90	圆弧
锥度倒角锪钻	螺旋齿	2.7	5.0	30.0	6	平底
		2.9	5.0	30.0	6	平底
		3.2	5.0	30.0	6	平底

(三) 铰刀刀刃的工作角度

铰刀刀刃的工作角度包括前角 γ、后角 α、楔角 β 和刃倾角 λ(图 3-99)。铰刀刀刃的工作角度与研磨的功能有直接关系,影响着仪器的负荷、刀刃的强度及耐用程度。

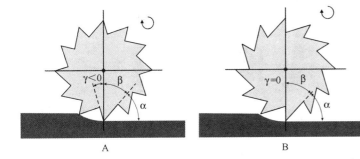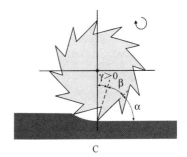

图 3-99　刀刃的工作角度
A. 前角 γ；B. 后角 α；C. 楔角 β

1. 前角 γ　指刃口与轴线间的夹角,前角 γ 角度大小与平行研磨仪的负荷、工件的变形、刀具的磨损等有关。增大前角 γ,可减小切削力,减小研磨变形,对提高研磨质量有利,但会增加刀刃的磨耗和损伤。因此,在刀刃强度得到保证的情况下,前角 γ 可以尽量大一些。

2. 后角 α　指刃口后面与水平面的夹角,后角 α 角度大小与刀具的锋利程度、刀具的磨损等有关。增大后角 α,可减小刀刃的圆弧半径使刀刃更锋利,减小刀刃后面和工件之间的摩擦而减轻刀具的磨耗,但角度过大则会降低刀刃的强度和散热能力,使刀具容易磨耗和损伤。

3. 楔角 β　指刃口前面与后面间的夹角,与刀刃的锋利程度和强度有关。减小楔角 β,可使刀刃更锋利,切削效率更高,但会使刀刃强度降低,容易磨耗和损伤。

4. 刃倾角 λ　指刃与铰刀长轴的夹角(图 3-100),与研磨时工件的移动方向有关。在

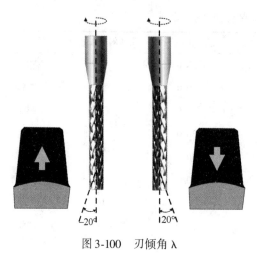

图 3-100　刀倾角 λ

刀具顺时针旋转进行研磨的情况下，λ>0°时，工件受力时有向下移动的力；λ<0°时，工件受力时有向上移动的力；而当 λ=0°时，工件受力时基本不动。

（四）研磨刀具的齿形

常见的研磨工具有三种类型，即棘皮齿形铰刀、直齿形铰刀和螺旋齿形铰刀（图 3-101）。棘皮齿形铰刀主要用于粗加工，加工后的工件表面粗糙；直齿形铰刀和螺旋齿形铰刀用于精加工，加工后工件表面光滑。因此，研磨时应先用棘皮齿形铰刀做粗研磨，然后再用直齿形铰刀和螺旋齿形铰刀进行精细研磨。

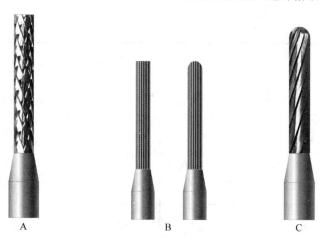

图 3-101　研磨刀具的齿型
A. 棘皮齿形铰刀；B. 直齿形铰刀；C. 螺旋齿形铰刀

四、平行研磨的方法及注意事项

（一）平行研磨的方法

1. 平行研磨的程序

（1）确定共同就位道：将工作模型正确地放置在平行研磨仪的模型台上，用分析杆对基牙进行观测分析，确定共同就位道。

（2）转移附着体：利用转移杆将附着体部件准确地转移至义齿上的适当位置。

（3）切削和研磨：选择合适的研磨刀具（研磨刀、研磨钻头），对已初步制作的义齿蜡型进行切削，或对金属部件进行研磨。

（4）金属表面处理：金属研磨完成后在研磨刀具上缠绕麻纱抛光研磨面。

2. 平行研磨的步骤

（1）固定模型：研磨操作之前将工作模型准确地转移至研磨仪的模型台上并加以固定，选择合适的研磨工具并安装固定。

（2）检测刀具安装：开启研磨仪并用千分表测量切削刀是否摆动，如有摆动，应重新安装研磨刀具。

（3）调整转速：通常切削蜡型时转速在 3000 转／分以内；研磨金属铸件转速在 5000～15000 转／分，应根据研磨仪的性能调整到合适的转速。

（4）研磨：研磨时施加的力量应根据研磨材料和转速而定，不应过大；研磨必须顺着同一方向进行，反复多次直至达到设计要求。修整肩台、颈部、边缘及表面抛光。

研磨套筒冠时研磨面的上限在轴面殆缘，下限应设在组织面上方约 0.5mm 处。应将研磨面分三等份（图 3-102）：颈部、体部和殆缘。颈部研磨成为 45°倒角肩台或圆弧倒角肩台。体部按设计要求研磨成有一定内聚角研磨面，非缓冲型套筒内冠体部只有一个研磨面，某些缓冲型套筒内冠体部有两个内聚角 A 和 B（图 3-103），相对应为两个研磨面：颈 1/3 面和殆 2/3 面，分别用角度为 A 和 B 的刀具研磨。殆缘研磨成环形斜面。

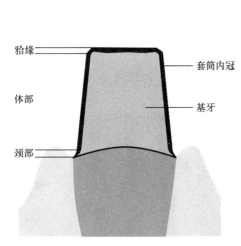

图 3-102　研磨面

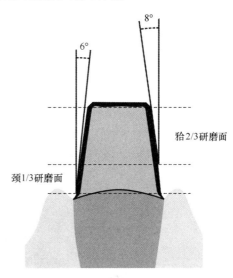

图 3-103　内聚角

3. 研磨刀具的使用方法　棘皮齿铰刀、直齿铰刀是最常用的研磨工具。通常先用棘皮齿铰刀进行粗加工，再用直齿铰刀或螺旋齿铰刀进行精加工。根据不同的需求，辅助使用其他特殊工具。

（1）制备颈部为 45°倒角肩台的套筒冠的内冠（图 3-104），宜用棘皮齿铰刀、直齿铰刀及锥度倒角锪钻。

（2）制备颈部为圆弧倒角肩台的套筒冠的内冠（图 3-105），宜用棘皮齿铰刀、直齿铰刀及圆弧倒角锪钻。

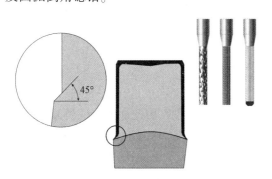

图 3-104　颈部为 45°倒角肩台的套筒冠内冠

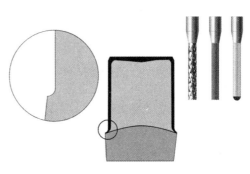

图 3-105　颈部为圆弧倒角肩台的套筒冠内冠

（3）制备附着体双筒槽结构（图3-106），宜用打孔钻、棘皮齿铰刀以及直齿铰刀。

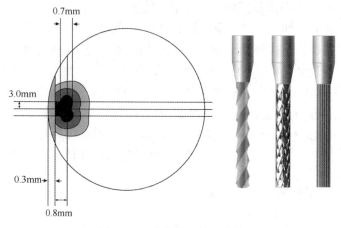

图3-106　附着体双筒槽结构

（4）制备舌侧支撑臂肩台（图3-107），宜用棘皮齿铰刀、直齿铰刀、圆头锥度直齿铰刀。

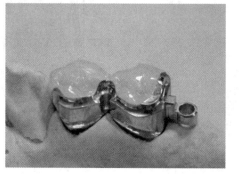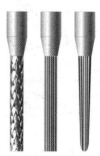

图3-107　舌侧支撑臂肩台

（二）平行研磨的注意事项

1. 初学者最好在实际研磨前先在铜制牙冠上练习，熟悉研磨仪的使用程序，对研磨仪的性能以及刀具的强度有一定的感性认识。

2. 如熟练程度不高，研磨时可以将平行研磨仪的水平和垂直移动关节锁定，通过移动模型进行研磨；待操作熟练后，再将模型固定，通过水平和垂直移动摆动臂进行研磨。

3. 研磨过程应连续、完整，不要在研磨程序中间停顿过长时间，工件不要搁置一段时间后再继续研磨完成。

4. 在研磨刀具顺时针转动的情况下，切削蜡型时摆动臂的移动方向应为从左向右，从蜡型最厚处开始；研磨金属时摆动臂的移动方向应为从右向左。

5. 研磨必须沿同一方向进行，如来回研磨容易在金属表面形成设计之外的沟或槽。

6. 使用直齿铰刀或螺旋齿铰刀研磨时阻力较大，铰刀易折断，因此加力应适当，避免损伤或折断；且研磨过程中操作者应将手指放置于铸件上的适当位置，以防止工件在加力时脱落。

7. 注意操作者的个人防护，当研磨金属、塑料或蜡型时应戴上防护镜，电蜡刀若使用最大温度时要注意防止皮肤灼伤。

8. 注意仪器和器具的保养，研磨金属铸件过程中，应不断将研磨油涂布于加工工件上，以冷却加工件和研磨器具;研磨仪上各关节固定螺丝,尤其高度调节的固定螺丝要旋紧,避免摆动臂脱落损伤;使用完毕后,清洁或检修仪器时应关闭电源;清洁时应用干布擦拭污处,不可用蒸气、水或溶剂清洗。

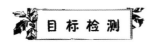

目 标 检 测

1. 平行研磨仪的组成是
   A. 底座　　　　　　　B. 摆动臂
   C. 模型台　　　　　　D. 铰刀、钻头等附件
   E. 以上都是

2. 通常切削蜡型时转速应控制在
   A. 2000 转/分以内　B. 3000 转/分以内
   C. 4000 转/分以内　D. 5000 转/分以内
   E. 6000 转/分以内

3. 使用转移杆时应注意
   A. 转移杆与附着体相匹配,使用专用的转移杆
   B. 禁用变形的转移杆
   C. 转移杆使用后要仔细检查,保持表面清洁

   干燥
   D. 各种转移杆应分类放置,避免混用
   E. 以上都是

4. 主要用于粗研磨的是
   A. 直齿形铰刀　　　B. 螺旋齿形铰刀
   C. 麻花打孔钻　　　D. 棘皮齿形铰刀
   E. 以上都不是

5. 研磨时与工件移动方向有关的是
   A. 前角 γ　　　　　B. 后角 α
   C. 楔角 β　　　　　D. 刃倾角 λ
   E. 内聚角

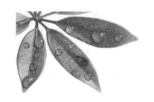

第 **4** 章
义齿的初戴及维护

1. 初戴前的检查。
2. 初戴时常见的问题及处理。
3. 义齿维护的方法。
4. 义齿低𬌗的处理。
5. 基托不密合的处理。
6. 基托折裂、折断的修理。
7. 人工牙、𬌗支托及固位体的修理。

第 1 节　义齿的初戴

一、初戴前的检查

戴牙前应对义齿进行检查,如有问题应处理后再进行戴牙。检查内容包括:核对义齿设计是否正确;支架和基托的伸展范围是否合理;基托组织面有无多余的凸起;卡环臂尖端是否已磨光。戴牙前还要向患者说明戴牙过程和戴牙后可能出现的问题,如异物感、恶心、发音不清等现象,使其思想上有所准备。

义齿初戴时的注意事项有以下几点。

1. 初戴时,将基托近龈缘处及进入基牙和组织倒凹的基托(如唇侧基托,近基牙和上颌结节,下颌内斜嵴等部位的基托)适当磨除,以免妨碍义齿就位或压迫牙龈。

2. 戴入时,如遇到阻碍不易就位时,不应强行戴入,以免造成患者疼痛和摘戴时困难。

3. 前后牙均缺失的义齿,可先使前牙就位,然后再使后牙就位,这样可使人工前牙与邻牙的间隙尽量减小。后牙缺失的义齿可按设计的就位道,从前向后或从后向前斜向就位,或一侧先就位,再使另一侧就位,或使左右侧同时就位。

4. 戴义齿时若就位困难,应找出原因,加以修改。如卡环臂过紧,多因制作卡环时磨损了模型所致,可稍使之放松;如因卡环体坚硬部分进入倒凹区,不能磨改卡环,只能磨改与卡环相应部分的基牙;若基托进入倒凹区,致使义齿不能戴入,可用红蓝咬合纸进行检查,确定妨碍部位。取出义齿,用钢钻或小轮状石磨除阻碍处的着色点,即可磨去进入倒凹区的塑料基托,经反复戴入和调改,直到完全就位。但每次调改不能过多,以免使义齿与基牙间形成间隙,而造成嵌塞食物。

二、初戴时常见的问题

（一）义齿就位困难

1. 卡环不能就位

（1）常见原因及处理方法

1）卡环体区域有多余的塑料阻挡。处理方法：将多余的塑料磨除。

2）倒凹填塞不够，制作支架时模型受损，卡环体部进入倒凹区等。如因卡环体坚硬部分进入倒凹区，处理方法：可磨改与卡环体相应部位对应的基牙牙体，不能磨改卡环。

3）间隙卡在𬌗面部分与基牙不密合而形成支点。处理方法：轻者可以磨改基牙与卡环间隙处的牙体组织，重者需要重做卡环。

4）制作卡环时磨损了模型导致卡环臂过紧。处理方法：可将卡环稍放松。

（2）𬌗支托移位：常见原因是制作义齿过程中模型受损，或装盒、充填塑料时发生𬌗支托移位。处理方法：若轻微移位，可以修改𬌗支托或磨改𬌗支托凹；移位严重者，则需去除𬌗支托。

（3）义齿非弹性部分进入倒凹区：基托和人工牙进入软、硬组织倒凹区明显的突起部分，可以直接磨除。若阻挡部位不明显，可用脱色笔涂色于基牙邻面、余牙舌侧或衬以脱色纸检查。将义齿试戴后摘下，检查着色点，用钢钻或小轮状石磨除代表阻碍处的着色点，即可磨去进入倒凹区的塑料基托，经如此反复试戴和调改，直到完全就位。但每次磨改量不宜过多，以免使义齿与基牙间形成间隙，造成食物嵌塞。

（4）义齿变形：常见原因有以下几点。

1）印模和模型不准。

2）制作义齿时模型受损。

3）装盒不当，有倒凹形成，在填胶过程中使模型受损。

4）填塞塑料过迟，塑料变硬，可塑性小，填塞后加压过大而使支架或人工牙移位。

5）基托厚薄不均，聚合收缩大小不一，也可使基托变形。

6）热处理升温过快，塑料内外层聚合快慢不一，产生不均匀的聚合收缩而导致基托变形。

7）热处理后，型盒骤然冷却，导致塑料内外收缩不一而变形。

8）开盒过早，基托尚未完全冷却变硬就开盒，也易使基托变形。

9）打磨义齿时，未按操作要求进行导致支架和基托变形。

处理方法：轻度变形可以修改支架或基托衬垫，明显变形者应重做义齿。

（5）铸造支架式义齿不能就位

1）支架变形：①琼脂印模材料质量不好，或使用次数过多，或未能严格控制琼脂温度，导致琼脂脱水性降低，在翻制模型过程中造成阴模收缩变形。②未采用匹配的包埋料，或包埋材料未按恰当的水粉比例调拌，包埋材料的凝固膨胀未能补偿铸造后金属的收缩而使支架变形。③脱模铸造过程中，未能很好地防止蜡型变形的因素。④熔模各分铸道的粗细、长短不等，铸道间距不一致，浇注时熔金不能同时到达铸件各部分，铸件收缩时各牵引力不均衡，或铸道方向与离心力方向不一，铸件未避开热中心区，造成支架各部分不均匀收缩。⑤模型有缺损，特别是𬌗支托凹，牙冠轴面外形等部位有缺损，或在铸造过程中𬌗支托、卡环体部有粘砂、瘤块，都会影响义齿就位。⑥开盒去除包埋石膏时，用力过大或方向不当也会造成义齿变形。⑦铸件打磨时,用力不适中,且未采取降温、散热的措施,甚至被甩出均会造成变形。

2)设计不当:模型设计时共同就位道选择不当;不利的倒凹填补不够或未做缓冲区处理,致使卡环体、连接体进入倒凹区,造成义齿就位困难。

一般可用目测、脱色纸检查或指示剂(弹性印模料、氧化锌糊剂)作衬垫检查,将问题排除。若仍不能完全就位者,常常需要对义齿做大的修理甚至取印模重做。

（二）软组织疼痛

1. 基托边缘过长、过锐,基托组织面有多余的塑料突起,基托进入牙槽嵴倒凹区或牙槽嵴上有骨尖和骨性隆起,对软组织造成的刺激、压迫和擦伤,黏膜发生炎症和溃疡。应磨改基托边缘,缓冲基托组织面,同时辅以药物治疗。

2. 硬区缓冲不够 因义齿下沉,基托挤压硬区黏膜而出现疼痛,应对疼痛区域的基托组织面进行缓冲处理。

3. 𬌗支托未起到支持作用 𬌗支托折断而引起义齿下沉所致的疼痛,应修理义齿重新放置𬌗支托。

4. 咬合压力过大或过于集中 尤其是游离端义齿,因黏膜负担过重引起疼痛,应调整咬合减小𬌗力,或加大基托面积以分散𬌗力。

5. 义齿不稳定 咬合时义齿发生移动,致使基托摩擦软组织而发生疼痛,应找出义齿不稳定的原因进行修改,改进义齿的稳定性。

6. 卡环臂过低刺激牙龈,舌侧卡环臂过高或过于突出而刺激舌缘引起疼痛;应调整卡环臂的位置或改变卡环设计。

（三）基牙疼痛

基牙疼痛的常见原因如下。

1. 咬合早接触,卡环过紧或人工牙与基牙接触过紧,对基牙产生的推拉力所致。

2. 义齿设计不当,对基牙产生的力量过大,导致基牙负担过重。可通过调𬌗,或调整卡环、人工牙与基牙的关系,以减轻基牙疼痛。

3. 牙体预备时造成牙本质过敏者可通过牙本质脱敏治疗。

4. 长期戴用义齿使基牙发生牙体、牙髓、牙周病变。应查明原因并对其进行牙体、牙周病治疗以消除基牙的疼痛。

（四）固位、稳定不良

义齿在咀嚼食物过程中常有松动、脱落、摆动、转动等现象,其常见原因和改进方法有以下几种。

1. 卡环问题

（1）卡环不密合或未合理利用倒凹:因未能充分发挥卡环的卡抱作用,可以调整卡环来改善固位,基牙固位形差的,应增加基牙或另行设计固位力强的固位体。

（2）卡环数量和分布不当:卡环数量过少,或对抗义齿转动移位的间接固位措施不够,应改善义齿的设计形式和加强抗转动、移位的措施。

（3）卡环弹跳:卡环臂尖未进入基牙倒凹区,或是抵住了邻牙,咬合时基托与黏膜密合,开口时卡环的弹力使基托又离开黏膜,只需修改卡环臂即可纠正。

2. 基托问题

（1）基托不密合:边缘封闭区密封性差,未能充分利用基托的吸附力和大气压力的作用而影响义齿固位、稳定。可通过衬垫解决。

（2）基托伸展过短、面积过小:可通过增大基托面积解决。

（3）基托边缘伸展过长:影响唇、颊、舌系带及周围肌肉等软组织的活动,也可导致义齿固位不良。可将基托边缘磨短,使基托让开各系带处。

3. 存在支点

（1）义齿某个区域或部件与基牙、牙槽嵴之间存在支点,使义齿发生翘动等不稳定现象,如𬌗支托、间隙卡环的体部与基牙有早接触点。

（2）硬区基托缓冲不够,除了容易造成固位、稳定不良外,还易导致义齿的折裂。

（3）人工牙排列过于偏向唇(颊)或舌侧,远离牙槽嵴顶等,都可使义齿出现翘动。

找出原因后,通过消除支点,缓冲硬区,调整人工牙的排列等方法,对义齿加以修改,以改善义齿的稳定性。

4. 基牙固位形差如牙冠短小、畸形牙等。应增加基牙或改变卡环类型。

（五）义齿咀嚼功能差

造成义齿咀嚼功能差的原因和处理方法有以下几点。

1. 人工牙低𬌗、𬌗面过小、牙尖高度不够或无足够的沟槽,均可导致义齿咀嚼功能的降低。应加高牙尖高度或加深窝沟,加大𬌗面面积等方法来提高咀嚼功能。

2. 义齿咬合恢复不良,人工牙与对颌牙接触面积小或人工牙咬合高,造成天然牙接触不良,需调整人工牙排列,调整咬合。

3. 恢复的垂直距离过低,因肌张力不足而影响咀嚼功能,需重新建立颌关系,升高垂直距离。

4. 基牙少或牙周情况差应增加基牙数量,增强义齿的支持力,提高咀嚼功能。

5. 牙槽嵴低平或牙槽嵴黏膜薄,承受负荷能力差,使义齿的咀嚼功能受限。应加大基托的覆盖面积,提高咀嚼功能。

（六）人工牙咬颊黏膜、咬舌

义齿戴用一段时间后,如果出现人工牙咬颊黏膜、咬舌现象,主要原因和处理方法有以下几种。

1. 咬颊黏膜的原因

1）人工牙的排列过于偏向颊侧。

2）上下颌后牙的覆盖过小。

3）长期缺牙导致颊部软组织向内凹陷或颊部组织变肥厚。

4）天然牙牙尖锐利。

处理方法:加大后牙覆盖,调磨过锐的牙尖,加厚基托推开颊肌。

2. 咬舌的原因

1）下颌后牙排列偏向舌侧。

2）𬌗面过低。

处理方法:可适当升高下颌𬌗平面,磨改下颌人工牙的舌面或重排后牙。

（七）食物嵌塞

戴义齿后出现食物嵌塞和滞留,主要原因如下。

1. 基托与组织不密合。

2. 卡环与基牙不贴合。

3. 基牙与天然牙之间有间隙。

4. 基牙与牙槽嵴存在不利倒凹。

改善方法:按缺牙部位和基牙健康状况,应选择适当的义齿就位道,尽量减小不利倒凹,减少间隙,如倒凹填补过多或磨除基托过多造成不应有的空隙,应用自凝塑料局部衬垫处理;嘱患者加强口腔卫生保健和义齿的清洗,防止天然牙发生龋病和牙周病。

（八）发音困难

1. 由于义齿戴入后,缩小了口腔空间,舌活动受限,有暂时性的不适应,常造成发音障碍。经过一段时间的练习,多数患者可逐渐习惯,不影响发音,只需向患者解释清楚即可,使用一段时间后即可改善。

2. 由于基托过厚、过大或人工牙排列过于偏向舌侧引起的发音障碍,应将基托磨薄、磨小或调磨人工牙的舌面,以改善发音,必要时重新排列人工牙。

（九）咀嚼肌和颞下颌关节不适

由于垂直距离恢复过低或过高,改变了咀嚼肌肌张力和颞颌关节的正常状态,患者常常感到肌肉疲劳和酸痛、张口受限等颞颌关节病症状,可通过加高或降低垂直距离或调𬌗来解决。

（十）恶心和唾液增多

戴上颌可摘局部义齿后,由于基托后缘伸展过长、过厚,或基托后缘与黏膜不密合,二者之间有唾液刺激而引起恶心。应适当磨改基托后缘及磨薄基托,或进行重衬,使基托密合。如唾液分泌过多,味觉降低,只要坚持戴用义齿,可逐渐习惯,这些现象即可消失。

（十一）戴义齿后的美观问题

有的患者戴义齿后提出唇部过突或过凹,牙形态不协调,牙颜色或牙大小不满意等,可酌情进行适当修改。对合理的要求,应认真听取并尽量修改,必要时重做,但对不切实际的要求,则应向患者耐心解释。

第2节 义齿的维护

可摘局部义齿戴用一段时间后,患者可因基托、卡环、𬌗支托折断,人工牙折断或脱落,义齿基托与黏膜组织不密合等原因而来复诊。如果义齿没有变形,可经修理后继续使用。若多次折断、塑料老化、义齿基托翘动以及余留牙拔除过多等无法再修理,则需重做。

一、义齿维护的方法

在患者离开之前,必须向患者解释可能遇到的困难以及对修复体和基牙的维护。指导患者正确的取戴可摘局部义齿。

1. 应告知患者借助基托而不是用手指重复提升卡环臂离开基牙的方式取下可摘局部

义齿,以避免卡环的折断。

2. 应告知患者小心保持义齿和基牙的清洁。如果要预防龋齿的发生,就应该尽量避免食物残渣的堆积,特别是在基牙周围和小连接体的下方。而且要通过去除堆积的食物残渣、用牙刷按摩义齿支架覆盖的部分以取代舌体和食物接触的正常刺激,以防牙龈组织的炎症。

3. 在饭后和睡觉前应该清洁口腔和局部义齿。在早餐前刷牙可以减少细菌数量,对于龋易感者而言,有助于减少饭后酸的形成。用小而软的鬃毛牙刷可以有效地清洁可摘局部义齿。通过使用不含摩擦剂的牙膏可以有效地清除食物残渣,因为它们含有清洁的基本成分。不能使用家用清洁剂和牙膏,因为它们很容易磨损丙烯酸树脂表面。应该告诉患者,特别是年老的或残疾的患者,在盛有部分水的盆里清洁义齿,以防止义齿清洁时意外跌落而摔碎。

二、义齿低𬌗的处理

(一)原因

1. 调𬌗过多。

2. 使用过久。

3. 义齿下沉。

(二)处理方法

1. 直接法 若是个别塑料牙咬合低,在低𬌗牙𬌗面上用单体溶胀,调拌自凝造牙粉,于粘丝期置于𬌗面,并嘱患者做正中咬合,待塑料硬固后,取出可摘局部义齿用磨头修整𬌗面形态。如是瓷牙,应先用裂钻取出后,选择大小相同的瓷牙,再用自凝基托塑料粘固,将牙粘固在缺隙处,在口内做正中咬合,待塑料凝固后,将修补区基托磨平抛光。

2. 间接法 如果多数牙咬合过低,可用软蜡片加在人工牙的𬌗面上,嘱患者做正中咬合,然后上𬌗架固定,雕刻𬌗面外形后装盒,填塞热凝造牙塑料,完成义齿。

三、基托不密合的处理

(一)原因

1. 牙槽嵴吸收。

2. 拔牙后,伤口还未愈合就过早修复。

3. 印模或模型不准确。

4. 基托变形。

5. 初戴、修改义齿时过多地磨改了基托的组织面。

(二)处理

1. 直接法重衬 适用于不密合的基托面积范围较小者。将义齿刷洗干净并擦干,将组织面均匀磨除一层使之粗糙。用小棉球蘸单体涂在组织面上,使该处表层塑料溶胀。调拌自凝塑料,达粘丝早期时涂布于组织面上。用棉球蘸液体石蜡或藻酸钠分离剂涂于患者需做重衬区的黏膜上。将义齿戴入口内并使其就位,嘱患者做正中咬合。同时检查卡环及𬌗支托是否与隙卡沟和𬌗支托凹密合。让患者做主动性肌功能整塑,使多余的塑料从基托边缘溢出,形成良好的边缘封闭。在塑料尚未硬化之前,从口内取出义齿,置于温水中浸泡,以便加速完成聚合过程,待塑料完全硬化后,去除倒凹区塑料,磨光即可。必须注意的是在塑料未硬固之前,应将义齿从口内取出,否则塑料进入倒凹区的部分变硬后,义齿便无法从口内取出。

2. 间接法重衬 适用于需要重衬的范围较大的义齿或不能接受自凝塑料对黏膜刺激的患者。此法是先将义齿洗净擦干,再将基托组织面磨去较厚的一层,然后将调拌较稀、流动性较好的弹性印模材料置于基托组织面,将义齿戴入口内,嘱患者做正中咬合,注意勿升高咬合,待印模材料凝固后,将义齿从口内取出,取出后立即装盒,在口外换成基托塑料,按常规完成制作。

目前,临床上以直接法较为常用。

四、基托折裂、折断的修理

(一) 原因

1. 在制作时基托过薄,基托内有气泡,强度不够,无增力丝或增力丝位置不当,未起到增力作用。

2. 修复较小缺隙。由于缺隙的近远中径过小或由于对殆牙伸长、前牙区深覆殆等原因,造成殆龈距过小,义齿在这些部位只能做得很窄或很薄,致使该部位强度不能满足实际的需要。此外缺隙较小,用钢丝加固塑料结构的义齿,在较小的缺牙间隙中埋入较多的支架,致使包裹支架的塑料很少,也很易造成基托折裂或折断。

3. 由于义齿使用时间过长导致基托与组织不密合,或咬合不平衡,引起义齿翘动而折裂或折断。

4. 应力集中破坏力剧增,在以下区域较易发生。与基托内的应力相交的支架处及应力集中的剪切力区;前后牙均有较多缺失,余留牙的舌、腭侧基托区;游离端下颌义齿的前部舌侧基托区;上颌牙大部分缺失的腭中部基托区。

5. 患者使用方法不当,取戴不正确或经常性的咬硬物。

6. 塑料部件的老化或跌断;金属构件的疲劳等。

(二) 方法

修理时应首先查出原因,才能取得好的修理效果,修理步骤如下。

1. 断端吻合 折裂线较短或基托折断无残缺能准确复位,可在折裂缝处用烧红蜡刀烫接,再用火柴梗数根,横跨裂缝并用蜡固定,使折断义齿成一整体。也可先将义齿的断端吻合,用502胶粘接固定,注意断裂面不能有任何的移位。

2. 灌石膏 在基托组织面灌石膏,待其凝固后,在基托折断处两侧各磨成约5mm的斜坡,深达石膏面,但不得损坏石膏模型。

3. 放置金属丝 可磨出2~3条与折裂线垂直的沟槽,以便埋放钢丝。合理地放置金属丝应符合以下原则。

(1) 金属丝最好是矩形的,而不是圆形的。

(2) 金属丝的周边应呈锯齿状或制成弯曲状,以便与塑料机械结合。

(3) 金属丝的走向应避免与周围塑料的内力力方向相交,而应与断裂线正交。

(4) 金属丝的位置应偏向拉力侧和磨光面。

4. 加厚薄基托 对较薄的折裂基托进行加厚。先用小轮状砂石将折断线两侧的基托磨去一部分,露出宽阔的新生面,为提高新旧树脂之间的结合,新生面应为斜面,以加大接触面积。

5. 完成修理　可按原树脂基托的色调选择颜色相同的自凝树脂并用毛笔构筑,注意不要混入气泡,构筑时修复处应略厚于其他部位。聚合后按常规打磨抛光。

若基托折裂线长且伴有较大的缺损而难于复位固定者,应将折断的义齿戴入口中,并用自凝塑料在口内将义齿做暂时粘接固定,然后取模、修理。若义齿仅为裂缝而不需对接,可直接在义齿组织面灌注石膏后进行修理。

五、人工牙、𬌗支托及固位体的修理

（一）人工牙脱落

1. 原因

（1）人工牙盖嵴面的粘蜡未去尽。

（2）充填塑料过迟,材料凝固,塑料充填不足。

（3）咬合不平衡或人工牙牙尖斜度过大。

（4）人工牙跌断或开盒去石膏时不慎剪断人工牙。

2. 处理方法　为防止出现自凝塑料与热凝塑料的色差,可将人工牙脱落处的舌侧或腭侧磨去一部分,保留唇颊侧基托。将脱落的人工牙重新配好色形,磨粗盖嵴部,用单体湿润人工牙盖嵴部和相应的基托部分,根据对颌牙的𬌗关系,用处于粘丝期的自凝塑料固定人工牙并形成舌侧面基托。义齿完成后戴入患者口内调𬌗完成。

（二）卡环、𬌗支托折断

1. 原因

（1）卡环、𬌗支托过细,过薄或粗细不均导致过弱。

（2）不锈钢丝弯制时弯曲次数过多、用力过猛使金属产生疲劳。

（3）初戴时𬌗支托、卡环体磨改过多,金属表面存在裂痕、钳印。

（4）铸造不当以致金属内部形成缩孔、砂眼等。

（5）使用不当,强力摘戴。

2. 处理方法

（1）仔细检查𬌗支托沟深度和宽度是否足够,否则应加深加宽,或适当磨改对颌牙尖。

（2）用裂钻将折断的卡环臂或𬌗支托连同连接体从基托内取出,尽量不损坏基托组织面。将义齿戴入口内用弹性印模材料取印模,取出印模后将义齿放在印模内应有的位置上,在基托组织面涂以分离剂,然后灌注模型。磨除折断的卡环臂,𬌗支托附近的基托,在模型上制作卡环臂或𬌗支托,然后用蜡把卡环臂或𬌗支托固定在正确的位置上,再用自凝塑料修补。

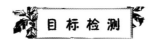

目 标 检 测

1. 可摘局部义齿初戴时如果发现义齿就位困难,应如何处理

　A. 直接缓冲基托组织面

　B. 在部分就位时,明确阻碍部位后逐步调改缓冲相应部位,逐步戴入

　C. 重新制作

　D. 尽量用力将义齿戴入取出,判断阻碍部位后调改相应部位

　E. 直接少量缓冲卡环与卡环体,逐步戴入

2. 戴上颌义齿后恶心、唾液增多有下列原因,除了

A. 义齿基托不稳定,后缘翘动

B. 初戴不适应

C. 义齿基托后缘过长

D. 义齿基托后缘过厚

E. 义齿基托后缘过短

3. 可摘局部义齿修复后咬腮的处理方法中不正确的是

　A. 加大后牙覆盖

　B. 适当抬高咬合

　C. 适当加厚颊侧基托推开颊肌

　D. 调磨过锐的余留牙牙尖

　E. 适度调磨下颌人工后牙颊面

4. 一患者 8765│5678 缺失,初戴义齿时发现一侧末端基牙颊侧弯制卡环臂的卡环体处形成支点,义齿游离端轻微翘动不能完全就位,应该如何处理

　A. 调整卡环体的位置

　B. 调磨基牙相对应的颊侧轴角处

　C. 缓冲卡环体

　D. 取出卡环,取印模重新弯制卡环修理

　E. 游离端基托组织面重衬消除翘动

5. 一患者 5321│1234 缺失,戴用局义齿后主诉有咬下唇现象,主要原因可能

　A. 前牙覆盖过小　　B. 前牙深覆𬌗

　C. 前牙覆盖过大　　D. 前牙开𬌗

　E. 患者下唇肌肉松弛

6. 一患者 321│35678 和 56│678 缺失,戴用义齿后出现咬舌现象。原因是

　A. 人工后牙覆𬌗过大　B. 人工后𬌗平面偏高

　C. 人工后牙覆𬌗过小　D. 人工后牙舌尖过锐

　E. 人工后牙牙尖斜度过大

7. 一患者 8765│5678 缺失,可摘局部义齿修复后主诉恶心、唾液多,原因可能是下列情况,除外

　A. 基托后缘伸展过度

　B. 基托后缘不密合

　C. 义齿不稳定,后缘翘动

　D. 患者初戴不适应

　E. 基托是树脂材料

8. 一患者 8765│678 缺失,口底深 5mm,舌系带明显,采用大连接体为下颌舌杆的铸造可摘局部义齿修复,初戴一周后复诊,主诉舌系带区溃烂疼痛,余无不适,最有可能的原因是

　A. 大连接体不应设计为舌杆

　B. 义齿制作欠准确导致不稳定,前后翘动,摩擦舌系带

C. 系带活动度大,只有外科手术才能避免舌系带区的溃烂

D. 患者未习惯使用义齿,反复伸舌或舔舌造成

E. 只有采用胶连法并进行足够缓冲才能避免出现上述问题

9. 一患者 321│123 缺失,前牙三度深覆𬌗,用胶连可摘局部义齿修复,义齿基托密合性好,但近日来前牙区腭侧基托反复折断。处理方法是

　A. 基托折断处改做铸造金属基托设计,重新制作义齿

　B. 基托重新粘固、加厚

　C. 基托折断处重新用自凝或热凝树脂粘固

　D. 前牙调𬌗,基托重新粘固或重新制作

　E. 后牙抬高咬合少许的情况下,重新制作义齿

10. 一患者 876│45678 缺失,戴局部义齿后一周复诊,主诉咀嚼功能差,无其他不适。主要原因是

　A. 义齿咬合不平衡　B. 义齿固位差

　C. 义齿稳定差　　　D. 义齿咬合低

　E. 基牙负荷重

11. 一患者 │5678 缺失,可摘局部义齿戴用 1 年后,│4 舌侧树脂基托折断。检查发现,义齿游离端翘动,其他部位密合。正确的修理方法是

　A. 基托折断处直接用自凝或热凝塑料粘固处理

　B. 基托折断处用自凝或热凝塑料粘固,游离端人工牙调𬌗并加大排溢沟

　C. 基托折断处用自凝或热凝塑料粘固,游离端人工牙减径

　D. 基托折断处用自凝或热凝树脂粘固,游离端基托组织面重衬

　E. 不能修理,只能重新制作

12. 上颌义齿戴入后恶心的原因可能是

　A. 初戴不适应

　B. 基托后缘不密合

　C. 后腭杆不密合

　D. 基托或后腭杆过度向后伸展

　E. 以上均可

13. 戴入局部义齿后与基牙疼痛无关的因素是

　A. 基托伸展过长

　B. 基托与基牙接触过紧

　C. 支托上有高点

　D. 卡环过紧

　E. 义齿设计欠缺、基牙受力过大

14. 可摘局部义齿初戴困难的原因不正确的是
    A. 义齿基托进入倒凹区
    B. 卡环过紧
    C. 卡体进入倒凹区
    D. 金属附件进入牙体倒凹区
    E. 基牙牙冠过大

15. 义齿初戴后出现黏膜压痛的处理方法是
    A. 坚持戴用
    B. 先吃软性食物
    C. 义齿停戴一段时间后再用
    D. 复诊修改
    E. 义齿重做

16. 防止上颌义齿纵裂的措施应除外
    A. 上前牙区基托内加金属加强物
    B. 前牙减小切导斜度
    C. 注意咬合平衡
    D. 加厚义齿基托
    E. 基托与黏膜应完全贴合

17. 以下关于义齿重衬的描述不正确的是
    A. 义齿重衬有间接法和直接法两种
    B. 义齿不贴合时需要重衬

    C. 重衬之前要先检查咬合关系
    D. 咬合错位时可通过重衬解决
    E. 患者过敏体质应采用间接法重衬

B 型题
    A. 基托边缘伸展过长
    B. 上下颌后牙覆盖较小
    C. 卡臂尖进入倒凹过深
    D. 支托折断,义齿下沉
    E. 支托和卡环在牙面上形成支点

18. 造成义齿不能完全就位,翘动、不稳定的情况是

19. 容易造成咬腮的情况是

20. 容易造成黏膜明确的局限性压痛、溃疡和义齿容易脱位的情况是
    A. 基牙疼痛
    B. 恶心和唾液增多
    C. 义齿翘动、不稳定
    D. 发音不清
    E. 义齿弹跳

21. 卡环过紧,基牙受力大时会造成

22. 卡臂尖过长,抵住了邻牙会出现

23. 基托后缘伸展较多与黏膜不密合会引起

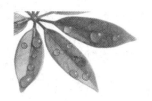

第 5 章
可摘义齿修复的其他工艺技术

1. 弹性仿生义齿、覆盖义齿、附着体可摘义齿的优缺点。
2. 颌面缺损、种植义齿的修复治疗原则。
3. 覆盖义齿、附着体可摘义齿、种植义齿制作工艺。

第 1 节　弹性仿生义齿修复工艺

一、概　　述

弹性仿生义齿(隐形义齿)是用一种高弹性、抗折力强、无毒无味的高分子材料取代传统义齿的金属卡环和基托部分而制成,其材料有较好的柔韧性和半透明性,色泽与牙龈颜色协调,无需金属卡环,戴入口内不易被察觉,故又称为"隐形义齿"。弹性树脂是一种新型义齿修复材料,具有高弹性、抗折力强、无毒无味等特性,用它制作固位体比较美观。

弹性仿生义齿的适应证和禁忌证与传统的可摘局部义齿基本相同,较多用于前牙缺失的修复,但在恰当选择适应证的基础上也可进行下列修复。

（一）适应证

1. 牙列缺损的可摘义齿修复,多用于缺牙在三个单位的 Kennedy Ⅲ 类、Ⅳ 类修复,在安放金属支架和固位体的条件下,亦可行 Kennedy Ⅰ 类、Ⅱ 类缺损修复。

2. 全口义齿修复,适用于牙槽嵴和上下颌位关系正常的情况,对有组织倒凹者固位更理想。

3. 制作义龈、食物嵌塞防止器、牙周夹板。

4. 制作正畸保持器。

（二）禁忌证

1. 缺牙间隙过小者。

2. 咬合较紧者。

3. 基牙过小及缺乏牙体和组织倒凹者。

4. 基牙Ⅱ度松动以上的牙周病患者。

二、弹性仿生义齿的优缺点

（一）弹性仿生义齿的优点

1. 隐蔽美观　弹性仿生义齿除人造牙外,所有基托和固位体均有弹性,材料颜色与牙龈相近,且有透明性,戴在口中不易看出是义齿,没有传统义齿金属制作卡环、支架、𬌗支托等暴露在口腔内,增进了美学效果。

2. 柔韧耐用 弹性仿生义齿有韧性,抗折力强,甚至强行弯曲也不折断,在唾液中体积稳定,无基托折裂、变形。

3. 简便实用 弹性仿生义齿可以少磨基牙,采用压力灌注一次形成,制作简便。

4. 固位效果好 弹性仿生义齿基托有韧性,与黏膜贴附紧密,其韧性卡环和基托可进入硬、软组织倒凹区起固位作用。

(二) 弹性仿生义齿的缺点

1. 全口牙缺失用弹性仿生义齿修复,因基托材料具有弹性、韧性,咀嚼效率较差。

2. 部分磨牙缺失用隐形义齿修复时,因其𬌗支托、基托、卡环有弹性、韧性,咀嚼时义齿有沉浮感。

3. 义齿基托材料易老化,弹性丧失,固位力减弱。

4. 因人工牙与基托材料不是化学结合,人工牙容易脱落。

三、弹性仿生义齿的制作

弹性仿生义齿的制作中,基牙预备的方法、要求与可摘局部义齿相同;支托则按铸造支托要求制作,其他制作步骤、方法、要求略有不同。

(一) 口腔检查

口腔检查的目的是确定患者是否适合进行弹性仿生义齿的制作,并对影响修复的不利因素(如不齐的牙尖,过锐的边缘及不利的倒凹等)进行消除。

(二) 牙体制备

根据缺损情况和弹性仿生义齿材料有较大弹性的特点,在制备基牙时,尽可能保留有利的倒凹,以利于义齿的固位,若为多牙间隔缺失,应磨除过大基牙倒凹,取得义齿共同就位道。若为后牙游离缺失,应制备𬌗支托凹。若为前牙单区域多牙缺失,应在基牙之间安放邻间钩以利于固位。

(三) 取印模、灌模型

印模材料要选用质量可靠的精确印模材料。模型应使用硬度较高的石膏。因为这种石膏硬度高,能抵抗较大的压力,其膨胀系数与树脂材料收缩率相近,临床建议使用超硬石膏,非工作模型可用一般石膏灌注。

(四) 模型处理

对修整后的模型进行观测以确定义齿共同就位道,并用有色石膏填补影响义齿就位的基牙及组织倒凹,再用精确印模材料复制印模,用超硬石膏灌注模型。

(五) 上𬌗架

方法、要求同可摘局部义齿。

(六) 比色、排牙

根据患者余留牙色泽进行比色,从而选配合适的人工牙。因人工牙与弹性树脂基托为机械性结合,必须在人工牙盖嵴部制备相应的"T"字形倒凹。要求倒凹的大小为人工牙的近远中径的1/3。制备时可用700#长柄裂钻打孔,注意,打孔时要彻底去除余留残渣。

（七）制作蜡型

基托厚薄要均匀一致,一般厚度为 1.5mm。在上下颌隆突和下颌内斜线区,基托应稍厚,以利于该区的缓冲。唇、颊、舌、腭侧边缘应有一定厚度,以确保义齿的边缘封闭作用。基托蜡型的外形在唇、颊侧及舌面应呈凹面以利唇、颊及舌的功能活动,并有助于义齿的固位和稳定。唇、颊侧根面应形成根突,增加义齿形态的逼真度。基托边缘应封闭牢固,避免装盒时石膏进入基托蜡与模型之间。人工牙颈缘应有清楚的颈缘线,并与相邻基牙的颈缘线或卡环蜡型相协调。

蜡型基托完成后,用喷灯火焰或棉球蘸少许汽油轻擦蜡型表面使其光滑。

制作过程中应注意:①上半口义齿蜡型制作前应在后堤区钻一列小孔,直径大约 2mm,深度为 2~3mm,孔间距为 5mm,以防树脂灌注后收缩。②无论是蜡基托和蜡卡环,厚度必须均匀一致,避免厚薄不一,以免应力集中,导致基托变形。

（八）装盒

采用反装法,即只包埋模型部分,将基托、卡环、人工牙完全暴露。按普通可摘局部义齿反装法先装下层型盒。

1. 为防止在注压过程中石膏破碎引起义齿变形,要求采用人造石或超硬石膏装盒。

2. 选用专用型盒。

3. 装盒前应先修整已完成蜡型的石膏模型,修去多余部分,将模型浸入冷水中 5 分钟,浸泡至饱和程度以便装盒。

4. 按一定的水粉比例调拌模型材料后,注入下层型盒,将模型放入,用石膏包埋模型部分,注意充分暴露蜡卡环、基托和人造牙部分。切忌形成倒凹。石膏硬固后,涂布分离剂并安插铸道蜡。

铸道安放好后盖好上层型盒,调好人造石或超硬石膏装上层型盒。

（九）开盒去蜡

将型盒浸泡于热水中 5 分钟,使蜡受热软化,打开上下层型盒,取出软化的蜡,并用沸水冲净型盒中及铸孔中的余蜡,去除多余的石膏锐边。若人造牙有松动或脱落,应用磷酸锌粘固剂粘着固定。

（十）灌注树脂

将电烤炉预热,设定温度 287℃,树脂套筒一并预热到 280℃后维持 7 分钟,再放入铝制树脂管,加温,维持 11 分钟,待树脂溶化,加压灌注入型盒内,维持压力 3 分钟,自然冷却后开盒。

（十一）打磨、抛光

1. 用切断钳切断铸道,先进行初打磨,去除义齿表面的石膏、树脂小瘤及菲边。在整个打磨过程中,应不断改变修复体的位置,以免树脂局部过热而造成变形。

2. 用含砂橡皮轮磨平,若基托厚薄均匀合适,只需将基托边缘菲边磨去。

3. 将浸湿的第一个布轮装在抛磨机上,研磨料沾水抛磨。

4. 将第二个布轮装在抛磨机上,沾研磨膏进行抛磨。

5. 将第三个布轮装在抛磨机上,沾抛光膏进行义齿上光。

（十二）义齿试戴

义齿打磨抛光后再进行清洗,并在复制的模型上进行初步试戴、调𬌗、调试就位道,直至就位顺利、固位有力、咬合关系合适。

四、弹性仿生义齿常见问题的原因和处理

（一）疼痛

1. 基牙疼痛

（1）原因：基牙发生龋病或牙周病。处理：治疗基牙。

（2）原因：基牙受力过大，卡环或基托与基牙接触过紧。处理：调磨卡环、基托。

2. 软组织疼痛

（1）原因：取模不准，义齿基托变形。处理：重新制作义齿。

（2）原因：基托边缘过长、过锐，组织面有小瘤。处理：调磨基托。

（3）原因：牙槽嵴有骨尖、骨突，倒凹过大，缓冲不够。处理：缓冲基托组织面。

（4）原因：义齿𬌗支托未起到作用而使义齿下沉，压迫了软组织。处理：重新制作义齿。

（5）原因：卡环位置不当，颊舌两侧力量不平衡。处理：调整卡环位置。

（6）原因：开盒过早，义齿变形。处理：重新制作义齿。

（7）原因：软组织有炎症、溃疡。处理：待炎症、溃疡愈合后再戴义齿并调整。

3. 咬合痛

（1）原因：咬合不平衡，早接触，咬合升高及基托增厚。处理：调𬌗。

（2）原因：未安放𬌗支托或𬌗支托未起作用。处理：重新设计制作义齿。

（二）固位不良

1. 初戴时固位力差　原因：主要是因义齿制作中变形或缓冲过多引起。处理：重新制作义齿。

2. 戴用一段时间后出现固位力不良　原因：多由于反复取戴造成义齿卡环部分发生形变，与基牙出现间隙所致。处理：可将义齿卡环部位置于 $60 \sim 70℃$ 热水中浸泡，用手向内紧收，再用冷水冷却，可增加卡环的卡抱力。

3. 当基牙过于短小无倒凹时，树脂卡环无卡抱力。处理：弹性仿生义齿一般为黏膜支持式，主要是靠基牙倒凹、黏膜组织倒凹固位，故无倒凹者不宜选择弹性仿生义齿。

（三）就位困难

原因：卡环设计过多，基牙倒凹过大，或义齿变形。处理：修改卡环、基托，或重新设计制作义齿。

（四）人工牙脱落、折断

1. 制作缺陷　原因：①人工牙没有设计"T"形凹槽，故无机械性锁合固位作用；②去蜡时"T"形凹槽中的蜡未冲洗干净或被石膏、杂物等堵塞，灌注时树脂不能注入，而失去固位作用；③前牙唇侧牙颈部埋入基托部分过浅，均可导致人工牙脱落，所以唇颊侧颈部在不影响美观的前提下至少包埋基托 1mm 深处；④咬合太紧，不平衡、有早接触；⑤弹性仿生义齿材料注压时加热温度不够，使材料流动性减弱未能入凹槽。处理：重新制作义齿，并注意纠正操作过程中的问题。

2. 设计不当

（1）原因：人工牙近远中孔过大并与𬌗支托、𬌗面近远中沟成一直线，从而易导致人工

牙近远中向折断。处理:为避免人工牙折断、脱落,首先应注意适应证的选择,前牙咬合过紧、间隙过小应慎用弹性仿生义齿,后牙咬合过紧者,可直接用仿生材料制作人工牙部分。

(2)原因:人工牙选择不当或材质差。处理:重新制作义齿。制作时如选用不易折断的树脂牙。打孔太小,材料不易完全注入,必要时在人工牙腭舌侧加一孔。打孔过大,会使前牙牙颈部与后牙咬合面太薄弱,人工牙易折落。

(五)义齿变色

原因:弹性仿生义齿戴用一段时间后颜色会稍变黄。引起变色的主要原因是树脂的催化体系中的氨成分,随氨的含量及纯度不同,产生不同程度的变色,使用时间越长,变色越明显。处理:重新制作义齿或改作其他修复。

目标检测

1. 弹性义齿适用于下列哪种情况
   A. 缺牙间隙过小者
   B. 咬合较紧的患者
   C. 基牙过小及缺乏牙体和组织倒凹者
   D. 基牙Ⅱ度松动以上的牙周病患者
   E. 制作义龈、食物嵌塞防止器、牙夹板

2. 弹性义齿应采用下列哪种装盒方法
   A. 正装法
   B. 反装法
   C. 混装法
   D. 整装法
   E. 以上全不对

3. 选择人工前牙时不必考虑的因素是
   A. 剩余牙的颜色形态
   B. 过去是否戴过义齿
   C. 面型
   D. 肤色
   E. 年龄

4. 弹性义齿材料最佳的填塞期是
   A. 湿砂期
   B. 稀糊期
   C. 粘丝期
   D. 面团期
   E. 橡胶期

5. 弹性义齿的适应证是
   A. 颌位关系正常,牙槽嵴较正常者
   B. 基牙过小及缺乏牙体和组织倒凹者
   C. 缺牙间隙过小者
   D. 基牙Ⅱ度松动以上的牙周病患者
   E. 咬合较紧的患者

6. 下列哪一项不是弹性义齿的缺点
   A. 义齿基托材料易老化,弹性丧失,固位力减弱
   B. 因人工牙与基托材料不是化学结合,人工牙容易脱落
   C. 咀嚼效率较差
   D. 咀嚼时义齿有沉浮感
   E. 有韧性,抗折力强

第2节 覆盖义齿修复工艺

一、概　述

(一)覆盖义齿的定义

尽可能地保留和保护口腔组织是现代口腔医学的一个重要原则。口腔内残根、残冠以及一些松动牙的保存和利用,也是口腔修复学发展的一个重要内容和趋势。覆盖义齿正是残根、残冠和松动牙利用的一种理想的修复体形式。

覆盖义齿是指义齿基托覆盖在自然牙或经过完善治疗的保留牙根、牙冠或种植体上的全口或局部可摘式义齿。被基托覆盖的牙或牙根被统称为覆盖基牙。

(二)覆盖义齿的分类

根据所利用的覆盖基牙的形式和特色,可以将其分为三种类型。

1. 普通覆盖义齿 即由保留牙根和牙槽嵴、黏膜组织共同支持的覆盖义齿,其固位方式与普通全口义齿和可摘局部义齿相同。

2. 高覆盖义齿 这种义齿的覆盖基牙通常是保留牙而不是牙根,义齿覆盖在原牙列上,通过设置在牙上的卡环等固位体实现固位,主要用于先天性口腔缺损、畸形(如腭裂、颧骨裂)患者的修复。

3. 附着体式覆盖义齿 其修复范围与支持形式同普通覆盖义齿,但其固位是依靠装置在保留牙根和义齿基托上的一些特殊的机械式、磁性附着体来实现的。

二、覆盖义齿的优缺点

(一) 覆盖义齿的优点

1. 覆盖义齿修复效果理想 牙或牙根的保留,保存了牙周膜的本体感受器和神经传导途径,可以反馈性调节𬌗力。所以覆盖义齿具有较好的分辨能力,能获得较高的咀嚼效能和口腔生理功能。由于牙或牙根的保留,防止或减少了牙槽骨的吸收,增强了义齿的支持、固位和稳定性。

2. 覆盖义齿修复能减轻患者痛苦 可保存一些普通义齿难以利用而需拔除的牙及牙根,保持机体的完整性,免除了患者拔牙的痛苦,缩短了等待义齿修复的时间。

3. 覆盖义齿修复可保护口腔软硬组织的健康 截冠改变了冠根比例关系,能有效降低𬌗力,消除侧向力和扭力,有利于治疗牙周病和维护牙周组织的健康。保留远中游离端牙,用作覆盖义齿的基牙,可以减少游离端义齿鞍基的下沉,降低牙槽嵴所承受的𬌗力和近中基牙所承受的扭力,对牙槽黏膜和近中基牙产生良好的保护作用。

4. 覆盖义齿修复减轻患者痛苦 腭裂、先天牙缺失、釉质发育不全、重度磨损等缺损畸形的患者,用覆盖义齿修复,方法简单,不需拔牙就可解决功能和美观的需要,修复时间较短且经济,深受患者的欢迎。

5. 覆盖义齿易于修理和调整 覆盖基牙如因某种原因必须拔除时,只需对拔牙区作义齿衬垫,即可改变成普通义齿,不需要重新制作新义齿。

(二) 覆盖义齿的缺点

1. 覆盖基牙易发生继发龋 有资料表明,未做根面特殊保护的覆盖基牙戴覆盖义齿一年后,龋坏率达86%,易发生龋坏。因此,在覆盖义齿的修复过程中或戴入后,都要重视基牙和基牙根面的防龋处理和口腔卫生。

2. 覆盖基牙易患牙龈炎 主要由于覆盖义齿基托部压迫,基牙根面修复体边缘刺激及口腔卫生不良等因素引起,若不及时处理,可导致牙周炎。

3. 覆盖基牙影响义齿制作 被保留牙的牙龈和牙槽骨,常有明显的隆起和倒凹,影响着基托的位置、厚薄和外形,有时甚至影响到美观。避开倒凹,不作基托则不利于固位,一旦进入倒凹区,义齿就位会出现困难。

4. 义齿制作相对困难 牙髓、牙周治疗量很大,加之采用钉盖、冠帽或附着体等处理,往往需要花费较多的时间和费用。

三、覆盖基牙的选择

选择覆盖基牙时,应同时考虑以下几方面的条件。

（一）牙周情况

牙周健康状态与基牙所起的作用及寿命密切相关。牙周情况是基牙选择的主要指标，其选择标准是牙周组织无明显炎症、无牙周袋形成或牙周袋浅、有正常的龈附着；牙龈无出血、牙周无溢脓；牙齿松动不超过Ⅰ度，至少有1/2的骨组织支持，能承受一定轴向𬌗力的牙或牙根，均可选作覆盖基牙。根据常规牙周检查确定牙周情况，若牙周情况较差，应进行牙周治疗，待获得最小的牙周袋深度和足够的附着龈时可选作覆盖基牙。

（二）牙体、牙髓情况

牙体、牙髓情况一般不是决定该牙能否作为覆盖基牙的决定性因素，但在选作覆盖基牙前，牙体龋坏者应进行充填。牙龋坏、磨损或折断在牙龈缘下1mm以内，牙或牙根、牙髓、根尖周感染能被控制和治愈者，可选作覆盖基牙。根管已钙化，无法进行根管治疗，但无任何根尖症状者，可直接用其作覆盖基牙。若根尖有感染，而根管不通畅或已钙化，通过努力仍达不到临床治愈者，即使该牙在牙弓中占有重要位置，也不宜选择做覆盖基牙。

（三）覆盖基牙的数目

覆盖基牙的数目没有严格要求，可为一个或多个，从治疗、费用、修复效果多方面来看，单颌保留2~4个覆盖基牙最为理想。若仅余留一个牙或牙根，且条件较好，也有保留价值。

（四）覆盖基牙的位置

覆盖基牙在牙弓中的位置对覆盖义齿的受力状况，力的产生、传递与分布及义齿基托下软硬组织的健康至关重要。

1. 在设计全口覆盖义齿时，基牙最好选择承受𬌗力大的位置。

2. 牙列缺损患者，缺牙数目多时，宜在缺牙区的远中或近中保留覆盖基牙。

3. 覆盖基牙宜分散在牙弓两侧，以获得好的支持效果（图5-1）。

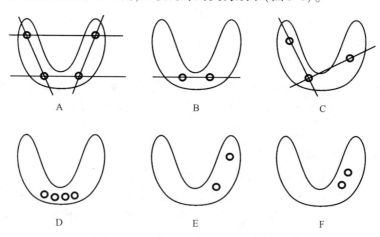

图5-1　覆盖基牙的分布与义齿的稳定

四、覆盖义齿的制作

覆盖义齿与普通义齿相比较，其差别在于覆盖义齿保留和利用了部分覆盖基牙，而义齿的其他结构并无明显改变，因而覆盖义齿的基本设计和制作方法与普通可摘局部义齿基本相似。其制作步骤大致为:口腔检查、基牙选择与设计、基牙处理、取印模、记录和转移颌位关系、排列人工牙、制作义齿、戴牙。

覆盖义齿的制作方法可分为以下三种情况:①普通覆盖义齿制作;②即刻覆盖义齿制作;③过渡性覆盖义齿的制作。

(一)普通覆盖义齿的制作工艺

在制作覆盖义齿之前,应对患者进行全面系统检查,根据每个患者的具体情况,制订修复计划。

1. 预备覆盖基牙 根据口内余留牙牙冠的完整程度和患者口内具体要求,覆盖基牙可分为潜没覆盖基牙、短冠基牙、长冠基牙和带有附着体的基牙。

(1)短冠基牙及短冠顶盖的制备:短冠基牙指截断牙根的位置在平齐龈缘或龈上3mm以内的覆盖基牙。这种基牙几乎不受水平外力的影响。

制备方法如下。

1)将牙冠磨低,降至平齐龈缘或在龈上1~2mm处;若为残根,只将残余根面调磨至平齐龈缘处。

2)根面制备成小圆平顶形。根管口位于平顶最高处,并形成平面,根面周围渐渐降低,形成缓坡弧形。

3)将根面打磨圆钝,并抛光。

4)铸造金属顶盖:将牙冠制备成平齐龈缘或在龈上0.5~2.0mm。根管从开口处向根尖方向制备出直径1.5~2.0mm,深4~5mm的桩道,以容纳固位桩。用注射型硅橡胶印模材料制取含根内型印模,灌注人造石模型,用间接法制作金属顶盖铸造蜡型或在患者口内用直接法制备嵌体蜡铸型或自凝树脂铸型。要求铸型与根面和根管完全密合,严密覆盖整个根面,根面顶盖部分厚0.5mm,由于牙根面情况不同,也可根据根面形状,将顶盖面制成平面或凹面。一般情况下,顶盖表面外形应与牙槽嵴外形一致,自然连续。通常用钴铬合金或金合金常规铸造完成并抛光后,再常规水门汀粘固(图5-2)。

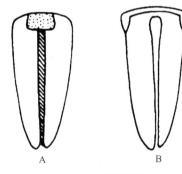

图5-2　短冠基牙
A. 银汞充填根管口;B. 金属顶盖覆盖根面

2. 长冠基牙及长冠顶盖的制备 长冠基牙是指龈缘上保留3~8mm牙冠的基牙。

长冠基牙制备的方法有两种。一种是仅在覆盖基牙上进行牙体预备,覆盖义齿直接覆盖在长冠基牙上。另一种是在覆盖基牙牙体制备后,在其上制作金属顶盖,制作的覆盖义齿覆盖在金属顶盖上。

(1)无金属顶盖的牙体制备:根据牙体制备需要可分为两种。

1)需做牙体制备:制备时仅适当地修整覆盖基牙外形,不必大量去除牙体组织,可适当保留颈部倒凹,制作时覆盖基牙倒凹区需作填倒凹处理。①适当调磨轴面突度:尽量保存部分牙釉质,以求适当保留颈部倒凹。②磨减基牙高度:基牙𬌗面磨减量需根据患者口腔具体情况而定。其原则是制备后的𬌗间间隙足以保证覆盖义齿覆盖在基牙𬌗面部分的人造牙有一定厚度,以保证其强度,不易破损。③调磨:调磨各轴面角及𬌗边缘嵴,使之圆滑。

2)不需做牙体制备:在某些情况下,同一颌骨可能保留有多数天然牙,其颌间距离又足

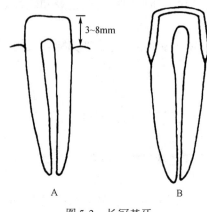

图 5-3　长冠基牙
A. 无金属顶盖；B. 有金属顶盖

以保证覆盖在基牙殆面上人工牙的厚度,在临床上可不做任何处理,保持天然牙的完整性。义齿共同就位道可通过模型观测来取得,制作时需填覆盖基牙颈部倒凹。

（2）有金属顶盖覆盖基牙的牙体制备：在长冠基牙上制作的金属顶盖称为长冠顶盖,又称为筒状顶盖。顶盖的制作方法与普通铸造金属全冠相同（图 5-3）。

3. 取印模、灌注模型及模型处理　覆盖基牙制备完成后,按可摘局部义齿和全口义齿要求制取印模。应先制备个别托盘,二次法制取印模。常规人造石灌注印模并分离模型。设计为双重顶盖时,在工作模型的覆盖基牙表面应用缓冲材料,如石膏、人造石、磷酸锌黏固粉等加厚1mm作缓冲处理。

4. 颌位关系记录及上殆架　其程序和方法与常规义齿相同。

5. 制作和完成覆盖义齿　其程序和方法与常规义齿基本相同。在制作带倒凹长顶盖覆盖基牙义齿时,根据情况在其唇、颊侧或近远中侧制作卡环,利用卡环与基牙间的弹性卡抱力,使义齿获得固位。卡环弯制完毕,应用少许人造石将卡环臂固定在基牙上,以便义齿完成后,卡环臂外面有可产生弹性形变的空间。常规完成义齿制作。

6. 初戴义齿　初戴义齿时应用薄的咬合纸检查局部,注意在患者咬合时是否有印迹,如有印迹,应在局部调磨缓冲。

7. 设计和制作时的注意事项　前牙区有明显骨组织倒凹的处理如下。

（1）设计固位力强的双重顶盖覆盖义齿或带有附着体的覆盖义齿时,义齿唇侧组织倒凹区可不设计基托。采取这种制作方法,既增强了义齿的固位,又避免了因组织倒凹过大而造成的就位困难。

（2）设计唇侧弹性带翼基托。在义齿唇侧组织倒凹区内设计弹性带翼基托。

（3）用 19 号或 20 号不锈钢丝的一端与唇侧基托相连,另一端用塑料做成翼托通过金属丝与基托相连。

五、完成覆盖义齿

制作和完成覆盖义齿的步骤和方法与制作常规可摘局部义齿相同。

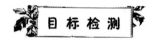

目标检测

1. 覆盖义齿的选择应主要考虑基牙的
   A. 松动度　　　　B. 数目
   C. 位置　　　　　D. 牙周情况
   E. 牙体情况
2. 杆附着体的杆应位于
   A. 牙槽嵴顶上方
   B. 牙槽嵴顶唇侧
   C. 牙槽嵴顶颊侧
   D. 不与牙槽嵴顶保持平行关系
   E. 紧贴牙槽嵴顶黏膜
3. 覆盖义齿基牙冠根比
   A. 至少 1/3　　　　　B. 1/3 ~ 1/2
   C. 不应超过 1/2　　　D. 不应超过 1/1
   E. 不能有临床牙冠存在

4. 单颌一般保留基牙的数目是

   A. 1 ~ 3 个　　　　　　B. 2 ~ 4 个

   C. 5 ~ 8 个　　　　　　D. 至少 6 个

   E. 不多于 6 个

5. 截冠不能用于

   A. 颌间距离不够者

   B. 过度倾斜牙

   C. 临床牙冠增长者

   D. 牙冠破坏较大者

   E. 丧失维护口腔卫生功能者

6. 覆盖义齿双层顶盖内外层间隙多少为佳

   A. 紧密接触无间隙　　B. 0.5mm

   C. 1mm　　　　　　　D. 2mm

   E. 3mm

7. 覆盖义齿区别于一般义齿的主要特点是

   A. 有附着体

   B. 残根残冠需要根管治疗

   C. 保留并利用了覆盖基牙

   D. 由基牙承担咬合力

   E. 由黏膜承担咬合力

8. 单颌覆盖义齿的颌间距离是

   A. 4mm　　　　　　　B. 6mm

   C. 8mm　　　　　　　D. 10mm

   E. 以上都不是

9. 最常做覆盖基牙的是

   A. 尖牙　　　　　　　B. 中切牙

   C. 前磨牙　　　　　　D. 第一磨牙

   E. 第二磨牙

10. 牙周膜对下述哪种方向的力承受效果最好

   A. 垂直向　　　　　　B. 颊舌向

   C. 近远中向　　　　　D. 剪切力

   E. 扭力

第 3 节　即刻义齿技术

一、概　　述

即刻义齿又称预成义齿,它是一种在患者口内天然牙尚未拔除前,预先做好,当牙齿拔除后立即戴入的义齿。通常情况下,拔牙后需要 2 ~ 3 个月才能对缺失的牙齿进行修复,这期间往往会因缺牙给患者带来许多不便。即刻义齿的产生可以解决这一难题。它通过拔牙前制取模型,在模型上将要拔除的牙齿去除,然后制作该牙的替代义齿。义齿完成后,再行外科手术拔除患牙,拔牙后立即戴上制作完成的义齿。这样不仅不影响美观,同时也不妨碍患者进行正常的工作和社交活动。

研究表明,拔牙后一个月上颌前部牙槽嵴快速吸收,中度吸收持续到拔牙 5 个月后。8 ~ 12 个月之前剩余牙槽嵴达到稳定形状,即刻义齿戴后 5 ~ 6 个月时,应进行暂时性重衬和调𬌗,在拔牙后 8 ~ 12 个月时,应进行重衬或重新修复。因此即刻义齿只是一种过渡性义齿,当伤口完全愈合、牙槽骨吸收稳定后应更换成永久性义齿。

二、即刻义齿的优缺点

(一) 即刻义齿的优点

1. 患者在牙齿拔除以后,立即戴上义齿,可保持面部外形、语言和咀嚼功能。

2. 因患者口内尚存留有部分天然牙,保持着原有咬合关系和颌间距离,便于建立义齿的颌位关系。

3. 即刻义齿有压迫止血、保护伤口、减轻患者疼痛、促进伤口愈合的作用。

4. 可减缓牙槽嵴的吸收,因拔牙后立即戴义齿,恢复了生理性功能刺激,防止失用性萎缩。

5. 防止舌体扩大。

（二）即刻义齿的缺点

1. 由于一次需要拔除多数牙齿，并需修整牙槽骨者，诊治时间较长，对年老体弱、多病者不适应。

2. 戴即刻义齿后，需较长时间进行观察和诊治，由于牙槽骨的吸收，义齿需要进行重衬和调𬌗，或重新修复。

三、即刻义齿的适应证及禁忌证

（一）即刻义齿的适应证

1. 教师、演员等职业者及有特殊要求者。
2. 颌位关系正常，牙槽嵴较正常者。
3. 适用于青年或中年人，拔牙后伤口容易愈合。

（二）即刻义齿的禁忌证

因年老体弱、多病而不能耐受临床长时间操作者。

四、即刻义齿的制作要点

（一）留记录

详细检查口腔情况，记录余牙龈沟的深度、垂直距离，取全口记存模型及颌位记录。拍余牙的 X 线片，了解牙槽骨吸收情况，作为修整模型的依据。

（二）取印模

印模要求与一般全口义齿要求相同，由于天然牙的高度与无牙区牙槽嵴的高度相差较大，故选择大小、形状合适的局部义齿托盘，在相对无牙区牙槽嵴处放置印模膏取印模，使其获得良好的边缘伸展，然后将余留牙舌侧及印模边缘的组织倒凹去除，再放置流动性良好的印模材料，制取准确的功能性终印模，灌注石膏模型。

（三）确定颌位关系

利用暂基托及缺牙区蜡堤确定下颌后退位关系，将模型和𬌗关系记录固定在𬌗架上。

（四）排牙

上下颌模型在𬌗架上排好后牙，排牙方法和要求与全口义齿排牙相同，在口内试戴，进一步检查咬合关系，合适后放置在𬌗架上。

排列前牙，可将石膏牙削除一个，修刮模型后，排上一个人工牙，依此削牙，排好其余牙。也可一次将一侧石膏牙削除，修刮模型后，排好一侧人工牙，再按此法排列另一侧牙齿。此法适用于原天然牙的位置基本正常、唇颊侧牙槽骨倒凹不大、不需或只需少量做牙槽骨修整者。

也可将全部石膏一起削除、修整模型后，再排牙。此法适用于牙槽骨需较多修整者，排牙时可将已记存模型作为参考，使人工牙的排列与原来天然牙的大小、形状和位置相接近。

切除和修整模型的方法：切除石膏牙之前，将中线、牙长轴线、牙龈线、龈沟线和约两倍龈沟的深度，用铅笔标记在模型上。不做牙槽骨修整者，用裂钻自牙齿切缘中间向牙颈部钻开，然后向唇侧或舌侧推断石膏牙，不要伤及邻牙接触点，根据龈袋深度和 X 线片牙槽骨吸收的程度，修刮模型的牙槽嵴。龈沟正常者，唇颊侧可修刮 2～3mm，舌侧可不刮除或少刮除,将唇舌侧两斜面修整成圆钝形牙槽嵴。如 X 线片显示牙槽骨吸收较多或需拔牙后修整牙槽嵴者,可根据需要多刮除些。

Felly 的三等份原则,将牙槽嵴唇面从龈缘至前庭沟分成三等份,即龈 1/3 区、中 1/3 区和底 1/3 区。唇面的刮除从牙槽嵴中心开始,向唇侧修刮,包括龈 1/3,龈 1/3 刮除稍多,至中 1/3 逐渐减少,底 1/3 不修刮,舌侧一般不刮或少刮除。

为了拔牙后准确地修整牙槽骨,可预先制作一个透明塑料导板。在手术时,如有尖锐骨突,很容易即时检查出来。外科导板制作方法是在型盒内已修整好的模型上,以蜡片形成蜡基托,经装盒,浸泡在 0.1% 汞液内备用。

(五) 义齿戴入及注意事项

即刻义齿完成后,即可采用外科手术拔牙,修整牙槽骨,以尽量减少组织创伤和保留骨组织为原则。外科手术完成后,从消毒液内取出义齿,用生理盐水冲洗干净,戴入患者口中,如义齿不能就位或有疼痛时,可适当调改,初步调𬌗,嘱患者戴义齿后的注意事项和复诊时间。

1. 戴义齿后 24 小时内最好不摘下义齿,以免影响血块形成。术后组织有水肿现象,摘下义齿后再戴就比较困难,如伤口疼痛,可服用镇痛药或局部冷敷。

2. 初戴 24 小时之内吃流质或半流质食物,以免刺激伤口,造成疼痛。

3. 次日来院复查,摘下义齿,用温盐水冲洗伤口,了解患者戴用义齿情况,修改压痛区和调整咬合。

4. 5 天后拆线,再检查和修改义齿。

5. 嘱患者定期进行复查。因牙槽骨吸收,基托与牙槽嵴之间出现间隙,义齿固位力降低、不稳定,产生压痛、咀嚼功能减低等症状时,应及时进行重衬和调整咬合。

目标检测

1. 当下颌牙全部缺失,而上颌是天然牙或有牙列缺损时,患者戴义齿后常常产生疼痛和黏膜破溃,其原因是
   A. 下颌承托区面积小
   B. 牙槽骨有萎缩
   C. 对颌为天然牙
   D. 对颌牙𬌗力大
   E. 以上皆是

2. 即刻全口义齿制作完成后,可浸泡在汞溶液中,汞溶液的浓度是
   A. 1/100　　　　 B. 1/1000
   C. 1/10000　　　 D. 1/100000
   E. 以上皆非

3. 即刻全口义齿的特点不包括
   A. 患者在拔牙后立即戴上义齿,可以保持其面部外形、语言和咀嚼功能,不妨碍患者社交活动和工作
   B. 拔牙后立即戴入义齿,对拔牙创口施加压力,有利于止血,同时可以保护伤口

   C. 不容易求得正确的颌位关系
   D. 减小牙槽嵴的吸收,因为拔牙后立刻戴入义齿,能即时恢复生理的功能性刺激,保护牙槽嵴的健康,防止失用性萎缩
   E. 患者可以很快地习惯使用义齿

4. 关于即刻全口义齿外科手术和义齿戴入的叙述,错误的是
   A. 即刻全口义齿完成后,即可实施外科手术拔除患牙,修整牙槽骨,并即时戴入义齿
   B. 牙槽嵴唇颊侧无明显倒凹者,只需拔除余牙,不需做牙槽骨修整
   C. 伤口缝合以前,应剪除多余的牙龈组织
   D. 上颌前突或前牙深覆𬌗的患者,需切除腭侧骨板和骨间隔,降低牙槽窝唇侧壁高度
   E. 修整骨组织时,应以修刮模型的量为参考

5. 即刻全口义齿的适应证,下列说法错误的是
   A. 适用于不能保留的前牙,或上下颌剩余任何数目牙的病例
   B. 特别适用于教师、演员等职业的患者

C. 适用于全身及局部健康状况良好,有接受全
   口义齿的愿望并且可以一次经受拔除多颗牙

D. 有严重的全身系统疾病的患者不能采用

E. 局部有根尖周炎、牙槽脓肿、急性牙周炎等可
   以采用

6. 即刻全口义齿的术后护理不包括

A. 患者戴义齿后 24 小时内最好不要摘下义齿,
   以免影响血块的形成

B. 初戴 24 小时之内吃流质食物,不要吃过热过
   硬食物

C. 必要时服用镇痛药和局部冷敷

D. 次日来医院复查并预约 2~3 个月后复查

E. 基托与牙槽嵴出现缝隙可不予理会

7. 即刻全口义齿取印模的要求,错误的是

A. 即刻全口义齿取印模的要求和方法与一般全
   口义齿相同

B. 最好选用局部无牙颌托盘,或选用大小、形状
   合适的局部义齿托盘

C. 可制作个别托盘,采用二次印模法

D. 印模粗略取出即可

E. 取终印模时需保证压力均匀和印模材料有均
   匀的厚度

第 4 节　圆锥型套筒冠义齿修复工艺

一、概　　述

　　套筒冠义齿是指以套筒冠为固位体的可摘义齿。套筒冠是一种由内冠和外冠构成的双重冠。内冠为金属全冠粘固于基牙,外冠则依靠摩擦力镶嵌于内冠上并通过连接体与义齿其他部分形成一个整体,义齿的固位力为摩擦力和吸附力,支持作用由基牙和基托下组织共同承担。套筒冠的研究与应用已有较长的历史,一般认为套筒冠是由附着体演变发展而来。

　　套筒冠因其固位体形式不同而有多种类型,临床上常见的有以下几种:附着体套筒冠、圆柱型套筒冠、圆锥型套筒冠、缓冲型套筒冠、卵圆型套筒冠、不规则型套筒冠(图 5-4)。其中,圆锥型套筒冠固位体的内冠为圆锥形,内冠与外冠之间形成嵌合作用,制作工艺较为简单,固位力可以得到很好的调节,采用该固位体的义齿稳固性好,能较好地恢复咀嚼效能,故学术界认为圆锥型套筒冠是较理想的固位体。本章主要介绍圆锥型套筒冠的组成、固位原理及制作方法等。

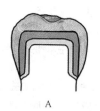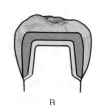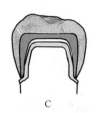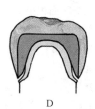

A　　　　　B　　　　　C　　　　　D

图 5-4　套筒冠固位体的四种常见类型
A. 圆柱型;B. 圆锥型;C. 缓冲型;D. 卵圆型

二、圆锥型套筒冠义齿的组成

　　圆锥型套筒冠义齿由五个部分组成:圆锥型套筒冠固位体、人工牙、桥体、基托、连接体(图 5-5)。

　　(一) 圆锥型套筒冠固位体

　　圆锥型套筒冠的固位体由内冠和外冠组成。内冠通常为铸造金属全冠或桩核,粘固于

基牙上；外冠则与内冠之间密合嵌合，依靠内冠和外冠之间的摩擦力形成义齿的固位力。圆锥型套筒冠固位体可按内、外冠之间接触形式分为两类。

1. 非缓冲型圆锥型套筒冠固位体 此型固位体的内外冠之间为密合嵌合。一般用于基牙数多、牙周组织支持条件好的牙齿，能对义齿起到良好的支持与固位作用。

2. 缓冲型圆锥型套筒冠固位体 固位体的内、外冠之间存在一定间隙，临床用于基牙数目少，牙周支持组织条件略差，或为了减轻基牙承受的𬌗力时采用。

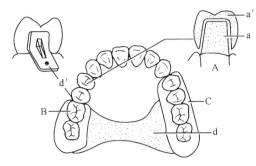

图 5-5　圆锥型套筒冠义齿的组成
A. 固位体 a. 内冠 a′. 外冠；B. 人工牙；
C. 基托 d. 大连接体 d′. 小连接体

（二）人工牙

人工牙主要用来恢复缺失牙的正常解剖形态和咀嚼、发音及美观功能。根据使用的材料和制作工艺的不同，可分为三类。

1. 成品树脂牙 一般采用成品复色层树脂牙，多用于天然牙缺失较多的缺失牙区的修复。

2. 金属烤瓷牙 用于缺失牙较少的牙列缺损修复，人工牙制作与固定义齿桥体的制作方法相同。

3. 金属树脂牙 在缺隙的金属支架或金属桥体基底上，以树脂雕塑成形。在固化炉中固化成树脂牙。可用于缺牙较多的间隙。

（三）基托

圆锥型套筒冠义齿的基托与可摘局部义齿相同，根据设计要求，可选用金属基托或塑料基托。圆锥型套筒冠义齿的基托部分，主要作用是将𬌗力通过基托传递至基托下支持组织，分散𬌗力，减轻作为固位体的基牙负荷。

（四）连接体

圆锥型套筒冠义齿的连接体把义齿各部分连接成为一个整体。连接体还具有加强义齿强度、分散𬌗力的作用。与可摘局部义齿相同，也分为大连接体和小连接体两类。

1. 大连接体 也叫连接杆，有腭板、腭杆、舌板、舌杆等形式。在义齿中起到分散𬌗力，加强义齿强度和连接义齿各组成部分的作用。

2. 小连接体 用于连接固位体与大连接体及其他部件。要求具有较高的连接强度，以防止义齿的连接体部位折断。

临床实际应用的圆锥型套筒冠义齿，不一定都具有上述圆锥型套筒冠义齿的各组成部分。由于圆锥型套筒冠义齿是一种介于固定义齿与可摘义齿结构形式之间的修复方式。不同部位的牙列缺损，不同的设计，其结构形式可以不同。

三、圆锥型套筒冠义齿的设计

（一）基牙的选择

圆锥型套筒冠义齿基牙选择条件较宽，由于该修复方法一般采用多基牙的形式，故选择基牙时应视其自身的健康情况、分布以及彼此之间的位置关系而定,并且根据基牙的条件可选择不同类型的圆锥型套筒冠固位体。

1. 基牙的条件

(1) 牙冠:圆锥型套筒冠固位体对基牙的牙冠要求不高,各种牙冠形态通过内冠的牙体预备,都能选作基牙。若龋病或大面积牙冠缺损,将龋去净或通过固位钉加树脂修复,把牙冠预备成内冠基牙所要求的形状,这类患牙也能选作基牙。

(2) 牙髓:一般最好选择无活力且已做过根管治疗的牙。如某些多数牙缺损病例需设计该修复方法者,或某些重度牙周病患者,需采用圆锥型套筒冠义齿作夹板修复治疗,都应该将活髓摘除,根管充填后才能作为基牙。老年患者牙髓髓室较小,有活力的牙也可作为基牙。而年轻患者活髓牙不能选作基牙。

(3) 牙根:由于圆锥型套筒冠义齿一般为多基牙,义齿将各基牙连接成整体;因此,不管牙根长短、粗细、形态,牙周膜面积的大小如何,只要经过完善的牙髓治疗者,牙列中的所有牙一般都能选作基牙。

(4) 牙周组织:牙周组织健康的牙为圆锥型套筒冠义齿理想基牙。若牙周组织破坏吸收致牙松动,经牙周病综合治疗后能保留的患牙,仍可作为基牙。若根尖周组织有炎症,经治疗炎症消除的牙也可作为基牙。

(二) 基牙的类型

圆锥型套筒冠义齿根据牙列缺损类型、基牙的条件和义齿设计的要求,可将基牙分为两类。

1. 固位支持型基牙 此类基牙的牙周组织较健康,牙周膜面积较大,为义齿提供固位与支持是其主要作用。

2. 支持型基牙 此类基牙的主要作用是为义齿提供支持,一般多基牙的圆锥型套筒冠义齿除固位支持型基牙外,其余均属于支持型基牙。

(三) 圆锥型套筒冠固位体设计

圆锥型套筒冠固位体的内冠粘固在基牙上,外冠随内冠的内聚方向就位,当内外冠密合嵌合时即产生固位力,其固位力大小主要由内冠的聚合角度和内、外冠之间的密合程度决定。同时,固位体外冠还应恢复该基牙的解剖形态,以达到完全修复的效果。

1. 内冠的设计

(1) 内冠聚合角度:内冠的聚合角度直接与固位力大小有关,特别是在圆锥型套筒冠义齿中内冠的聚合角度对固位力起到最主要作用。固位支持型固位体的内冠内聚度一般为5°~6°,支持型固位体的内冠内聚度一般大于6°。

(2) 内冠的高度:内冠的高度与内、外冠之间的接触面积有关,内冠高度越高,内、外冠之间的接触面积越大,固位力就相应的增加。内冠高度根据牙体预备后基牙与对颌牙之间的距离而定,应留有圆锥型套筒冠固位体𬌗面或切缘的空间,一般其高度不低于4mm。

(3) 内冠轴面要求:内冠按设计要求,轴面必须有合适的𬌗方内聚度,保持义齿所需的固位力。内冠轴面和𬌗面应该平整光滑,不能出现轴面的凹陷或凸度,而影响固位体内外冠之间的密合嵌合,使固位力下降或丧失。轴面和𬌗面交角不能形成直角,应呈钝角(图5-6)。

(4) 内冠厚度:内冠冠壁厚度一般约在0.3mm。根据基牙牙体预备后的形态,以及内冠内聚度的要求也可作调整,但不宜过厚,因为外冠若采用金属烤瓷或金属树脂制作外冠时,外冠的唇颊面的瓷层厚度必须同金属烤瓷冠相同,外冠金属基底至外冠唇颊面的表面应保留 1.5mm 的空间,用于烤瓷瓷层或树脂层外冠形态的塑造。如果内冠内壁过厚,会影响固位体外冠唇颊面的形态;过薄在内冠制作时容易引起铸造失败或研磨中破损。

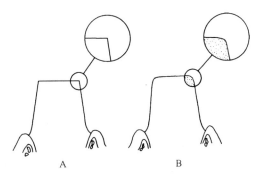

图 5-6　内冠轴面与𬌗面之间的形态
A. 错误;B. 正确

(5) 内冠颈缘:内冠颈缘与基牙颈部的斜面肩台密合接触,不应有悬突。在牙体预备时,基牙颈部形成斜面型肩台,能保证内冠颈缘有一定厚度,铸造件颈缘应完整。内冠粘固后颈缘应无悬突或缺陷,与基牙颈部结合处平整光滑。内冠的基牙肩台宽度一般为 0.3mm。

2. 外冠的设计

(1) 外冠形态要求:外冠应恢复该基牙的解剖形态与功能,包括轴面的形态、邻面的接触关系、外展隙和邻间隙,𬌗面与对颌牙有正确的咬合接触关系(图 5-7)。

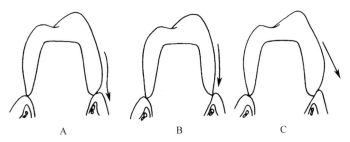

图 5-7　外冠轴面突度的恢复
A. 正确;B. 错误;C. 错误

(2) 外冠的厚度:由于圆锥型套筒冠义齿可摘戴,其外冠基底层的厚度在 0.3~0.5mm,以保证外冠瓷层或树脂层的强度,在义齿反复摘戴时,不会造成瓷层树脂层的折裂。

(3) 外冠颈缘:除金属固位体外,金属烤瓷和金属树脂外冠唇颊侧都需有金属颈缘保护线,使瓷层或树脂层不因义齿摘戴而引起瓷层或树脂层折裂。金属保护线宽度一般在 0.2~0.4mm。

(四) 人工牙设计

圆锥型套筒冠义齿的人工牙设计根据义齿设计的方案不同而不同。通常按义齿的支持形式、缺牙部位和缺牙区数目、患者的要求而定,一般有以下几种选择。

1. 前牙和后牙均有部分缺失　若前牙缺牙数少,可采用桥体形式修复缺失牙,而后牙选用树脂人工成品牙。若前牙缺失数多或前牙全部缺失,前牙区和后牙区的缺失牙一般选用成品树脂人工牙修复。

2. 前牙区缺失　前牙部分缺失,人工牙设计一般选用桥体形式。若前牙区全部缺失,则视义齿设计的支持形式而定,可设计桥体形式,也可设计成品树脂人工牙。

3. 后牙区缺失　后牙部分缺失,缺牙数少,可选用桥体形式。若后牙缺失较多,一般选用成品树脂人工牙。

缺牙区人工牙的排牙或桥体的制作及要求,与可摘局部义齿和固定义齿相同。

（五）连接体设计

圆锥型套筒冠义齿的连接体按义齿设计的支持形式不同而有所区别。混合支持式圆锥型套筒冠义齿的连接体同可摘局部义齿，可分为大连接体和小连接体，基牙支持式圆锥型套筒冠义齿的连接体同固定义齿，桥体与固位体之间形成固定连接体。

1. 大连接体　其作用和要求与可摘局部义齿基本相同，主要有腭杆、腭板、舌杆、舌板。

2. 小连接体　作用是把圆锥型套筒冠固位体与义齿的其他部分牢固地连接为整体。其具体要求为：

（1）小连接体必须有足够的强度，防止受力后连接部折断。

（2）小连接体的连接区域，在外冠近中或远中轴面的中 1/3 处。

（3）小连接体的形态有多种，如工字形、柱形、三角形等。小连接体高度视固位体外冠近中或远中邻面的高度而定，高度在 3～4mm，宽度在 2mm 以上（图5-8）。

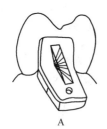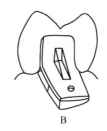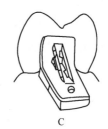

A　　　　　　　　　　B　　　　　　　　　　C

图5-8　小连接体形态
A. 三角形；B. 柱形；C. 工字形

（4）小连接体的底部与黏膜之间应有 1.5mm 间隙，以便于基托树脂的充填。

牙列缺损不严重的基牙支持式圆锥型套筒冠义齿，连接体设计和具体要求与固定义齿相同。

（六）基托设计

混合支持式圆锥型套筒冠义齿的基托分两种，即塑料基托和金属基托。基托的伸展范围、厚度、与黏膜的关系、磨光面的外形与可摘局部义齿的设计要求基本相同。若缺失牙多，必须考虑扩大基托面积，减少患牙承受的𬌗力。义齿的基牙多，牙周组织状况较好，基托的面积可小于普通可摘局部义齿。

四、圆锥型套筒冠义齿的制作

套筒冠固位体作为精密附着体中的一种，其制作工艺要求精密。圆锥型套筒冠义齿主要由固位体内、外冠之间的嵌合和摩擦作用产生固位力，所以内外冠的制作是义齿制作的关键。既要为义齿提供足够的固位力，又能保证义齿顺利就位。套筒冠义齿视其制作的难易程度、制作方法与步骤亦有多种。现以混合支持式圆锥型套筒冠义齿为例，介绍圆锥型套筒冠义齿制作过程。

（一）圆锥型套筒冠义齿修复的临床准备

修复前应对口腔的软硬组织情况做仔细地检查，并详细询问患者的病史，尤其是口腔修复史，根据每个病案的具体情况，分析是否符合套筒冠义齿的适应证，做出合理的修复治疗计划。口腔检查内容包括口腔内的检查、颌面部的检查、X线检查和制取研究模型。

（1）余留牙的情况：有无龋病、牙髓、牙周疾病、畸形错位牙；余留牙是否倾斜或伸长；有无松动、龈炎、牙周病等；牙结石情况等。尤其是设计为基牙的牙体，有无龋病，是否为活髓牙，X线片诊断死髓牙是否做过根管治疗等。

（2）缺牙区的情况：缺牙的位置和数目；残根情况；缺牙区的宽度；缺牙区牙槽骨的骨质致密度，牙槽骨的吸收情况和有无足够的高度，以及牙槽骨的形态；黏膜组织有无病变（如炎症）等及其质地情况；上下牙列之间的咬合关系等。

（二）修复前的准备

对于影响口腔修复的全身性疾病，必须在修复前得到有效的治疗和控制。不利于修复的口腔情况，也应得到相应的处理。

1. 余留天然牙的准备　龋病必须去净龋坏组织并做充填治疗；牙髓牙周疾病也要做相应的治疗，消除炎症，控制病情；影响修复的畸形错位牙应该拔除；倾斜或伸长牙应得到修整，去净牙结石；去除不利的倒凹。套筒冠固位体的基牙预备量多于全冠基牙的预备量，容易伤及牙髓或影响牙髓活力，必要时可考虑预防性失活牙髓。

2. 缺牙区的准备　残冠、残根应拔除；影响修复的骨突、骨刺需通过外科手术修整。另外，牙槽嵴顶有明显的活动性软组织、黏膜系带有异常的附着，都必须经过手术矫正。

（三）圆锥型套筒冠义齿的制作

1. 基牙预备　基牙预备与全冠修复牙体预备原则和要求基本相同，牙体预备量为内冠轴壁与人工牙所需的厚度之和，殆面的磨除量视调整后的冠根比例确定。内冠厚度一般为0.3~0.4mm，故套筒冠基牙磨除量比全冠基牙多。基牙颈缘预备成0.3mm宽度的斜面型肩台。原则上各基牙长轴应相互平行，各基牙轴面应有6°~8°的内聚角。必要时可以先取研究模型，在观测仪上确定共同就位道后，再进行牙体预备。

2. 印模和暂时义齿的制作　基牙预备完成后，取预先准备好的个别托盘，用硅橡胶印模材取模，制取的印模要求清晰、完整。颈缘形态准确清楚。之后灌注超硬人造石模型。

按常规制作树脂临时冠，待塑料固化后试戴、调殆、修整后用丁香油糊剂粘固，以保护基牙的健康和保持颌间距离。临时义齿的初戴也起到检验共同就位道的作用。

3. 工作模型的制作和设计　修整人造石模型，把工作模型制作成可卸戴型，方法与固定修复相同。

首先将可卸戴型工作模型固定在平行研磨仪的工作台上，调整工作台，使之合适。在平行研磨仪工作头上安装刻度器。按照固位力调至临床设计的内聚角度。为便于就位，内冠轴壁通常内聚角度为6°。转动工作台，当刻度针与各基牙颈缘基本平行一致时，锁定刻度针的方向即义齿的就位方向。在工作模型上做好定位标志，定位点不少于3个。根据咬合记录上殆架。

4. 内冠的制作　圆锥型套筒冠义齿的内冠制作包括：内冠蜡型制作、内冠铸造、内冠研磨及内冠颈缘处理。具体操作步骤如下。

（1）内冠蜡型制作

1）观测模型：将模型置于精密研磨仪的观测台上，用分析杆调节各基牙的长轴，使它们尽量与分析杆平行，并检查此时的基牙轴面是否都能取得6°~8°的内聚角。

2）内聚角调节：圆锥型套筒冠义齿一般有多个基牙，有时各基牙有不同的倾斜角度，较难获得共同就位道，经过临床基牙预备，此时基牙应大致获得与设计要求一致的内冠内聚度。制作内冠蜡型时,可根据要求,在内冠蜡型上调整各基牙轴面的内聚度,当固位支持型内冠的内聚度必须保持6°时,可以沿内冠中心的两面内聚角之和12°为准,来调节基牙两轴面的内聚度,以保持固位力,同时,还必须考虑各基牙间的内聚角之和亦应保持在8°~12°之间,以保证义齿整体固位力适当。

3)内冠蜡型成型:各基牙调节适当后,在基牙代型上构筑蜡型,使用蜡型研磨刀研磨内冠轴面,使其轴面形成向𬌗方的内聚角为6°,修整颈缘及𬌗面,蜡型厚度保持在0.3~0.4mm,注意颈缘的密合。最终形成表面光洁的内冠蜡型。

(2)内冠铸造:按常规在内冠蜡型上安插铸道、清洁蜡型、包埋、铸造。取出铸件后切割铸道、喷砂并初磨后在代型上准确就位。

(3)内冠研磨及颈缘处理

1)轴面研磨:为精密且正确地修整内冠的轴面,应使用转移器正确地转移并固定内冠,然后选择正确角度的金属研磨刀具进行研磨操作。刀具应紧贴内冠的轴面,反复研磨后,改用硅橡胶车针等作最终研磨,完成轴面。

2)𬌗面及颈缘研磨:将内冠放回代型上,再将模型复位𬌗架上,根据颈缘的位置及咬合的关系,按常规修整内冠的颈缘及𬌗面,使两者与内冠的轴面光滑的移行。

3)抛光:将内冠的非组织面进行均匀地抛光。并固定于基牙活动代型上备用。

5. 外冠制作 外冠制作包括外冠基底层蜡型制作、铸造及外冠完成。

(1)基底层蜡型制作:可以先用高精度成形树脂等材料在内冠表面作外冠基底层的内衬,然后在内衬的轴面及𬌗面上加蜡,根据修复要求形成外冠基底层的蜡型。

(2)形成金属保护线:一般圆锥型套筒冠义齿外冠的颈缘要制作一条1.0~1.2mm宽的金属颈缘保护线,防止将来外冠上制作的烤瓷或烤塑树脂因取戴时的扭力而使瓷或树脂崩裂、脱落。故在外冠基底层的颈缘应制作金属保护线。

(3)铸造:完成外冠基底层蜡型后,按常规包埋、铸造。外冠应具有较高的铸造精度以正常发挥其嵌合固位作用。

(四)圆锥型套筒冠义齿完成

临床试戴合适的外冠在模型上就位,再按修复体支架的设计,完成网状结构和基托蜡型。然后在外冠蜡型近中或远中轴面用蜡形成小连接体,将固位体蜡型与支架蜡型连接成整体。然后常规完成大连接体和网状结构蜡型的铸造、打磨、抛光。外冠与修复体支架分别在模型上试戴合适后,固定支架与外冠,然后在工作模型上以激光点焊机将两者焊接成一个整体。根据需要用烤瓷或烤塑的方法完成外冠唇颊的塑形。再以固定桥桥体或可摘局部义齿的制作方法,排列人工牙,完成人工牙的外形及基托蜡型,装盒、去蜡、填胶、热处理、打磨抛光,最后完成修复体的制作(图5-9)。

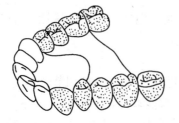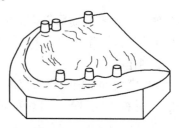

图5-9 制作完成的套筒冠义齿

目 标 检 测

1. 下列与圆锥型套筒冠固位力大小关系最密切的是
   A. 内外冠密合度　　 B. 内冠垂直高度
   C. 内冠颈部直径　　 D. 内冠的聚合度
   E. 固位体材料

2. 圆锥型套筒冠固位体内冠厚度一般是
   A. 0.15mm　　　　 B. 0.2mm
   C. 0.3mm　　　　 D. 0.4mm
   E. 0.5mm

3. 圆锥型套筒冠固位体金属材料首选
   A. 高含金量合金　　 B. 铜基合金
   C. 钛合金　　　　 D. 镍铬合金
   E. 钴铬合金

4. 不属于套筒冠义齿的部件是
   A. 内冠　　　　　 B. 连接体
   C. 人工牙　　　　 D. 冠内固位体
   E. 桥体

5. 圆锥型套筒冠义齿戴用一段时间后引起基牙疼痛的最主要原因
   A. 早接触　　　　 B. 牙髓炎
   C. 牙髓充血　　　 D. 继发龋
   E. 牙周组织炎症

6. 圆锥型套筒冠义齿修复前要做的准备工作,不需要的是
   A. 牙周治疗
   B. X 线片
   C. 根管治疗
   D. 与患者讲明治疗方案
   E. 拔出所有残冠

7. 圆锥型套筒冠固位体的固位支持型固位体的内冠内聚度是
   A. 2°　　　　　　 B. 4°
   C. 6°　　　　　　 D. 8°
   E. >8°

8. 一般认为圆锥型套筒冠义齿各固位体之间产生的固位力和最佳的范围是
   A. 0.5~10kg　　　 B. 1.0~1.5kg
   C. 1.5~2.0kg　　　 D. 2~3kg
   E. 大于 3kg

9. 套筒冠内冠试戴时就位后牙龈缘发白,最有可能的原因是
   A. 有悬突　　　　 B. 内冠颈缘过长
   C. 内冠不密合　　 D. 内冠变形
   E. 以上都不是

第5节　附着体可摘义齿修复工艺

一、概　　述

　　附着体是指两个或两个以上部分(阴性部件和阳性部件以及辅助部件等)共同组成的一种连接固位装置。附着体具有固位、稳定和支持的作用。附着体在口腔修复中的应用有文字记载的可追溯至 1888 年的 Evans,而被誉为"精密附着体之父"的是 Chayes,早在 1906 年设计的栓道式可调节的冠内附着体,已具备了现代使用的附着体的雏形而沿用至今。附着体主要由两个部分组成。即阴性部件和阳性部件;阴性部件或阳性部件可根据不同的附着体类型分别与基牙冠、根或义齿相连。阴、阳两部件相互锁扣形成连接结构,起固位、稳定和支持作用。附着体与成品部件有非金属预成品部件及金属预成品部件两种。非金属预成品部件通常由树脂形成,义齿制作时需翻制成金属材料,金属预成品部件为金属制作而成。而阴性部件一般为金属预成品部件(图 5-10)。

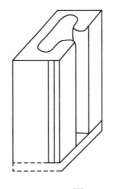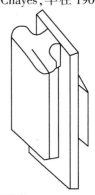

图 5-10　附着体

二、附着体可摘义齿的分类

附着体的分类方法较多,常见的有以下几种分类方法。

(一)根据附着体加工的精密程度分类

1. 精密附着体 即采用精密加工工艺制作而成的附着体,常为金属预成品,由金、铂、钯等贵金属制作而成,附着体两部件能紧密吻合。

2. 半精密附着体 采用预成的树脂、蜡型直接铸造而成,其精密程度较金属预成品差,可用普通合金铸造,价格较低廉且制作加工较容易。

(二)按附着体放置于基牙上的位置分类

1. 冠内附着体 附着体的固位部分被置于牙冠外形高点以内的叫冠内附着体。

2. 冠外附着体 附着体的固位部分完全或部分置于牙冠之外的叫冠外附着体。

3. 根面(内)附着体 附着体的固位部分置于牙根面(内)的叫根面(内)附着体,包括杆式附着体、按扣式附着体及磁性附着体。

(三)按附着体的移动方式分类

1. 弹性式附着体

(1)垂直弹性式附着体。

(2)铰链弹性式附着体。

(3)垂直-铰链弹性附着体。

(4)垂直-旋转弹性附着体。

2. 非弹性附着体 即固定式附着体。

(四)按附着体的固位方式分类

1. 摩擦式附着体。

2. 机械式附着体。

3. 摩擦机械式附着体。

4. 磁性附着体。

5. 吸力式附着体。

三、附着体可摘义齿的优缺点

(一)优点

1. 符合美观要求 由于附着体取代了暴露的卡环等固位装置,隐蔽了固位体,减少了金属的暴露,缩小了固位体体积,有效提高了义齿的美观要求,尤其冠内附着体有利于恢复牙齿的自然外形。

2. 符合口腔生物学的原则 应用附着体,可使作用于基牙上的𬌗力有较好的应力分布,尤其冠内附着体的位置接近基牙的中轴时,能使𬌗力沿着牙根的方向传导,减少了对基牙的扭力。同时采用不同的附着体,可起到保护基牙,控制𬌗力,提高抗转动力的作用,从而有效地提高咀嚼效率。

3. 符合卫生要求 采用附着体制作的可摘局部义齿,由于制作精细、体积较小而固位力增强,减小了基托的面积,减少了菌斑及食物残渣的堆积,有助于口腔卫生的清洁,防止龋病的发生。

4. 修复设计多样化　采用附着体作为固位体修复义齿可根据临床不同的基牙、牙周及缺牙区牙槽嵴等情况酌情选择和应用不同的附着体,使修复设计多样化。附着体可摘局部义齿的临床应用灵活。缺失牙较多、基牙数目有限且排列不齐、无共同就位道时,采用附着体义齿能起到良好的效果。此外,种植体上部结构的应用也逐步在临床开展。

（二）缺点

1. 基牙预备时磨除的牙体组织多,尤其是冠内附着体。
2. 治疗时间长,费用高。
3. 受患者口腔条件限制,临床和技工制作过程复杂。
4. 制作设备要求高,需用特殊仪器才能开展。

四、常见的几类附着体

附着体根据放置的位置与基牙的关系分为冠内附着体、冠外附着体及根面附着体三种。

（一）冠内附着体

阴阳两部件相互锁扣于牙冠内的附着体叫冠内附着体。冠内附着体的阴性部件必须位于基牙固有牙冠解剖外形内,若阴性部件超出牙冠外围或突入外展隙时,易导致对牙龈及牙周的刺激。冠内附着体的固位力大小与阴阳两部件接触面积的大小及密合程度有关,临床上要求精密附着体的高度至少要4mm以上,过于低矮的附着体,其固位力与抗侧向力将明显降低(图5-11)。

1. 冠内附着体的组成

（1）阴性部件和阳性部件:阴性部件和阳性部件是构成冠内附着体的两个重要部分,阴性部件是固定在牙冠内的凹形或槽形结构,阳性部件是连接在可摘局部义齿上的凸形或栓状结构,通过阴阳两部件的结合实现义齿的紧密连接。通常冠内附着体置于牙冠的近、远中面上,要求阴阳两部件间要有互相平行的共同就位道。

（2）辅助部分:包括舌侧支撑臂、螺钉和弹簧等。冠内精密附着体由于体积较小,抗扭曲力弱,增设舌侧支撑臂能与冠内附着体连为一体,增强其抗扭曲力,有些附着体还需有螺钉、弹簧等结构。

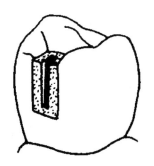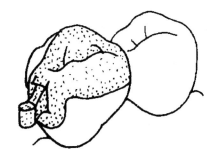

图 5-11　冠内附着体

2. 与冠内附着体固位力相关的因素　冠内附着体固位力的大小取决于阴性部件与阳性部件间的摩擦力,而阴阳两部件间的摩擦力又依赖于接触面积、摩擦面的密合度以及截面的形态。

（1）接触面积：两个互相接触而又相对运动的物体间的摩擦力与接触面的大小成正比。在有限的牙冠范围内增加阴阳两部件的接触面积和紧密程度，能有效地提高冠内附着体的固位能力，增强其稳定作用。

（2）摩擦面的密合度：冠内附着体阴阳两部件间的摩擦力为可摘局部义齿提供了直接固位力；可以抵抗义齿向就位的相反方向脱位以及水平和旋转移动。但由于反复的摘戴常导致附着体的摩擦面磨耗和损坏，使摩擦面密合度减小，义齿抗水平和旋转力下降。保护好附着体摩擦面，对延长附着体的使用以及保持良好的固位力具有积极的意义。

（3）截面形态：临床常见的冠内附着体截面形态有三种，即"H"形、"T"形及"O"形。"H"形因有接触面积较大的翼板，其固位力及稳定性较"T"形、"O"形明显提高，能够起到直接固位的作用。而"T"形及"O"形由于翼板的接触面积小，通常只起辅助固位作用，或与其他附着体联合应用。

3. 常见的冠内附着体 冠内附着体根据能否进行摩擦力调整分为可调节摩擦型冠内附着体与不可调节摩擦型冠内附着体。由于不可调节摩擦型冠内附着体缺乏固位力的调节作用，对于经常需要摘戴的可摘局部义齿一般不适用。因此，这里所述的均为可调节摩擦型冠内附着体，它与辅助固位体一并使用，可以通过调节增强冠内附着体义齿的固位力和稳定性，临床上应用广泛。

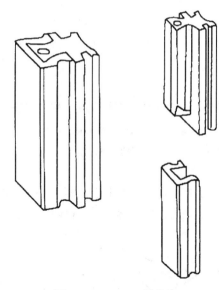

图 5-12　Crismani 附着体

（1）Crismani 附着体：是临床较常用的一种冠内精密附着体，适用于双侧或单侧远中游离端义齿的修复。有较强的稳定支持和固位的作用，固位力调节通过阴性部件的中央沟进行，现有经过改良的 Crismani 附着体，将阳性部件的龈方改为锥形，更方便于患者的可摘局部义齿的摘戴（图 5-12）。

（2）stern-G/A 附着体：阳性部件上有互相平行的两片结构，通过调整两片之间的宽度增强摩擦力，达到附着体义齿的固位和稳定。单侧或双侧游离缺失的可摘局部义齿常用。

（3）T-Geschieble123 附着体：形态与 stern-G/A 附着体相似，体积较细小，有通用型及迷你型两种。临床通常也采用双侧或单侧远中游离端缺失的可摘局部义齿修复，并与舌侧支撑臂相联用，通过控制阳性部件上两叶片间的空间调节附着体义齿的固位力。

4. 冠内附着体的临床应用

（1）基牙的预备：冠内附着体义齿成功的关键在于合理设计。由于附着体必须位于基牙冠内有解剖外形内，且磨除的组织多。因此，基牙预备前应先取研究模型做练习，以便制订详尽的治疗计划。基牙预备通常采用邻面片切法及箱型制备法。邻面片切法预备时应注意在颈部形成肩台，邻面处的肩台以能容纳附着体近远中向厚度为宜，肩台边缘修成斜面。箱型洞预备时，应注意各基牙就位道之间的平行及洞底高度的一致。为避免临床预备基牙时间过长，可采取分次预备方法。若附着体有舌侧支撑臂时，需另磨除牙体相应的部分组织。

（2）义齿试戴及固位力的调整：冠内附着体义齿试戴时由于修复体在殆力的作用下，可能发生轻微移位且殆面也有轻微改变，因此，在附着体粘接之前通常应试戴一段时间，粘接时应先将附着体与义齿在口内调试合适后再进行粘接固定，检查和调整殆高点，教会患者正确地取戴义齿，避免人为损伤附着体。义齿使用一段时间后，若因附着体磨损或破坏需调整附着体固位力时，要根据不同形态的附着体，选用不同的专用工具进行调整，以防止附着体的损伤和变形。有的附着体固位力的调整要分次进行。有些带有支撑臂的附着体，也可通过调整舌侧支撑臂固位力来达到调整附着体固位力的作用。

（二）冠外附着体

机械固位装置部分或完全位于基牙牙冠之外的附着体叫做冠外附着体。该类型附着体受基牙牙冠大小的影响小，切削的牙体组织较冠内附着体少，能保留牙冠的外部形态。大多数的冠外附着体采用应力中断式设计，靠弹性结构连接。冠外附着体可分为三个基本类型，即突出型、连接型和复合型。冠外附着体可分为固定型冠外附着体与弹性型冠外附着体两种。当缺牙区牙槽嵴条件较差，尤其是游离端缺失牙时，义齿易发生摆动和转动。采用固定型冠外附着体，基牙受到的侧向作用力较大，造成牙周组织的损伤更明显，采用弹性型冠外附着体具有应力中断功能，缓解了基牙的受力，减少了损伤，满足了义齿的设计需要。

1. 冠外附着体的组成

（1）阴性部件和阳性部件：阴性部件和阳性部件是冠外附着体的主要组成部件。阳性部件突出于基牙的牙冠外，形态多样，可为矩形、方形、圆形等（图 5-13）。而阴性部件则是连接在义齿上与阳性部件相匹配的部分。两者结合后的摩擦力为游离端可摘局部义齿提供了良好的固位作用。

（2）辅助部件：包括舌侧支撑臂、弹簧和螺丝等。

2. 与冠外附着体固位力相关的因素　冠外附着体义齿固位力的大小依赖于附着体阳性部件与阴性部件间的摩擦力，而阳性部件的类型、连接方

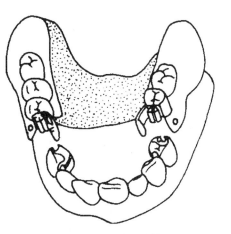

图 5-13　冠外附着体

式、高度、宽度、长度以及附着体斜形肩台、舌侧支撑臂的设计类型等，与冠外附着体的固位力有着密切的关系。

（1）阳性部件的类型及连接方式：冠外附着体阳性部件的形态很多，按附着体与义齿连接的紧密程度分为固定型与弹性型两种，固定型冠外附着体的阳性部件的体积较弹性型阳性部件大，且为义齿提供的连接方式为硬性连接，其固位力相应较大。临床常常与冠内附着体形成复合型冠内冠外附着体，共同起固位作用。弹性型附着体的阳性部件因与可摘局部义齿的连接方式为应力中断性连接，附着体与义齿间有轻微动度，对基牙的损伤较固定型的损伤小，固位力也较小。

（2）阳性部件的高度、宽度和长度：冠内附着体阴性部件的大小决定了阳性部件及其固位力的大小，而冠外附着体阳性部件的大小及形态则对固位力产生很大的影响。阳性部件的高度、宽度和长度影响了义齿固位力的大小以及抵抗义齿摆动和旋转力的作用。阳性部件的高度、宽度和长度越大，义齿的强度越高，固位效果也越好。通常把阳性部件设计成

矩形以起到固位,抗义齿旋转、滑动及摆动等目的。

（3）斜形肩台、舌侧支撑臂的设计:冠外附着体在阳性部件上设计斜形肩台以及舌侧支撑臂能有效地增强义齿的固位力,斜形肩台增加了附着体的接触面积和摩擦力,舌侧支撑臂使得义齿所受的殆力传递至基牙的近中,减少侧向扭力,起稳定义齿,辅助固位的作用。

3. 常见的冠外附着体 冠外附着体的种类很多,结构和设计灵活,有铰链式冠外附着体、摩擦式冠外附着体、螺钉制锁式冠外附着体、制锁式冠外附着体及悬锁式冠外附着体等类型。

（1）Dalbo冠外附着体:是一种可调节的铰链式冠外附着体。是临床上常用的冠外附着体之一。临床上Dalbo冠外附着体有弹性关节型、肩台型及迷你型三种,可根据口腔内的具体情况分别选用。主要用于远中游离端义齿的修复(图5-14)。

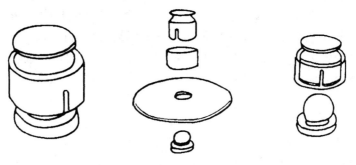

图5-14　Dalbo冠外附着体

（2）Swiss Mini附着体:是一种可调节铰链式的冠外附着体。适用于单侧或双侧远中游离端缺失义齿的修复。

（3）ASC52附着体:是一种可调节的铰链式附着体。阳性部件内有弹簧可调节附着体的固位力,适用于可摘局部义齿的修复。

4. 冠外附着体的临床应用

（1）基牙的预备:冠外附着体基牙的预备比冠内附着体磨除的牙体组织要少,通常要求基牙预备后的牙冠轴面应具有6°左右的殆向聚合度,这样有利于修复体的就位和固位。对基牙条件较差,出现有龋坏或过小牙时需增加固位形设计,如固位沟、针等。

（2）冠外附着体的力学特点:冠外精密附着体所受的殆力传导的支点远离牙体长轴,因而所产生的旋转力常常需要以联冠修复方式来减轻基牙的负担。当附着体为固定型时,附着体承受的旋转力随固定程度的增加而增加,而当附着体为弹性型时,其内部可产生应力中断,使殆力传到软硬组织上。临床上根据基牙及牙周、缺牙区牙槽嵴情况选择不同的附着体及其固位形式。通常殆力大且基牙条件较差、牙周及牙槽嵴健康时宜选用弹性型的附着体,而当基牙健康、牙槽嵴窄小时应以基牙支持为主,采用硬性附着体或铰链式附着体。

（三）根面附着体

固位装置部分或完全位于基牙牙根上的附着体,叫根面附着体。该类型附着体与基牙牙根条件关系密切,可根据不同的颌间距离及基牙牙根条件,选择不同的根面附着体类型。根面附着体分为按扣式附着体、杆式附着体、磁性附着体。当基牙牙根条件良好且有适当的颌间距离时,常采用按扣式附着体或杆式附着体;当基牙条件较差,或仅剩个别牙根且颌间距离较低时,不宜采用杆式附着体,而应采用按扣式附着体或磁性附着体;当基牙牙根条件差,颌间距离低时,通常采用磁性附着体。根面附着体的一段位于基牙牙根内或牙根上,另一端与义齿相连,两部分相互锁扣产生固位作用。

1. 根面附着体的组成

(1)阴性部件和阳性部件:阳性部件位于基牙牙根上,阴性部件位于义齿基托内。

(2)辅助部件:弹簧、螺丝等。

2. 影响根面附着体固位的因素　根面附着体固位力的大小,与阴阳两部件之间的密合程度及接触面积的大小有密切的关系。颌间距离大,附着体高度越高,接触面积越大,越密合,其固位力也越大;反之则固位力下降。临床按扣式附着体有固定式按扣及弹性式按扣,固定式按扣的根面附着体,固位力较大,弹性按扣的根面附着体固位力较小。杆式附着体在不影响垂直距离、修复体外形及咬合关系前提下,尺寸越大的杆式附着体,其固位力越大。此外,合理的设计制作,保证阴阳两部件有足够强度抵抗𬌗力及侧向力也是根面附着体固位一个重要的因素。

3. 常见的根面附着体

(1)Dalbo 根面附着体:是一种常见的按扣式附着体,由位于牙根上的阳性部件(Dalbo 球)与义齿组织面上的阴性部件(球窝)构成,球窝为可调节的固位结构,通过球与窝的相互扣锁产生固位作用。主要用于存留个别牙根的覆盖义齿修复及可摘局部义齿的修复(图 5-15)。

(2)杆式附着体:螺钉连接的杆关节属杆式附着体,可用于基牙牙根相互平行或不平行的患者,由阳性部件的桩柱、圆管、颈圈、螺钉以及阴性部件的套筒组成,适用于覆盖义齿的修复。

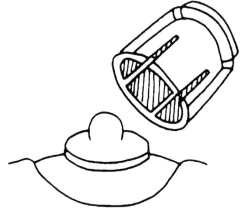

图 5-15　Dalbo 根面附着体

(3)磁性附着体:是根面附着体的另一种形式,临床上常用的是闭合磁路的磁体,如 Gillings 磁体等,适用于种植体及基牙牙根条件差患者的覆盖义齿的修复。

4. 根面附着体的临床应用　由于根面附着体的基牙受牙根条件以及咬合关系的限制,因此,基牙预备就显得尤其重要。由于阳性部件部分在根内,而露出口腔的部分受颌间距离的影响,其牙根预备形式也就不同。颌间距离低时,按扣式附着体预备的根面应与牙槽嵴平行,颌间距离及露出根面的阳性部件高度越高,根管的预备深度及宽度也应增加。对多个基牙的牙体预备要保持其平行以便就位。

五、附着体义齿的设计

附着体义齿的设计制作是一个操作复杂、技术要求高、设备特殊的过程。义齿的设计可以直接影响附着体义齿的制作及质量。

(一)附着体设计的基本内容

附着体义齿的设计包括基牙的选择、附着体设计、间接固位体、大小连接体及支架基托的设计。

1. 基牙选择 选择健康状况好,有足够强度和良好固位形的牙作为基牙,具有健康的牙周支持组织,如有牙槽骨吸收或基牙松动不应大于Ⅰ°。双侧游离端缺失的患者,通常在牙弓的两侧各选择两个以上的基牙形成联冠。

2. 附着体 根据缺损区的形式和条件,基牙的形态、数量和位置,基牙的健康状况、殆龈距离的大小等选择最合适的附着体。选择附着体时应注意其体积和结构、固位力调节方式、固位机制及控制菌斑附着等问题。

3. 间接固位体 为了避免附着体受损,应设计间接固位体。舌侧支撑臂是最常见的间接固位体,另外还可设计辅助卡环或其他类型的附着体。

4. 大小连接体 大连接体设计原则同可摘局部义齿。小连接体则根据制作的不同,采取整体铸造(自行制作非精密附着体)、焊接(如成品件精密附着体与支架连接)、螺钉固定(杆与钉帽的连接)、粘结(如自凝塑料将成品附着体与金属支架或塑料基托连接)等方式形成。

5. 支架和基托 由于附着体固位力较强,因此支架和基托可设计略小些。游离端缺失的患者支架和基托设计范围可适当扩大。

（二）附着体固位的覆盖义齿

覆盖义齿中所使用的附着体主要为根面附着体。临床根据基牙情况以及医生设计可选择附着体类型,如帽环式附着体、杆卡式附着体等,由于覆盖义齿中使用附着体固位,使得义齿固位性能明显提高,有利患者咀嚼效能恢复。

（三）附着体固位的可摘义齿

牙列缺损修复设计中可选择的附着体类型很多,但需根据患者的情况而定。本节按Kennedy分类进行讨论。

1. Kennedy Ⅰ、Ⅱ类缺损修复 牙列末端游离缺损,在修复中义齿的远中端无基牙支持,而且缺牙区的黏膜被压缩,基牙易受到扭力,造成基牙牙周组织创伤,因此在采用附着体为可摘局部义齿的固位体时,应充分考虑到此特点,在选择附着体时需注意以下问题。

（1）缺失牙数目:缺损区范围较小时,可选用刚性的冠内附着体和冠外附着体。如单侧下颌第二磨牙缺损时,可考虑采用冠内附着体,做单侧修复设计。

如单侧下颌磨牙缺失时,附着体义齿必须连接到对侧,形成面支撑以防止义齿翘动。

如双侧游离端缺失时必须考虑到义齿的支持力,在采用附着体固位时,还需考虑殆力分布,可选用缓冲型附着体,在义齿受力时减少对基牙的负荷。

（2）基牙的承受力:在Kennedy Ⅰ、Ⅱ类缺损设计中,考虑到在义齿受力时会对缺牙区邻近基牙产生扭力,因此,缺牙数目多或基牙承受殆力的能力略低时,可选用缓冲型附着体,以减轻基牙的受力,同时应选择两个以上的牙,用联冠形式作联合基牙,以加强基牙的支持力,降低对基牙所产生的扭力。

2. KennedyⅢ类缺损修复 在KennedyⅢ类缺损修复中,附着体的选择面较广,由于缺牙区两端都有基牙支持,一般可选用刚性的冠内和冠外附着体,使缺牙区的受力能传递至基牙。如单侧缺牙少时,还可作单侧设计。如缺牙区范围大时,需双侧设计,以形成面支撑式固位。

在KennedyⅢ类缺损中两侧后牙均有缺失时,选择2个附着体已能达到良好固位,一般在近缺牙区近中端设计安置附着体,在缺牙区远中端可放置殆支托,以达到支持即可。

3. KennedyⅣ类缺损修复　前牙缺失修复中也可采用附着体为固位体的义齿,附着体一般均为前牙附着体,此类附着体体积小,但固位效果较好,义齿同固定义齿相似,但能自行摘戴。

除上述外,牙列缺失、颌面部缺损等都可设计附着体作固位体,使得修复体能取得良好固位与稳定。

六、附着体义齿的制作

（一）基牙预备

基牙预备之前,先仔细检查基牙与缺损的关系,必要时可用 X 线辅助检查牙髓、牙周及牙根的情况。

1. 基牙预备的方法　按不同牙位的基牙条件及固位要求选择不同的附着体形态,通常殆龈高度要比附着体高 1～3mm,所选用的附着体不影响咬合又便于同支架或其他辅助固位体相连接。基牙预备时先从邻殆对基牙进行箱形预备。若附着体需辅助其他固位装置如舌侧支撑臂时,基牙冠舌侧应磨除 1～2mm 的牙体组织,使就位后的支撑臂安放于牙冠上。同固定义齿的全冠一样,颈部预备成斜肩台型。

2. 基牙预备注意事项

（1）基牙应完整进行根管治疗。

（2）基牙预备后的各个壁应相互平行,洞底高度要一致且与牙龈距离 1～3mm,距离过高影响固位效果,距离过低易引起牙龈炎。

（3）各基牙间应有相互平行的就位道。

（4）附着体应完全位于基牙冠内,不应突出于基牙冠外。

（二）制取印模和模型设计

1. 制取印模　准确地取印模是附着体义齿修复中的一个关键步骤。要掌握正确的印模方法,才能准确获得印模模型。

（1）印模材料:常用的有硅橡胶印模材料,其操作方便,易于制取,印模准确,临床上广泛应用。

（2）取模方法:可用常规方法制取印模,也可用特殊方式制取印模,如铜圈印模法等。但无论用何种方法取模,均应注意材料的凝固时间,及时脱模,以减少印模及模型的损伤。

2. 灌注模型　制取印模后,先检查印模清晰程度,确认完整后立即灌注超硬石膏模型,待石膏凝固后检查及修整石膏模型。

3. 模型设计　先检查模型准确性和完整性,将模型放置在观测台并固定,检查缺隙的位置及基牙倾斜度,确定义齿的共同就位道,掌握基牙从组织面至边缘嵴之间的高度、颊舌颈宽度以及近远中宽度。

（三）附着体牙冠蜡型的制作与试戴

1. 临时性义齿的制作　翻制工作模型并上殆架,制作临时义齿,恢复缺失牙的咬合及邻接关系。

2. 蜡型制作　将设计完成的模型用蜡恢复牙体外形,可参照临时义齿的咬合及邻接关系。精修牙冠外形,在工作模型上反复取戴蜡牙冠模型,检查蜡型密合程度以及外形,保证蜡型不变形时,去除阳性部件的预成品,蜡型制作完成。

（四）附着体金属铸件的制作及检查

1. 附着体金属铸件的制作　附着体蜡型完成后,轻轻取下蜡型,选择适当位置安放铸道,通常在颊舌边缘嵴上安放铸道,常规去脂包埋、焙烧及铸造。

2. 附着体金属铸件的试戴　附着体金属冠铸件完成后,在石膏模型上试戴,检查铸件颈部的密合程度。

（五）金属支架的制作及完成

1. 金属支架的蜡型制作　将工作模型翻制成耐火材料模型,并根据设计要求将模型上殆架。检查咬合关系,安放铸造的蜡条,形成支架的蜡型并修整。

2. 金属支架蜡型的包埋与铸造　将制作完成的金属支架蜡型修整并安放铸道,可采用带模铸造或脱模铸造形式进行包埋和铸造。

3. 阳性部件转移及铸造支架的焊接　检查支架与阳性部件间的关系,用激光点焊机把阳性部件焊接在金属支架上,使之成为一整体。多个附着体时,同法焊接。

4. 金属支架的试戴　金属支架与阳性部件完成整体连接后,在工作模型上试戴,检查各部件间密合程度及咬合情况,必要时适当调整。

（六）义齿的完成与编号

将技工室完成后的金属冠及支架在患者的口腔内试戴。检查就位密合及咬合等情况并记录,合适后送回技工室,进行可摘局部义齿的制作。

1. 义齿的完成　临床上试戴后,检查上殆架并适当调整,常规进行人工牙排列、雕刻牙龈及基托部分。

2. 义齿的编号　编号包括下列内容:①姓名、性别、牙位;②附着体的名称、型号及专用工具。

目标检测

1. 下列哪项不是附着体义齿修复的优点
   A. 符合美观要求
   B. 制作设备要求高
   C. 符合口腔生物学原则
   D. 符合卫生要求
   E. 修复设计多样化

2. 附着体按照固位方式分类,不正确的是
   A. 机械式附着体　　B. 摩擦式附着体
   C. 杆式附着体　　　D. 磁性附着体
   E. 吸力式附着体

3. 为防止固位力和对抗侧向力的作用明显降低,冠内附着体殆龈向高度至少为
   A. 1mm　　　　　　B. 2mm
   C. 3mm　　　　　　D. 4mm
   E. 5mm

4. 附着体义齿的设计中不包括下列哪项
   A. 基牙的选择

   B. 附着体设计
   C. 大小连接体及支架基托的设计
   D. 间接固位体
   E. 材料的选择

5. 下列不属于附着体作用的是
   A. 固位　　　　　　B. 支持
   C. 美观　　　　　　D. 稳定

6. 以下哪种附着体不是按附着体放置于基牙上的位置进行分类
   A. 冠内附着体　　　B. 冠外附着体
   C. 根内附着体　　　D. 根外附着体

7. 以下不属于附着体按固位方式进行分类的是
   A. 弹性式附着体　　B. 摩擦式附着体
   C. 机械式附着体　　D. 磁性附着体

8. 下列关于附着体义齿优点说法错误的是
   A. 外形美观,隐蔽了固位体
   B. 基牙预备磨除牙体组织少

C. 符合口腔生物学要求

D. 符合卫生要求

9. 下列不属于冠内附着体组成部分的是

A. 卡环　　　　　　B. 阴性部件

C. 阳性部件　　　　D. 以上都不是

10. 下列哪些因素与冠内附着体固位力无关

A. 接触面积　　　　B. 摩擦面的密合度

C. 截面形态　　　　D. 倾斜度

11. 冠内附着体截面为何种形态时可起到直接固位的作用

A. "S"形　　　　　B. "H"形

C. "T"形　　　　　D. "O"形

12. stern-GA 附着体主要用于哪种缺损

A. 前牙缺失

B. 单侧或双侧游离缺失

C. 前磨牙的缺失

D. 全口牙的缺失

13. 关于冠内附着体基牙的预备下列说法错误的是

A. 通常采用邻面片切及箱型形备法

B. 多采用分次预备

C. 多采用一次预备

D. 各基牙就位道之间的平行及洞底高度的一致

14. 下列不属于冠外附着体三个基本类型的是

A. 突出型　　　　　B. 连接型

C. 复合型　　　　　D. 螺纹型

15. 下列与冠外附着体固位关系不大的是

A. 阴阳部件的类型及连接方式

B. 阴阳部件的高度长度和宽度

C. 斜形肩台

D. 阴阳部件的使用时间

16. Dalbo 冠外附着体主要用于修复哪种缺损

A. 远中游离缺失　　B. 不连续缺失

C. 前牙连续缺失　　D. 大部分牙齿的缺失

17. 下列关于冠外附着体进行基牙预备时是否需要聚合的说法正确的是

A. 不需要　　　　　B. 需聚合2°以内

C. 需聚合6°左右　　D. 需聚合10°以上

18. 下列不属于根面附着体的分类的是

A. 按扣式附着体　　B. 弹性附着体

C. 磁性附着体　　　D. 杆式附着体

19. 下列哪种附着体不属于冠外附着体

A. Dalbo　　　　　B. Swiss Mini

C. ASC52　　　　　D. T-123

20. 下列哪种因素不会影响根面附着体的固位

A. 两部件之间的密合程度

B. 两部件之间的接触面积

C. 颌间距离

D. 以上都会影响根面附着体的固位

第6节　颌面缺损修复工艺

颌面部缺损修复又称颌面修复(或颌面赝复),是口腔修复学的一个组成部分。颌面缺损修复工艺是在一般口腔修复原理和方法的基础上,结合颌面部缺损的特点,用人工材料修复颌面部软硬组织的缺损和畸形,从而恢复患者面部外形、结构和功能的一类修复工艺。

因外伤或炎症导致颌面部缺损的患者、战争导致的口腔颌面部火器伤者等的假体修复;颌骨因肿瘤手术摘除、在急救或手术时常需要应用各种类型的成品夹板或临时制作固定装置;先天畸形患者的修复体治疗、颌面外科手术治疗时为配合手术治疗前预先制作护板及导板等,都属于口腔颌面修复学范畴。

一、颌面缺损的分类及病因

颌面部缺损因其产生的原因、部位和时间的不同而有多种类型。

（一）颌面部缺损的分类

1. 根据缺损部位分类

（1）颌骨缺损:①上颌骨缺损;②下颌骨缺损。

（2）面部缺损:①耳缺损;②鼻缺损;③眼缺损;④眶缺损;⑤面部组织缺损。

（3）颌部和面部联合缺损。

2. 根据缺损时间分类

（1）先天性缺损：①先天性唇裂；②先天性腭裂；③先天性面裂；④先天性耳缺损；⑤先天性鼻缺损。

（2）后天性缺损

1）疾病造成的缺损：①颌面部恶性肿瘤手术切除后造成的缺损；②清除放射治疗形成的坏死组织而造成的缺损；③炎症（如走马牙疳）造成缺损。

2）外伤造成的缺损：①平时的工伤、交通事故、爆炸伤、烧伤等造成的缺损；②战时的火器伤造成的缺损。

（二）颌面缺损的病因

颌面部缺损的病因有多种，大致可分为先天性和后天性两大类。

1. 先天性因素　在颌面部畸形中，以唇裂和腭裂最为常见。据统计，我国唇腭裂的发生率为 $1.5:1000$。此外，尚有先天性耳缺损、鼻缺损以及面裂等，其中以耳缺损者较多。先天性唇、腭裂和鼻缺损畸形等一般以手术治疗为宜，效果也较好。只有先天性耳缺损因目前整形手术还不够理想，故一般仍采用义耳修复的方法。

2. 后天性因素

（1）外伤：平时常见的有工伤、烧伤、爆炸伤以及交通事故所造成颌骨、耳、鼻、眼缺损。在战争期间，由火器伤所造成的颌面部缺损较多。由于外伤引起的颌面部缺损往往面积较大，缺损边缘很不整齐，情况也较复杂，因此修复时也较困难。

（2）疾病：最常见的是由于颌骨肿瘤手术切除后所造成的缺损，其中尤以上颌骨缺损最为多见。此外，由于炎症所引起的颌面部缺损，以前常可遇到，如走马牙疳、颌骨骨髓炎等，现在这些疾病已属少见。

二、颌面缺损的影响

颌面部是人体暴露在外面的一个重要部分，不但构成每个人的正常面部外形和容貌特征，而且还担负着极为重要的生理功能，如咀嚼、语言、吞咽、吮吸以及呼吸等功能。因此，颌面部缺损给患者带来的影响远较一般牙列缺损和牙列缺失为大，而患者对颌面缺损修复的要求也就更为迫切。其影响有以下几个方面。

1. 咀嚼功能　虽然咀嚼功能主要依靠牙来完成，但还需唇、颊和舌的配合协同动作，将食物反复送到上下牙列间才能完成。当颊部有缺损且穿孔时，非但不能很好地咀嚼，而且还会使咀嚼好的食物流出口外。舌运动受阻或张口运动受限，均可使咀嚼功能发生一定程度地减退。颌骨的缺损，一般都伴有大量牙的缺失，因而咀嚼功能的减退就更为明显。咀嚼功能又是消化过程中的一个重要环节，颌面缺损（特别是颌骨缺损）对整个消化系统的营养吸收和全身的健康状况都有很大的影响。

2. 语言功能　颌面部发生缺损时，共鸣腔遭到破坏，所发之音也随之改变，使原来清晰可辨的语言变得模糊不清，甚至无法理解。语言是由元音和辅音两个部分组成的，当发元音时，软腭上举向后以封闭咽腔和鼻腔的通道，以免气流进入鼻腔。上颌骨或腭部缺损时，口腔和鼻腔就完全相通，破坏了原有的封闭性能，使发出的元音都带有浓厚的鼻音。缺损较大时，口腔和鼻腔连成一个大腔，语言改变更为严重。影响发辅音的原因有唇、舌、腭、牙以及颊部等的缺失。

3. 吞咽功能 当上颌骨、腭部或颊部有缺损穿孔时，由于口鼻腔贯通或口内外穿通，食团难以形成，即使部分形成也不能沿着正常的途径进入咽部，使患者难以下咽或只能咽下部分食物。特别是当饮流质时，流质将从上颌缺损处经鼻腔流出鼻孔，患者非但无法下咽，还会喷呛难受。

4. 吮吸功能 上颌骨、腭部或颊部有缺损穿孔时，口腔不能形成一个完全封闭的环境。当吸气时，口腔内也就不易产生负压，从而影响了吮吸功能，缺损范围较大者，吮吸功能可能会全部丧失。

5. 呼吸功能 在正常呼吸时，特别是当吸气时，外界空气经过鼻腔，得到鼻黏膜的过滤、润湿和加温作用后，再进入咽部和肺部。上颌骨缺损者，口鼻腔已成为一体，鼻黏膜也相应地缺损。吸气时，外界混浊的冷空气得不到过滤、润湿和加温，而直接抵达咽喉进入肺部，使患者易得气管炎、肺炎等疾病。

6. 面部外形 颌面部的正常结构和外形是维持面容的重要因素，即使是不大的缺损或畸形都会引起人们的注目。颌面部缺损后，面部外形即遭到不同程度的破坏，部分颌骨的缺损，由于面、颊、唇部等组织的塌陷，整个面部就失去了正常的对称性。

7. 精神情绪 由于上述颌面缺损后所引起的一系列影响，特别是面部外形的严重破坏、语言功能的基本丧失、咀嚼吞咽功能的骤然降低，极大地影响着患者的工作、学习和日常生活，对患者的精神情绪有很大的影响。

三、颌面缺损的修复治疗原则

（一）颌骨缺损的修复治疗原则

1. 尽可能早期修复 颌骨缺损后不仅会使口腔功能受到不同程度的影响，而且会使面部产生不同程度的畸形，给患者带来痛苦。因此，应尽早进行修复治疗。

2. 以恢复生理功能为主 颌骨缺损后生理功能的恢复，以尽量恢复咀嚼、语音、吞咽、吮吸以及呼吸等功能为主。在恢复生理功能的基础上，还应根据颌面部具体情况，尽量考虑颌面部外形的恢复。

3. 尽量保护余留组织 颌骨缺损修复前应对修复部位进行必要的处理和准备。除不能治愈的残根或过度松动的牙只能拔除，骨尖、骨突需要修整，以及不能利用反而妨碍修复的瘢痕组织需切除等外，应尽量保留缺损部位的剩余组织。

4. 要有足够的支持和固位 颌骨缺损修复的效果，在很大程度上取决于骨组织支持和固位的设计。骨组织支持和固位措施的获得在颌骨缺损修复中是最关键的。

5. 修复体应结构坚固轻巧，使用方便舒适 修复体过重对固位不利，因此义颌要尽可能设计制作得轻巧，不能过厚，阻塞部分应做成中空形式以减轻重量，或开顶式更能减轻重量。另外，义颌还应该容易摘戴、使用方便、舒适耐用。

（二）面部缺损的修复治疗原则

1. 应该及时进行修复 由于面部缺损的修复主要是为了恢复缺损区的外形。如能及早恢复，对患者心理上会起到一定的安慰作用。同时，对面颊部及鼻缺损的患者，还能起到保护创面、防止周围组织挛缩的作用。另外，对恢复患者的语言、吞咽和呼吸功能也是有利的。因此面部缺损也以早期修复为原则。

2. 尽可能恢复面部外形 面部缺损修复的主要目的在于恢复外形，因此，除形态应逼真外,修复体表面颜色及透明度也应力求自然。如有可能,也要考虑恢复有关功能。

3. 要有足够的固位 面部修复体因暴露在外,容易受到碰撞或挤压,所以修复设计时要考虑有足够的固位力。

4. 结构轻巧耐用,使用方便舒适 面部修复体的设计与制作要求结构轻巧,患者使用方便、易于清洁,对组织无刺激并不产生过大压力,舒适耐用。

四、获得性颌骨缺损修复工艺

(一) 获得性上颌骨缺损的修复工艺

患者因外伤或肿瘤外科的切除等原因而使上颌骨缺损,称上颌骨获得性缺损。上颌骨获得性缺损后常使患者的口腔和鼻腔相通,患者进食和吞咽困难,言语不清,甚至造成心理创伤等。尽管目前已有用外科植骨与颞肌瓣转移将缺损的上颌骨重建后,再植入种植体,然后做种植体固位的修复体永久关闭缺损的先进方法。但对于肿瘤患者而言,要考虑不能把肿瘤可能复发的区域隐蔽起来,所以常认为选择用可摘义颌修复比用生物组织重建永久关闭缺损要好。

获得性上颌骨缺损患者的修复治疗一般可分为三个阶段。

第一阶段——即刻外科阻塞器修复阶段,亦即腭护板修复阶段。是在上颌骨手术前预制,在外科切除术后即刻戴上的修复体,这种修复体需要经常地、间隔地对其作修改,以适应缺损区组织愈合时的快速变化,腭护板主要作用是在手术后初期,恢复和保持口腔功能在适当的水平。

第二阶段——暂时义颌修复阶段。通常在手术后 2~6 周时开始进行。此阶段的目的是给患者提供一个较舒适的和有一定功能的修复体,直到组织完全愈合。暂时义颌的阶段是可变的,如果患者的缺损腔小,而腭护板又比较合适,也可不用制作暂时义颌,可在腭护板的基础上添加、修改后戴用。当手术切除范围与手术前决定的有变化,手术后组织快速改变程度大和缺损广泛时,就迫切需要做一个新的暂时义颌。是否需要制作与何时制作暂时义颌,取决于患者的状况及腭护板的功能水平。

第三阶段——正式义颌修复阶段。患者手术后 3~6 个月,缺损腔组织愈合良好,大小稳定后,这时就必须制作永久性正式义颌进行修复。正式义颌修复阶段可采用的修复体较多,有中空式义颌、颊翼开顶式义颌、颧颊翼义颌、种植体固位义颌等。

(二) 获得性下颌骨缺损的修复工艺

获得性下颌骨缺损也是颌面部缺损中比较常见的一种,多由位于舌、口底、下颌骨和周围组织的恶性肿瘤的切除、创伤、火器伤、放射性骨坏死去除死骨而造成,也有由治疗颌骨骨髓炎而造成。缺损可发生在下颌的任何部位,缺损的范围大小不等,可使下颌骨仍为连续或不连续。由于下颌骨是颜面部最大的一块骨骼,也是颜面部较突出、唯一能够活动的骨骼,不仅承受着咀嚼运动,还承受着语言功能,关系到患者的容貌。因此下颌骨一旦缺损,将给患者的咀嚼、语言功能带来严重的障碍,使患者毁容,从生理、心理等方面给患者造成很大的影响,严重影响患者的生存质量。

下颌骨缺损的修复不同于上颌骨缺损修复,常需应用一些特殊技术和方法,除外科手术修复方式外,基本上是运用固定义齿、可摘义齿和种植义齿等一些常用技术方法;还有下颌导板治疗等方法。这些治疗方法中翼状导板经常被采用,这种带翼导板可以控制下颌余留骨段,阻挡其偏移,使下颌骨余留段保持在原来位置上,为后期治疗及修复创造条件。

五、义耳、义鼻、义眼、义眶修复工艺

(一)义耳修复工艺

耳缺损分为部分耳缺损和全耳缺失两类。对部分耳缺损和全耳缺失的患者,在乳突区骨种植技术固位,使义耳的固位问题有一个很好的解决。利用种植体固位的义耳固位可靠,寿命长,患者摘戴方便,不受运动的影响。

1. 部分耳缺损的修复工艺　部分耳缺损比全部耳缺失的义耳修复要困难得多。这是由于剩余耳组织的复杂结构和活动性,使部分义耳制作相当困难,而且修复预后还不理想。设计制作部分耳缺损义耳的方法一般有以下两种。

(1)将剩余耳组织包藏在义耳中的修复方法。这样会使义耳较正常大,外形显得笨重,同时患者也感到不舒服。

(2)不整个包住剩余耳组织的方法。采用这种方法时,边缘界限明显,颜色配比也比全耳修复困难得多。

2. 全耳缺失修复工艺

(1)耳缺失修复设计

1)临床检查和准备:常规全身检查,重点检查缺损区有无耳余留部分,耳余留部分是否有利于义耳修复等,通常有 1/2 耳余留的,应首先考虑整形手术修复;缺损区有无瘢痕组织,是否影响修复效果。还需特别注意健侧耳的颜色和形状。拟做种植修复的患者采用 X 线头颅侧位片,或 CT 片观察、检查耳颞部、乳突部的骨质情况。

2)耳修复体设计:耳缺失或缺损通常无可利用的倒凹区,故临床上主要采用种植体固位或粘贴式固位设计,也有少数患者采用发夹固位,以往多采用眼镜架固位。根据情况选择固位方式或几种方式联合使用,以求获得更好的固位效果。

(2)义耳的制作:不同设计的义耳制作方法大同小异,下面以种植式义耳为例介绍义耳的制作方法。

1)种植体植入:种植体的植入部位不宜选择在头发中,种植方法是在患侧外耳道后上方 3cm 处作"C"形切口翻开皮瓣,在颞骨下方和乳突前部,距外耳道 15mm 处,各植入 3 个钛合金螺旋式种植钉,长度一般为 4～5mm(图 5-16)。术后 4 个月进行 2 期手术。

2)取模灌模:第二次手术后 1 周,待局部水肿消退后即可取模、灌模。

3)制作固位支架:将种植体专用基桩用螺丝固定在种植体替代物上,并在基桩周围加蜡固定。

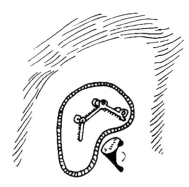

图 5-16　义耳种植体植入部位

4)制作义耳基板:将抛光的固位杆用螺丝固定在模型上的种植体替代物上,将杆卡式附着体的尼龙卡卡在杆架上,根据固位要求,一般应用 2～4 个尼龙卡。调少许人造石填补铸造杆凸点以下倒凹和尼龙卡外形凸点以下的倒凹,然后用自凝树脂涂布在支架和铺的蜡片上,待自凝树脂凝固后,即将尼龙卡牢固地固定在义耳基板上,取下基板,用裂钻在基板上打一些孔,以便增加义耳硅橡胶与基板的连接。

5)制作义耳:将带有尼龙卡的基板复位于模型的杆架上,将基板周围的模型石膏均匀

刮去 0.3～0.5mm,以便义耳完成后能与周围皮肤形成密贴,获得更好的美观效果,然后在基板上堆蜡进行蜡耳的雕刻。

6)试戴蜡耳:蜡型雕刻完成后,要给患者试蜡型。将杆式支架移到患者缺损区,将蜡型复位于杆上,仔细检查义耳的水平和侧方位置及角度,并进行必要的修改,使之与健侧一致,直至患者满意。而后将杆式支架与蜡型复位于模型上,修整蜡型并雕刻形成皮纹,以备装盒。

7)装盒、充填、上色:蜡型雕刻完成后,按硅橡胶装盒的要求进行装盒。将蜡义耳封闭在模型上,使蜡义耳与模型接触的边缘尽可能的薄,这样可使硅橡胶义耳的边缘与皮肤自然相移行。开盒去蜡后,充填配好基色的硅橡胶,并进行热处理。出盒后,义耳表面根据患者的肤色进行比色,做最后的着色处理。

8)装戴义耳:义耳制作完成后,将义耳的固位杆架从模型上卸下,以螺丝固定于种植体顶端,将义耳基部准确对位于固位杆架上。

义耳装戴后嘱患者要:对种植体部位要悉心维护,注意清洁,以防感染等原因造成修复失败;取戴义耳时可以请人帮助,不要盲目粗暴拆卸,重新粘贴时要用规定的粘结剂;正确使用义耳,定期复诊复查修复情况。

(二)义鼻修复工艺

鼻缺损也是一种较常见的面部缺损,分为全鼻缺损和部分鼻缺损两类。鼻缺损的特点是缺损区较大,周围组织的移动性大,缺损区的上方、侧方均无足量的骨组织。另外,鼻缺损界限不像耳缺损那么明显。所以用义鼻修复常需要根据患者缺损的具体情况作特定的设计。

1. 鼻缺损修复前的检查 修复前的检查包括常规的全身检查和鼻缺损部位的局部检查,重点在于鼻缺损部位的局部检查。局部检查要注意:

(1)检查缺损区的大小:缺损区小,可以考虑粘贴式义鼻设计;缺损区大,则需采用其他固位设计。

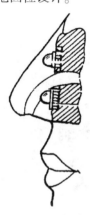

(2)缺损区鼻腔侧的组织倒凹情况:有足够的倒凹,则可考虑用阻塞器的方式进行固位。无倒凹或倒凹小,可采用粘贴式义鼻修复或种植体固位义鼻修复。

(3)拟采用种植体式赝复体附着:应拍 X 线片观察鼻底部,即上颌切牙区部骨组织的量与骨密度。在有上前牙的情况下,还特别要观察鼻底与前牙牙根之间有无足够的骨量以植入种植体。

2. 义鼻修复设计 主要是指其固位的设计,目前常用的有种植式设计、阻塞器加磁性附着体设计、粘贴式设计和眼镜架设计。多年来是用眼镜架、粘着剂或利用周围组织倒凹固位,鼻底部支持。临床实际应用时,需要根据患者的具体情况选择最适合的固位设计(图5-17)。

图 5-17 义鼻

(1)种植式设计:在鼻底部即上颌骨的前牙区上方,植入 2 只种植体。在种植体上设置杆卡式支架,或是在杆式支架上连接磁性附着体的衔接,在义鼻的对应位置上设置卡或闭路磁体。

(2)阻塞器加磁附着体式设计:利用缺损区鼻腔侧的组织倒凹制作硅橡胶阻塞器,在阻塞器上再设置磁性附着与义鼻部分相连接,使义鼻固位。此设计适用于鼻腔倒凹大的患者。

（3）粘贴式设计：将义鼻的边缘做成与邻近组织衔接自然的菲薄边缘，并向四周扩展5mm，以粘贴剂将义鼻粘贴缺损区的皮肤上。此设计主要适用于部分鼻缺损的患者。

（4）眼镜架式设计：将义鼻鼻根部和双侧边缘部的树脂基板延伸至鼻梁部和鼻面沟部，与眼镜架固定在一起，靠眼镜架将义鼻保持在缺损区。本设计的主要缺点是义鼻可随眼镜架的活动而移位，美观性较差，适用于不适合前三种设计的患者。

3. 义鼻的制作　在临床实际应用中，眼镜架式义鼻修复设计较为常用，所以以下介绍眼镜架式义鼻的制作。

眼镜架式固位的义鼻在制作上的特点是，首先制作一个与外鼻形状相似的三校锥状树脂基板，其鼻根部和双侧外缘处延伸，准备与眼镜架连接，在树脂基板表面加蜡塑外鼻形态，而后充填硅橡胶。义鼻完成后用自凝树脂将义鼻在鼻梁、鼻面沟处三点固定于眼镜架上，以眼镜架遮盖义鼻边缘。

（1）取模灌模：取印模、灌超硬石膏模型的要求及方法，基本同义耳修复。

（2）模型处理：在义鼻的边缘与缺损区形成密贴接触，根据设计的义鼻覆盖范围，在模型上将边缘区均匀刮除一薄层。

（3）制作基板：即先制作一个可与眼镜架连接的树脂基托，基托的范围要盖过鼻梁处，正处在眼镜梁的后面。有时基托两侧的部分也可与眼镜架结合。

（4）雕刻蜡鼻：即在树脂基板表面加蜡雕刻形成外鼻形态。雕刻过程中要注意以下几点。

1）义鼻的形状可参照患者缺损前的照片进行雕刻。

2）或者根据患者愿望选择他人的鼻子，取印模后灌注鼻蜡型，稍加修改即可完成雕刻。

3）参考面部大致的尺寸确定外形。要求：鼻翼间宽与两眼内眦间宽大致相等；鼻的长度与耳的长度大致相等；鼻底平面在两耳垂的连线上。

4）义鼻的下部，也就是鼻翼和鼻小柱区域的边缘，从美观角度讲是一个很难处理好的区域。而且由于上唇在正常活动时会产生对义鼻的移位，所以此区域的蜡型边缘要雕刻的很薄，使以后硅橡胶义鼻边缘很薄，这样利于此区域的美观。

5）义鼻蜡型雕刻满意后，将蜡义耳内层的蜡去除一部分，使之剩下 3 ~ 4mm 厚的外层即可。

（5）装盒、去蜡：方法及要求同义耳制作。但装盒时要注意，调和少量石膏，用一个空针或小蜡刀，从蜡型后面充填鼻孔的间隙。注意交接线要在鼻孔里面。

（6）充填、热处理：进行颜色配比，选择合适的硅橡胶调拌；填充硅橡胶，热处理后根据配色给义鼻上色，完成义鼻。

（7）戴用义鼻：用自凝树脂将义鼻与眼镜架相结合，给患者戴上即可。

义鼻制作完成后，要给患者戴用，要详细告诉患者如何摘戴义鼻及如何保护缺损区的组织、种植体和义鼻的清洁等。

（三）义眼修复工艺

眼球缺损一般是由外伤或眼部疾病造成的，缺损的情况包括眼球摘除和眼球萎缩两种，眼球摘除又有眼内容物剜出术、眼球摘除术、眼眶窝内全部摘除术三种方式。临床通常采用义眼进行修复，根据缺损程度不同，修复方法也各异，总的来讲有成品义眼修复法和个别义眼修复法，常用的是成品义眼修复法(图 5-18)。

1. 临床检查　临床检查包括睑裂在睁眼和闭眼时的开合情况、神经肌肉对眼睑的控制

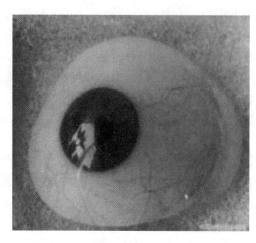

图 5-18　义眼

情况、结膜的健康情况和穹隆结膜存在的情况等,归纳起来有以下几个方面。

(1)眼窝的深浅度:眼窝的深浅与义眼固位有很大的关系。如果眼窝底部的软组织平坦,不浮凸,则眼窝较深,固位较好;反之眼窝浅,则固位差。

(2)下穹隆的深浅度:下穹隆的深浅对义眼的固位也有很大的关系。下穹隆深,则义眼固位好;下穹隆浅时,义眼易掉出。

(3)眼窝肌的活动度:眼球摘除时眼内、外、上、下直肌未破坏,义眼戴入后随肌活动而有真实感;如这些直肌破坏,义眼戴后不能活动则显得呆板。

(4)泪囊是否破坏:泪囊未被破坏则有泪液分泌,义眼戴入后光润有真实感;如泪腺破坏,则无泪液分泌,义眼干燥,且分泌物粘于义眼的角膜上而影响美观。

(5)眼球萎缩未被摘除者:因疾病而致眼球萎缩,可不予摘除即装配义眼。这种义眼丰满度和活动度都与健侧一致,最有真实感。

以上检查对义眼修复的成功与否都很重要。任何瘢痕带、粘连或不正常的肌附着都要警惕。最好在义眼修复前作外科手术,纠正这些缺陷。一般要等手术后4～12周,待彻底消肿后才能开始制作义眼。

2. 义眼设计　义眼修复的设计要根据眼球缺损或缺失的情况来确定,主要有以下几个方面值得注意。

(1)眼球摘除的患者,应采取实胎义眼进行修复。

(2)眼球萎缩未被摘除者,则应采用空胎薄壳状义眼进行修复。

(3)眼球摘除后,眼窝深浅度适中,上下穹隆有足够深度,固位形好,眼球颜色及眼球大小无特殊要求的患者可采用成品义眼进行修复。

(4)眼球摘除后,若患者眼窝情况及眼球大小和颜色都比较特殊,则采用个别法制作的特殊义眼进行修复。

3. 义眼修复的制作工艺　义眼修复的方式有成品义眼修复法和个别义眼修复法。成品义眼修复较简便实用,为目前临床常用。下面介绍成品义眼修复法。

(1)眼球已摘除的制作方法

1)选择成品义眼:选择一个形态、颜色、大小等与健侧真眼尽量相似的成品义眼。选择时应区别左、右,注意义眼虹膜的颜色、巩膜的颜色及角膜的突度,均应尽量与健侧相似。

2)试戴与修改成品义眼:将义眼戴入眼眶内,请患者向前平视,检查瞳孔、虹膜与巩膜在眼裂中的位置,应尽量与健侧相似。

3)装盒、充填、固化:成品义眼经磨改、加蜡、试戴合适后,进行装盒。装盒时应将义眼的组织面向上,装于下半型盒。

(2)眼球萎缩未被摘除的制作方法

1)选空胎成品义眼:根据患者的情况,选择一个虹膜大小、巩膜颜色与健侧相似的空胎成品义眼。

2）试戴与修改：将空胎成品义眼沿冠状面用砂石磨开，利用其表面一层，但须注意边缘与软组织接触的面要光滑，避免摩擦。初次修改时，患者会有异物感，使患者流泪、充血。可滴 0.25% 氯霉素眼药水，控制炎症，防止交叉感染。试戴时不能引起患者疼痛，如发生疼痛，则需立即修改义眼。试戴 1～3 天或间歇性试戴后，患者无异物感，可对照健侧修整外形。

3）装盒、充填、固化：方法同前。切忌将单体直接涂于虹膜组织面的塑料上，以免破坏虹膜颜色；也不能用热凝树脂，因热处理会破坏虹膜。

（四）义眶修复工艺

眶缺损指眼球、眼眶内容物以及眼睑部均被切除。眶缺损后缺损区常呈一底小口大的锥状空腔，有时还伴有眶底或眶内侧壁的孔道与鼻腔交通，眶缺损修复的目的在于恢复颜面部容貌的完整性。大多数眶缺损修复体是利用组织倒凹、眼镜架、粘贴剂来获得固位，合并有上颌骨缺损者也可与义颌联合固位修复。

1. 临床检查　临床检查包括全身检查和缺损区的局部检查。

（1）全身检查：重点是了解缺损原因、手术时间以及全身状况。如为肿瘤患者则应了解是否做放疗、有无复发，对有肿瘤复发迹象和放疗期间的患者应暂不做修复，对放疗术后一年内的患者也暂不考虑种植修复。

（2）局部检查：重点是缺损区的形状与范围，以及有无与鼻腔交通和可以利用的组织倒凹；缺损区及邻近部位的皮肤是否健康，创面是否愈合，有无明显瘢痕、炎症，是否还需做外科修整或其他治疗；患者的面部肤色及外形等。对拟考虑行种植修复的患者还应拍 X 线片观察缺损区周围骨质有无足够厚度和适宜的骨密度。

2. 修复设计　眶缺损的修复设计同眼球缺损的修复设计一样，也需要根据患者的具体情况而确定，通常有以下几种设计。

（1）眼镜架设计：这是一种比较古老的设计方法，现已少用。其修复方法是：将眶赝复体的塑料基板在内眦部和外眦外方延伸，与选定的眼镜架相连接，用自凝树脂将其固定在树脂眼镜架上，与眼镜架形成一个整体。这种设计眶赝复体可随眼镜架的活动而移位，固位和美观性都较差，但摘戴容易，对邻近组织刺激小，适合一些年老的或不能用粘贴或种植固定修复体的患者。

（2）粘贴式设计：这是一种比较简单、轻巧的修复设计。修复方法是将硅橡胶眶赝复体的边缘做成菲薄的与组织自然移行的边缘，并伸展到邻近的皮肤组织上 5～8mm，用粘贴剂将眶赝复体粘贴在缺损区的皮肤上。这种设计固位比较可靠，但摘戴困难，不易清洁，还可能引起皮肤过敏，不适于过敏体质及恶性肿瘤术后的患者。

（3）种植式设计：这是目前比较理想的一种修复设计。修复方法是在缺损区的眶上缘或眶外缘下 1/2 部位，以及眶上缘上，共植入 3 只颅面部种植体。在种植体的顶端设置磁性附着体衔铁或铸造杆式支架，或在杆式支架上再设置磁性附着体衔铁，在眶修复体的相应部位设置闭路磁体，使眶赝复体固位。这种设计有固位可靠、摘戴方便、便于清洁等优点，适用于放疗术后 1 年以上，肿瘤无复发迹象，眶周骨组织健康，有适宜骨质、骨量患者。

3. 义眶修复制作工艺　粘贴法或眼镜架义眶修复方法与前述的各修复体基本相似，另外粘贴法或眼镜架法除无种植体植入或支架制作外，其他方法与种植法基本相同，故本节以种植式眶赝复体为例介绍眶赝复体的制作方法。

（1）取模灌模：首先确定印模范围，印模范围应该从额到上唇上部，宽度范围应从一侧耳屏到另一侧耳屏。调拌印模材料比常规使用时稍稀,在印模材料凝固之前要尽快放上棉花或纱布,使其一半进入印模材料里,另一半再与上层石膏结合。当印模材料凝固后,将调和地很稠的速凝石膏放一层在上面。印模从额部掀开取下。之后必须检查是否还有留在缺损腔里的纱布,人造石灌注印模,修整模型,在眶后壁磨出一个孔,以方便对义眼调整时的放进取出。

(2)种植体的定位与设计:在模型上义眼定位以后,完成义眶蜡型。根据义眶的外形和义眼的位置,确定种植体及固位支架的位置。一般情况下,无论是采用杆式固位体还是采用磁性附着体,均应在种植体上设置连接杆,再在连接杆上设置磁性附着体的衔铁。

(3)植入种植体:采用二期手术法植入种植体,选择适当长度的皮肤接圈,使接圈穿出皮肤1mm,并以中心螺丝固定。修剪皮下组织,减少皮肤组织厚度以减少软组织的移动性和增加皮肤与种植体的附着,建立良好的皮肤-种植体界面。

(4)制作支架:二期手术后2周,将取模柱接于种植体顶端,以前述的方法制取准确的缺损区印模。支架应宽3mm,厚2mm,并距皮肤1.5～2.0mm,有足够的强度和清洁间隙。支架上通常设置3个衔铁,位置尽可能分散,最好是三角形分布。取下支架蜡型常规包埋、铸造、抛光备用。

(5)制作眶赝复体:将支架用螺丝钉固定于缺损区的种植体顶端,用人造石填补支架下方的倒凹,将闭路磁体吸附在衔铁上,一层基托蜡片做基地板。使其边缘小于缺损区,以留出硅橡胶的位置,并翻制成白树脂基地板。放入患者眼眶内试戴,并修改边缘。眼眶缺损较深者,还需做第二层基地板。

选择合适的成品义眼,或个别配制的义眼。先用软蜡将义眼暂时固定在基地板上,放入眼眶,调整义眼的位置,使与健侧对称协调,并反复检查其是否合适。再用平面板轻轻放在两侧颧突和鼻梁上检查义眼的突度是否与健侧一致。取适量基托蜡堆放在义眼周围,然后用雕刻刀雕刻出上、下眼睑及其周围组织。蜡型完成后,轻轻取下义眶蜡型,装盒、去蜡后,调配硅橡胶颜色,使之尽量与缺损区周围皮肤和健侧皮肤的颜色相近。填塞硅橡胶,待完全凝固后取出。

(6)戴赝复体:从模型上卸下支架,将其用螺丝固定在种植体顶端,将闭路磁体吸附在衔铁上,给赝复体基板上的磁体窝中加入少许自凝树脂,戴上赝复体,待自凝塑料结固,闭路磁体便被固定在基板上。

目标检测

1. 下列哪项不属于面部缺损

    A. 下颌骨缺损   B. 耳缺损

    C. 鼻缺损   D. 眼缺损

2. 下列哪项不属于颌骨缺损的修复原则

    A. 尽可能早期修复

    B. 主要恢复生理功能

    C. 足够的支持和固位

    D. 尽可能恢复面部外形

3. 在颌骨缺损的印模方法中,下列哪种方法不适合

    A. 个别托盘印模法

    B. 标准托盘印模法

    C. 分层印模法

    D. 分区印模法

4. 下列不属于颌面部缺损按部位划分的一项是

    A. 颌骨缺损

    B. 面部缺损

    C. 先天缺损

    D. 颌面部联合缺损

5. 先天性唇腭裂在我国的发生率为

    A. 1.5：1000   B. 7：1000

C.　1 : 1000　　　　　　D.　1 : 100

6. 下列哪种缺损目前的整形手术不够理想,一般采用赝附体修复
　　A.　唇裂　　　　　　　B.　腭裂
　　C.　先天性耳缺损　　　D.　鼻缺损

7. 目前哪种疾病是造成颌骨缺损的主要原因
　　A.　颌骨肿瘤　　　　　B.　颌骨骨髓炎
　　C.　走马疳　　　　　　D.　缺牙

8. 下列关于颌骨缺损的修复原则说法错误的是
　　A.　尽可能早期修复
　　B.　以恢复外形美观为主
　　C.　尽量保留余留组织
　　D.　要有足够的固位与支持

9. 下列哪一阶段不属于获得性上颌骨缺损患者修复治疗的基本阶段
　　A.　即刻外科阻塞器修复阶段
　　B.　暂时义颌修复阶段
　　C.　正式义颌修复阶段
　　D.　试用阶段

10. 获得性上颌骨缺损患者的第二阶段通常在什么时候进行
　　A.　术后 2 ~ 6 周　　　B.　术后 2 个月
　　C.　术后 3 ~ 6 个月　　D.　术后 1 年

11. 获得性上颌骨缺损患者第三阶段通常在什么时候进行
　　A.　术后 2 ~ 6 周　　　B.　术后 2 个月
　　C.　术后 3 ~ 6 个月　　D.　术后 1 年

12. 颌面部最大最突出且唯一能活动的骨
　　A.　上颌骨　　　　　　B.　下颌骨
　　C.　颞骨　　　　　　　D.　颧骨

13. 在耳缺失的修复中,通常有 1/2 的耳余留,应首先考虑如何修复
　　A.　整形手术　　　　　B.　义耳
　　C.　不确定　　　　　　D.　以上都不是

14. 耳修复体通常如何固位
　　A.　倒凹固位　　　　　B.　种植体固位
　　C.　粘结固位　　　　　D.　B 与 C

15. 义耳采用种植体固位时,种植体长度一般为
　　A.　4 ~ 5mm　　　　　B.　8 ~ 10mm
　　C.　15mm　　　　　　D.　20mm

16. 关于义耳的摘戴下列说法错误的是
　　A.　对种植体部位要悉心呵护
　　B.　取戴义齿必须亲力亲为
　　C.　不要盲目粗暴拆卸
　　D.　正确使用义耳

17. 鼻缺损修复前应进行的检查是
　　A.　检查缺损区的大小
　　B.　缺损区鼻腔侧的组织倒凹情况
　　C.　拟采用种植体式赝附体
　　D.　以上都是

18. 下列不属于眼球摘除方式的为
　　A.　眼球内容物剜除术
　　B.　眼球摘除术
　　C.　眼球剜除术
　　D.　眼眶窝内全部摘除术

19. 在义眼修复中,一般在术后多久进行制作
　　A.　1 周以内　　　　　B.　4 ~ 12 周
　　C.　半年　　　　　　　D.　一年

20. 眶缺损的设计有哪种形式
　　A.　眼镜架式　　　　　B.　粘贴式
　　C.　种植式　　　　　　D.　以上都是

第 7 节　种植义齿修复工艺

种植义齿是以牙种植体为支持、固位基础所完成的一类缺牙修复体。作为种植义齿的核心,牙种植体承担着修复体的固位、支持和粭力传导等功能。种植义齿基本解决了游离端牙缺失或全口牙缺失修复的固位支持,较好地恢复了咀嚼、美观及发音功能,被誉为人类第三副牙齿。与常规义齿相比,种植体的优点是:①义齿的支持、固位和稳定较好;②避免了常规固定义齿基牙预备引起的牙体组织损伤;③种植义齿无基托或基托面积较小,具有良好的舒适度。

近年来,随着种植材料、种植体结构的不断改进,外科和修复技术的不断提高,种植义齿的应用范围逐渐扩大;由于设计更合理,制作更精良,确保了它的远期效果,正为越来越多的患者所接受。

本节只介绍种植义齿的组成和结构、分类、修复设计原则、可摘种植义齿上部结构的设计和制作等内容。

一、种植义齿的组成和结构

种植义齿在组成上分为牙种植体和上部结构,由于设计更新和上、下部结构连接形式的多样化,种植义齿在结构上的特殊性主要表现在上部结构和种植牙体的连接形式。

(一)牙种植体

1. 牙种植体的组成及结构 传统的牙种植体包括体部、颈部及基桩(图5-19)。改进设计后的二段式种植体则包括体部、基桩、愈合帽、黏膜周围扩展器、卫生帽、中央螺栓等构件(图5-20)。

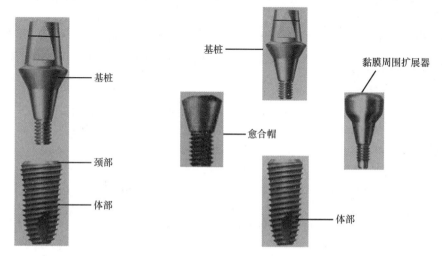

图5-19 牙种植体的基本组成   图5-20 牙种植体的构件

(1)体部:该结构是种植义齿植入组织内以获得支持、固位、稳定的部分。植入粘骨膜或软组织内的呈网状的种植体体部称为支架;植入骨内的体部称为植入体或固定桩,也称为骨内段。

(2)基桩:植入体上方穿过牙龈暴露于口腔中的结构。通过基桩下端的内连接或外连接抗旋转结构与植入体上端依靠中央螺钉固定连接,是可摘或固定修复体的附着结构。基桩的材质、被动适合性及连接的抗旋转力学结构十分重要。当植入体的长轴与上部结构的牙冠长轴不在一条直线上时,可采用角度基桩来改善基桩方向。基桩包括三个部分。

1)与上部结构连接部分:该部分一般呈实体圆柱状、供螺丝穿过的空心圆柱状或顶端为球形等。上部结构通过螺丝固位和粘接固位等方式与其连接。

2)与植入体连接部分:绝大多数种植体通过基桩下端的内或外六面体抗旋转结构(hexlock)与植入体体部上端结构相连。

3)穿龈部分:许多种植体系统的穿龈部分有不同的高度,规格一般为 $1 \sim 5$mm。选择应用时,其高度应与牙龈厚度一致。对于穿龈种植体,如ITI种植体,此部分与植入体融为一个整体。

(3)愈合帽:愈合帽(healing cap)又称覆盖螺丝或愈合螺丝,是封闭植入体上方预留衔接基桩的孔。愈合帽在第一次手术时旋入植入体,在第二次手术中拆除。

（4）牙龈成形器（gingival former）：亦称黏膜周围扩展器。当种植体与周围骨组织形成骨结合后，在第二次手术中充分暴露植入体上缘，安装牙龈成形器，以保证种植体周龈软组织愈合，待软组织成形后再换成基桩进行上部结构修复。

（5）卫生帽：亦称卫生螺丝，是基桩顶端的螺丝，其作用是在基桩安装就位而上部结构未装上之前防止食物残渣等进入基桩的螺孔内。

（6）中央螺栓（central screw）：又称中央螺丝、中心螺丝或中央螺杆。是连接种植体与基桩的杆形螺丝，贯穿基桩，与种植体连接为一体，起着固定作用。

2. 种植体的类型

（1）按照种植方式及植入部位分类：常见类型有 4 种。①骨内种植体；②骨膜下种植体；③根管内种植体；④穿骨种植体。

（2）按照种植材料分类：①金属种植体；②陶瓷种植体；③玻璃碳种植体；④复合种植体；⑤聚合体种植体；⑥其他材料，如磁体种植体等。

（3）按照种植体形态的不同分类：①螺旋种植体；②圆柱状种植体；③叶状种植体；④锚状种植体；⑤针、钉型种植体；⑥盘状种植体；⑦下颌针板型种植体；⑧网状种植体；⑨下颌支种植体；⑩支架式种植体等。

（二）上部结构及辅助构件

上部结构的种类较多，大体可分为可摘上部结构和固定上部结构两类。本处介绍可摘上部结构。

1. 上部结构的组成

（1）金属支架：金属支架的作用是增加上部结构的强度、固位并分散𬌗力。该部分与基桩或天然牙相连，为人工牙或基托覆盖的金属结构。

（2）人工牙：用以替代缺失的天然牙，一般位于金属支架的𬌗方及唇颊方。

（3）基托：种植义齿的基托与常规可摘义齿类似，但它的边缘伸展要少、范围较小，其组织面应与黏膜密贴，以便在功能运动中能与基桩较均匀的分散𬌗力。

（4）附着体：种植义齿的附着体与半固定或活动-固定联合桥相似，可分为杆卡式、栓道式、套筒冠式及球型附着体等。

2. 上部结构的辅助构件

（1）转移帽：又称印模帽或六角转移器、取模桩、桩帽等，用以将患者口腔内的基桩转移到工作模型上（图 5-21）。

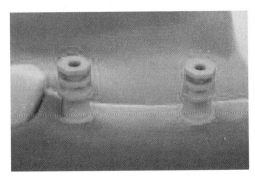
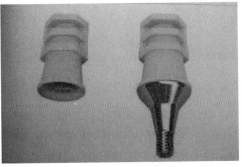

图 5-21　印模帽

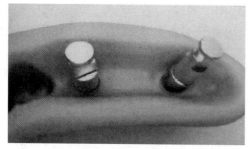

图 5-22　基桩代型

（2）基桩代型：又称基桩复制器，用以配合转移，通过转移帽将黏膜上显露的基桩形态转移到工作模型上（图 5-22）。

（3）导针：是在取模前在口内将转移帽与种植体体部或在取模后将转移帽与基桩代型旋紧的长形螺杆，也用于在转移颌位关系时将殆堤固定在基桩代型或种植体体部。

（三）上部结构与基桩的连接

可摘种植义齿的上部结构与基桩的连接通常采用附着体连接。

1. 栓道式连接　该连接包括两种，一种是在基桩上设计栓体，在金属支架上或连接杆上设计栓道，另一种是在基桩或天然牙上的固位体设计栓道，在上部结构上设计栓体（图 5-23）。

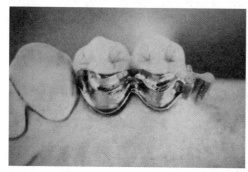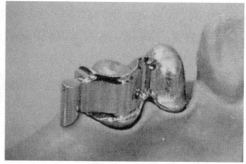

图 5-23　栓道式连接

2. 套筒冠式连接　是将内冠粘固在基桩上，外冠固定于上部结构的相应组织面内（图 5-24）。

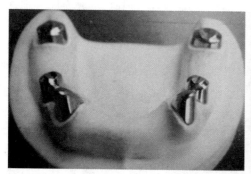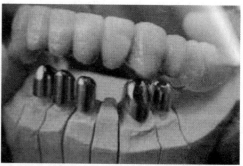

图 5-24　套筒冠连接

3. 磁性连接　磁性连接的衔铁设置在基桩顶端或者在连接杆上，永磁体埋入基托组织的相应部位（图 5-25）。

4. 杆卡式连接　该连接与常规固定-活动联合义齿的杆卡结构相同，即通过水平杆与固定于义齿基托内的卡产生卡抱固位（图 5-26）。

5. 球形连接　即按扣式连接，其阳性部分呈球形，位于基桩顶部，阴性部分呈圆筒状，位于基托组织面(图 5-27)。

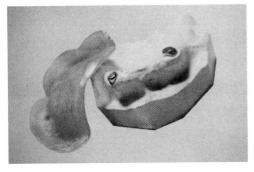

图 5-25 磁性连接

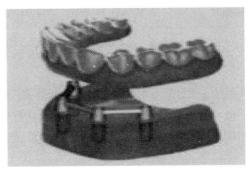

图 5-26 杆卡式连接

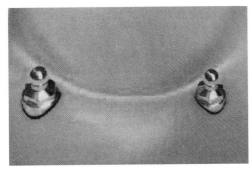

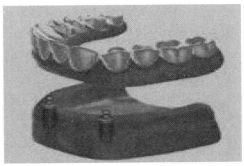

图 5-27 球形连接

二、种植义齿的种类

种植义齿的分类方法较多,一般按固位方式、缺牙及修复情况等分类。

(一)按固位方式分类

1. 固定式种植义齿 借助粘固剂或固定螺丝将上部结构固定于基桩上。该类义齿戴入后,患者不能自行摘戴。按照基桩固位形的设计特点,将固定式种植义齿分为粘固式和螺丝固定式两种。

2. 可摘式种植义齿 是依靠种植体、牙槽嵴和黏膜共同支持的修复体类型,常见于全颌覆盖式种植义齿。该类种植义齿的基桩能增加固位、支持和稳定,并能防止种植体超载或不利载荷产生的损伤,它主要适用于无牙颌,尤其伴有明显牙槽突萎缩者。

(二)按缺牙数目和修复方式分类

按组成牙数目和修复方式,将种植义齿分为单个牙种植义齿、多个牙种植义齿和全颌种植义齿。

1. 单个牙种植义齿 又称种植单冠,即在基桩上直接制作全冠,可粘固固位,亦可用螺丝固定。

2. 多个牙种植义齿 按固位方式分为可摘式和固定式局部种植义齿,可摘式局部种植义齿应用极少。按支持基牙不同,又将固定式局部种植义齿分为种植体支持式联冠、种植体支持式固定桥、种植体与天然牙联合支持式固定桥。

3. 全颌种植义齿 按照固位方式将全颌种植义齿分为全颌固定式种植义齿和全颌覆

盖式种植义齿。按照上部结构与基桩的连接形式,全颌覆盖式种植义齿又分为杆卡附着式种植义齿、套筒冠附着式种植义齿、球类附着式种植义齿、磁性固位种植义齿等。

三、种植义齿的适应证和禁忌证

（一）适应证

总的来说,在患者自愿,并能按期复查,全身条件良好,缺牙区软、硬组织无严重病变和无不良咬合习惯的前提下,只要患者缺牙区有理想的骨量和骨密度,或者通过特殊外科手术解决了骨量不足的问题,可考虑种植义齿修复。在满足了以上要求的前提下,种植义齿尤其适用于以下病例。

1. 游离端缺失,不能制作固定义齿或戴用可摘局部义齿可能损伤局部组织者。

2. 多个牙缺失,不愿接受可摘局部义齿修复或戴用固定义齿可能损伤基牙者。

3. 由于牙槽嵴严重吸收以至过分低平或呈刃状,肌附着位置过高,舌体积过大或者活动度过大等,影响全口义齿固位的牙列缺失者。

4. 因心理或生理原因,不习惯戴用可摘局部义齿或者因基托刺激出现恶心或呕吐反应者。

5. 颌骨缺损后用常规修复方法不能获得良好固位,或者需要用种植体制作义眼、义耳者。

6. 缺乏天然牙支抗,需用种植义齿做支抗单位进行正畸治疗的患者。

（二）禁忌证

1. 患有全身性疾病,如心脏病、血液病、糖尿病、高血压、肾病、代谢障碍等,不宜施行手术或不能耐受手术创伤者,不能与医生合作者。

2. 缺牙区有颌骨囊肿、骨髓炎、鼻旁窦炎及较严重的软组织病变的患者,有严重牙周病的患者。

3. 因粭力过大或咬合不平衡可能造成种植体周围骨组织创伤吸收而导致种植修复失败的患者。引起粭力过大或咬合不平衡的因素有严重错粭,咬合紧、夜磨牙症、偏侧咀嚼等不良咬合习惯。

4. 缺牙区骨量和骨密度不理想,并估计通过特殊种植外科手术不能满足其要求的患者。

四、种植义齿修复的原则

（一）正确恢复牙的形态和功能

1. 种植义齿的修复体制作应遵循常规义齿的原则,恢复牙轴面的突度,维持与邻牙的接触关系,具有适当的外展隙和邻间隙以及良好的咬合关系,有效地分散种植体所受到的粭力,消除侧向力。

2. 牙种植体植入位置在建立稳定协调的咬合关系前提下,其载入的粭力方向应尽量接近于种植体的长轴。

3. 当对颌牙为全口义齿时,设计为平衡粭。

4. 对颌牙为固定局部义齿、天然牙时,或者为 KennedyⅢ类、Ⅳ类缺损修复时,设计为组牙功能粭或尖牙保护粭。

5. 全颌覆盖式种植义齿应该按照单颌全口义齿的原则设计咬合。

6. 局部种植义齿的咬合设计为组牙功能𬌗。

（二）良好的固位、支持和稳定

1. 良好的固位力　种植义齿的固位力与基桩的聚合度、基桩的𬌗龈高度、基桩与固位体的密合度、金属支架的固位方式、螺丝的紧固度及数量等密切相关。

2. 种植义齿的支持力　种植体与周围骨组织的骨结合程度直接影响种植义齿的支持力。骨结合率越高，种植体周围的骨支持力越大。种植体的空间位置也影响支持力。

3. 种植义齿的稳定性　稳定性与种植义齿在承受𬌗力时是否产生较大杠杆作用有关。影响义齿稳定的因素有：①两个种植体的桥体与支点线位置的关系，当桥体中心位于支点线上时，稳定性较好；桥体中心位于支点线一侧或前方时，偏离越多则稳定性越差；②多个种植体的种植义齿有三角形或四边形的支持面，只要种植体固位好，则稳定性佳；③设计有单端桥体时，悬臂的长度影响种植义齿的稳定性，悬臂越长，稳定性越差。

（三）有益于口腔软、硬组织健康

1. 软组织的健康　胶原纤维形成的龈袖口应紧密包绕种植体穿龈部分，种植体周围龈沟深度应小于 3mm。

2. 骨组织的健康　种植义齿应维护骨组织的健康，种植体周围的骨组织在种植术后 1 年的年吸收率应小于 0.2mm。

3. 余留牙的健康　口内的余留牙应该健康或经过彻底的牙体、牙髓、牙周治疗，与种植义齿形成相互协调的完整牙列，功能互补。

（四）坚固耐用

种植义齿应选择有较高机械强度的修复材料，以保证种植义齿能够较长期留存，正常行使功能。

（五）美学

几乎所有的种植修复病例都存在不同程度地软硬组织缺失或萎缩。良好的功能与自然逼真的外观是种植义齿的修复目标，应根据患者的要求及牙、软硬组织缺失的情况，客观分析，制订治疗计划，预测治疗效果，正确选择种植体、植入位置及深度，对软硬组织进行功能和美学的整复处理，达到和谐、美观的外形。

五、牙种植体成功的标准

种植义齿戴入后，定期在 1 个月、3 个月、6 个月复查种植体的动度、种植体周 X 线透射区、骨量丧失率、种植体的功能状态和留存率等，一年内无异常者可延长复诊时间。关于何谓成功的牙种植体，很多学者相继提出了不同的评价标准，其中，Albrektsson 等于 1986 年提出的牙种植体成功标准得到了学术界的普遍认可，被广泛引用，现介绍如下。

1. 种植体在行使功能时无任何临床动度。

2. 种植体周无 X 线透射区。

3. 种植体修复 1 年后，垂直骨吸收每年应小于 0.2mm。

4. 种植体周黏膜组织健康。

5. 种植体成功率：5 年末上颌为 85%，下颌为 90%，而 10 年末上颌为 80%，下颌为 85%。

6. 种植后无持续和（或）不可逆的下颌管、上颌窦、鼻底组织的损伤，感染及疼痛，麻木，感觉异常等症状。

六、局部种植义齿上部结构的设计和制作

局部种植义齿一般采用固定式种植义齿设计,在某些特殊情况下,种植体可作为人工基牙,进行可摘式种植义齿修复。

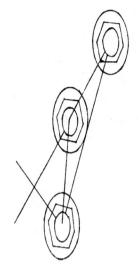

图 5-28　多枚种植体非直线排列

(一) 局部种植义齿上部结构的设计

1. 种植单冠或联冠修复设计原则　种植单冠或联冠的基本形式类似桩核冠,即在基桩上做全冠,采用粘固或螺丝固定。

(1) 前牙因美观需要,在冠唇侧边缘应位于龈下 0.5 ~ 1.0mm,唇(颊)舌(腭)径适当缩小。

(2) 基桩顶部与对颌的距离应在 1.5mm 以上,以保证修复体厚度。

(3) 种植体采用联冠修复可减少单个种植体所受到的扭力,但应当注意使每个种植体基桩的固位力接近。在拧紧固位螺钉时,扭矩应当由小到大,对称加载,确保上部结构能准确就位。

(4) 在种植体的排列上,有学者主张多枚种植体非直线性排列(图 5-28),认为这样可减少每个种植体 30% 的应力,牙冠修复时,应当维持这种排列,并尽量使应力沿着每个种植体的长轴方向传递。

2. 种植体支持式固定桥修复设计原则　种植体支持式固定桥的设计与固定义齿设计相类似。

(1) 近远中向在遵循正中𬌗位修复原则前提下,种植体尽量位于牙槽骨嵴顶中央。

(2) 唇腭侧向在前牙区呈正常覆𬌗覆盖关系,可稍偏向腭侧,以达到较好的美学效果。磨牙区位于拟行修复体𬌗面的中央窝或功能尖相对应的位置,缩小上部结构的颊舌径。

(3) 种植体轴沿牙槽骨的方向,并且相邻种植体之间保持平行。

(4) 尽可能选择较大直径的种植体,减小修复体牙尖斜度,消除侧向𬌗接触。

3. 种植体和天然牙联合支持式固定修复设计原则　种植体和天然牙在与牙槽骨结合形式上的不同导致二者之间的动度差异,种植体与骨组织为刚性连接,无动度,而天然牙由于有牙周膜的缓冲,存在着数十微米的自然动度。因此,从理论上讲,种植体与天然牙不宜共同支持固定桥。然而,近年的临床研究结果显示,种植体与天然牙可以刚性连接,但是该结论目前限于由二者支持的三单位固定桥。此外,曾经主张的应力中断设计,由于存在天然牙下沉的问题,已基本不再采用。

(二) 局部种植义齿上部结构的制作

可摘局部种植义齿上部结构的制作同其他义齿制作基本相同,包括修复前的常规准备、制取印模和模型、记录颌位关系、上𬌗架、制作金属支架、试戴支架、完成上部结构等。以下仅介绍与种植义齿有关部分的特殊步骤。

1. 种植基桩位置关系的转移　可摘种植义齿同固定种植义齿一样,都需要把种植基桩的位置、形态、方向从口内准确转移到模型上。这是上部结构制作的关键,具体操作分两步。

(1) 取模:选用或制作𬌗方开窗的托盘,其开窗的部位与种植基牙相对应,以便拆卸基

桩(图 5-29)。取模前用螺丝刀将愈合帽从种植体部卸下,用导针将转移帽固定于植入体上。转移帽除在与植入体连接部位模拟基桩外,还应有较大倒凹,便于与印模材料嵌合。托盘殆方开窗处盖上一层蜡片,蜡片正好覆盖转移帽上端的固定螺丝。用硅橡胶类印模材料取模,待印模材料变硬以后,在口内去除托盘上覆盖的蜡片,卸下导针,取出带有转移帽的印模。

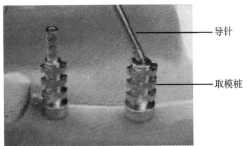

导针

取模桩

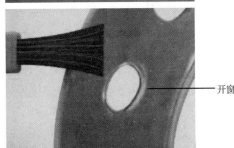

开窗

(2)灌模:灌制模型前,用导针将基桩代型即模型基托和在印模内的转移帽连接在一起(图 5-30),灌制模型时,使基桩代型埋入模型内。待模型硬化后松解转移帽内的导针,取出托盘,便获得了有基桩代型的工作模型(图 5-31)。为保证基桩代型在制取印模和模型过程中位置、方向不改变,应注意:①基桩代型龈上段形态应与口内基桩完全一致,和转移帽高度吻合。②导针分别在口内固定基桩和转移帽,在口外固定基桩代型和转移帽,两种情况应采用相同的紧固度,紧固过程不能导致任何转移帽与基桩代型的偏移。③选用的硅橡胶印模材料应该有足够的强度,不会因为从口内取出印模、解松或紧固固定螺丝引起转移帽位置的轻微变化。

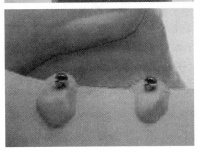

图 5-29　制取模型和托盘开窗部位

④若缺牙区为多个转移帽时可用自凝树脂将基桩固定在一起后取模。

有些种植系统配有短的转移帽,不需要开窗托盘,转移帽是从口内卸下,依靠螺丝或机械固位与基桩代型固定后,放回到印模孔内,然后灌模。

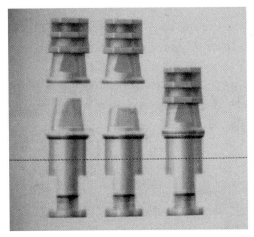

图 5-30　基桩代型与转移帽的连接

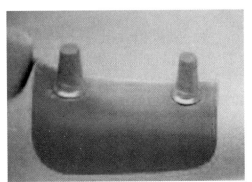

图 5-31　带基桩代型的工作模型

2. 金属支架的制作 金属支架的制作分固定义齿和可摘义齿的支架制作。本教材只讨论可摘种植义齿的支架制作问题,其具体制作方法可参见第7章。目前临床常见的是采取套筒冠、附着体义齿的固位金属支架。

(1)套筒冠固位金属支架的制作:基本制作方法参见本章第4节。

1)制作支架蜡型:取预先复制好的磷酸盐耐高温模型,按预先设计好的形状,常规制作可摘义齿支架蜡型(参见可摘义齿铸造支架部分)。在支架与外冠将要焊接的连接部分,预留适当间隙,以便支架与外冠的顺利焊接。

2)焊接:将制作好的支架准确固定于模型上,同时将内外冠也固定于模型上。此时若有条件,可用激光焊接机将外冠与金属支架焊接在一起,并在外冠与金属支架的连接处添加加强装置,以保证连接的牢固;或者,对此时的外冠与铸造支架取集合模,并将其转移到模型后用耐火材料包埋,然后通过高温焊接将两者焊接在一起。

3)打磨、抛光:焊接完成后,将焊接处进行打磨抛光,然后复位到𬌗架上,使内外冠对合紧密,金属支架完全贴合于模型。为最后排列人工牙及制作基托做准备。

(2)附着体固位金属支架的制作:基本制作方法参见本章第5节。

上述金属支架的制作基本同套筒冠、附着体义齿制作方法,但要考虑种植义齿修复的特点,注意以下事项。

1)支架强度设计应特别注意,如支架宽度和厚度应适宜,接圈周围蜡型厚度应足够,支架游离端部分不宜过长。

2)制作时应采取一系列措施提高支架制作精确度,以防止支架变形。

3)支架最好设计成流线型,暴露于口腔内的部分应高度抛光,以利于自洁。

4)支架与人工牙和基托相接触的部分应设置固位装置,以增强支架与树脂的结合强度。

5)综合考虑支架的空间位置关系:龈底部离开黏膜2.0mm以上,唇颊方向应利于正常排牙和美观,𬌗方以不影响正常咬合为宜,舌向不宜过厚,以免影响正常舌运动。

3. 上部结构的完成 金属支架经过试戴后,将其放回工作模型上,根据咬合记录调整塑料空间,然后按常规完成金属上部结构。

七、全颌可摘种植义齿上部结构的设计和制作

(一)全颌可摘种植义齿上部结构的设计

全颌种植义齿主要是采用全颌覆盖义齿的设计方法,从种植义齿的角度考虑应注意以下几点。

1. 上部结构的支持形式 种植义齿的支持组织由颌骨条件、种植体的数目及部位所决定。若植入2枚种植体,上部结构以基托下组织支持为主,种植体起固位和辅助支持作用。若植入3~4枚种植体,上部结构由种植体、附着体、基托下组织联合支持;植入5~7枚种植体则以种植体支持为主。

2. 附着体 覆盖式全颌种植义齿附着体结构,包括种植体基桩上的金属顶盖(帽状冠)、基桩间的连接杆以及上部结构组织面相对应部位的配套固位装置。应根据情况灵活选用杆卡式附着体、套筒冠附着体、球型附着体及磁性固位附着体结构。

3. 人工牙 人工牙排列时应注意以下几个问题:①人工牙应排列在中立区,排牙牙弓形状与颌弓形状及基桩的排列曲度应基本一致;②人工牙𬌗面与对颌牙弓关系协调,咬合

接触良好,下颌运动中无殆障碍,达到双侧平衡殆;③多选用塑料牙,既能较好的缓冲殆力,对种植体起保护作用,又有利于基托下组织的健康;④排牙时使上部结构的外形符合口腔软组织的生理要求,既要满足美观、功能的需要,又要对软组织起生理刺激作用,并保证种植义齿的自洁和清洁作用。

4. 基托边缘设计　由于全颌种植义齿的固位及支持均较传统全口义齿者好,种植义齿的基托覆盖面积应较传统全口义齿略小。上颌可设计为无腭顶盖基托,上部结构的唇颊侧基托边缘不需伸展到黏膜转折处;下颌上部结构可对抗水平力,基托的后端仍需要伸展到磨牙后垫区,颊侧到黏膜转折处,并与移行黏膜吻合。牙弓后段的基托形态和边缘伸展与可摘局部义齿的游离鞍基相似,基托组织面应与黏膜紧密贴合,在功能运动中可与基桩均匀地承担咬合压力。

（二）全颌可摘种植义齿上部结构的制作

全颌可摘种植义齿制作过程中制取印模、灌注模型、颌位记录、排牙等都遵循全口义齿的原则。全颌可摘种植义齿以杆卡式覆盖义齿应用最多,以下介绍此类种植义齿上部结构的制作的特殊部分。

1. 制取印模和模型　参考制作可摘局部义齿印模和模型的方法,制作带基桩的工作全颌模型。

2. 制作连接杆　连接杆多由固定螺丝固定于基桩上。一般根据患者口内种植体的部位及其间距,选择长度合适的杆附着体,也可根据具体情况修改其长度。然后在工作模型上将杆与金属接圈焊在一起。制作支架熔模,若连接杆是通过全冠固位体粘固在基桩上,其制作则是将固位体和成品连接杆的熔模整体铸造。不论用哪种方法制作连接杆,都应根据牙槽嵴的形态,基桩的位置决定其形态、长度及位置。遵循杆与牙槽嵴关系及与下颌铰链轴平行的设计原则制作连接杆,且要求杆与牙槽嵴顶有适当距离,以保证连接杆的清洁和人工牙的顺利排列。

3. 制取带连接杆的印模和模型　将连接杆固定后,在其下方用软蜡填塞空隙,消除倒凹,制作全颌印模,灌制硬质石膏工作模型。

4. 完成杆附着体阴性部分及上部结构　主要有以下两种制作方法。

（1）先选择预成杆附着体的配套阴性部分(曲槽套筒),将其被动就位于连接杆上,要求曲槽套筒与连接杆之间留有1mm间隙,以达到种植基牙与黏膜共同均匀承担殆力的目的。然后制作基托、殆堤,按常规制作全口义齿的步骤完成上部结构。

（2）先按全口义齿的常规制作步骤完成全口义齿,然后在义齿组织面内安放附着体的阴性部分。先在基托组织面相应部位磨除能充分容纳附着体阴性部分的位置,或在全口义齿制作过程中在基托组织面填塞石膏以留出其位置。然后将附着体阴性部分套合在阳性连接杆上,调拌自凝塑料置于备好的基托组织面凹陷内,将义齿放入口腔内就位,待自凝塑料固化后取下义齿,此时的附着体阴性部分即固定于与连接杆相对应的义齿组织面。

目 标 检 测

1. 下列哪项不是种植义齿上部结构与基桩的连接
   A. 栓道式连接　　　B. 杆卡式连接
   C. 球形连接　　　　D. 粘固连接

2. 下列哪项不是种植义齿的优点
   A. 义齿的支持、固位和稳定性好
   B. 牙体预备少

C. 无基托或基托面积小

D. 价格较昂贵

3. 按照种植方式和植入部位,下列哪项不是种植体的分类

  A. 骨内种植体   B. 骨膜下种植体

  C. 骨旁种植体   D. 根管内种植体

4. 牙种植体成功标准中,修复1年后垂直吸收每年应小于多少

  A. 0.1mm   B. 0.2mm

  C. 0.3mm   D. 0.4mm

5. 被誉为人类第三副牙齿的是

  A. 种植义齿   B. 附着体义齿

  C. 固定义齿   D. 活动义齿

6. 下列不属于牙种植体的是

  A. 基桩   B. 愈合帽

  C. 中央螺栓   D. 人工牙

7. 下列不属于基桩组成部分的是

  A. 与上部结构的连接部分

  B. 与植入体连接部分

  C. 穿龈部分

  D. 牙龈成形器

8. 下列哪种种植体分类不是按种植体植入方式进行分类的

  A. 骨内种植体

  B. 骨膜下种植体

  C. 穿骨种植体

  D. 下颌针板种植体

9. 下列哪部分不属于上部结构

  A. 基桩   B. 人工牙

  C. 基托   D. 附着体

10. 下列属于可摘种植义齿的上部结构与基桩的连接方式的是

  A. 栓道连接   B. 杆卡式连接

  C. 球形连接   D. 以上都是

11. 关于可摘种植义齿下列说法错误的是

  A. 是依靠种植体、牙槽嵴和黏膜共同支持

  B. 常见于全颌覆盖式种植义齿

  C. 不适用于牙槽嵴缺损的修复

  D. 主要用于无牙颌

12. 按组成牙数目和修复方式,可将种植义齿分为

  A. 单个牙种植义齿

  B. 多个牙种植义齿

  C. 全颌种植义齿

  D. 以上都是

13. 下列哪种情况不适用于种植义齿

  A. 游离缺失非固定义齿适应证者

  B. 患有全身疾病或患者不配合者

  C. 因生理或心理原因不习惯戴可摘局部义齿者

  D. 缺乏天然牙支抗

14. 下列哪项不属于种植义齿的基本修复原则

  A. 正确恢复牙的形态与功能

  B. 良好的固位支持与稳定

  C. 有益于口腔软硬组织的健康

  D. 价格公道合理

15. 良好的种植体植体植后,其周围的骨组织在种植术后一年的吸收速率应小于

  A. 0.2mm   B. 0.5mm

  C. 1mm   D. 1.5mm

16. 下列不属于牙种植体成功标准的是

  A. 种植体在行使功能时无任何临床松动

  B. 种植体周有X线透射区

  C. 种植体修复一年后垂直吸收每年小于0.2mm

  D. 种植体周黏膜组织健康

17. 前牙种植体的边缘应置于

  A. 龈下0.5~1mm   B. 平齐龈缘

  C. 龈上1mm   D. 龈上任何部位

18. 上颌种植体的十年成功率为

  A. 50%   B. 70%

  C. 80%   D. 90%

19. 下颌种植体的五年成功率为

  A. 50%   B. 70%

  C. 80%   D. 90%

20. 植入几枚种植体时,种植体的上部结构以基托下组织支持为主

  A. 2   B. 3~5

  C. 5~7   D. 10

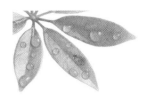

目标检测答案

第2章

1. D 2. B 3. D 4. C 5. D 6. B 7. D 8. A 9. E 10. C 11. E 12. C 13. E 14. B
15. A 16. E 17. A 18. D 19. C 20. E 21. B 22. A 23. D 24. B 25. A 26. D
27. D 28. A 29. C 30. B 31. D 32. E 33. D 34. E 35. B 36. A 37. D 38. B
39. B 40. C 41. E 42. E 43. E 44. B 45. B 46. B 47. D 48. E 49. D 50. B

第3章

第1节

1. B 2. D 3. D 4. E 5. A 6. E 7. D 8. B 9. A 10. B 11. A 12. A 13. B 14. E
15. A 16. A 17. E 18. D 19. A 20. A 21. D 22. E 23. A 24. E

第2节

1. C 2. D 3. E 4. C 5. E 6. B 7. C 8. B 9. D 10. E 11. C 12. A

第3节

1. D 2. E 3. B 4. C 5. B 6. C 7. B 8. D 9. D 10. D 11. E 12. E 13. A 14. C
15. E 16. D 17. B 18. E 19. D 20. E 21. A 22. D

第4节

1. D 2. A 3. E 4. A 5. E 6. E 7. D 8. D 9. D 10. D 11. A 12. E 13. C 14. C
15. A

第5节

1. D 2. C 3. A 4. C 5. D

第6节

1. D 2. C 3. C 4. E 5. D

第7节

1. E 2. B 3. E 4. D 5. D

第4章

1. A 2. E 3. B 4. B 5. A 6. D 7. E 8. A 9. D 10. E 11. B 12. E 13. A 14. E
15. D 16. D 17. D 18. E 19. B 20. A 21. A 22. E 23. B

第5章

第1节

1. E 2. B 3. B 4. D 5. A 6. E

第2节

1. D 2. A 3. C 4. B 5. E 6. C 7. C 8. B 9. A 10. A

第 3 节

1. E 2. B 3. C 4. D 5. E 6. E 7. D

第 4 节

1. D 2. C 3. A 4. D 5. E 6. E 7. C 8. C 9. B

第 5 节

1. B 2. C 3. D 4. E 5. D 6. D 7. A 8. B 9. A 10. D 11. B 12. B 13. C 14. D
15. D 16. A 17. C 18. B 19. D 20. D

第 6 节

1. A 2. D 3. B 4. C 5. A 6. C 7. A 8. B 9. D 10. A 11. C 12. B 13. A 14. D
15. A 16. B 17. D 18. C 19. B 20. D

第 7 节

1. D 2. D 3. C 4. B 5. A 6. D 7. D 8. D 9. A 10. D 11. C 12. D 13. B 14. D
15. A 16. B 17. A 18. C 19. D 20. A